J.-W. Oestmann, A. F. Podewski, E. Zimmermann

Das Mündliche EXamen

Bildgebende Verfahren in der Medizin

In der Reihe MEX – Das **M**ündliche **EX**amen sind bis jetzt folgende Titel erschienen:

Allgemeinmedizin

AINS – Anästhesie, Intensivmedizin, Notfallmedizin, Schmerztherapie

Gynäkologie und Geburtshilfe

Innere Medizin und Chirurgie

Neurologie

Psychiatrie

Orthopädie und Unfallchirurgie

Pädiatrie

Jörg-W. Oestmann, Annika F. Podewski,
Elke Zimmermann

# Das Mündliche EXamen

Bildgebende Verfahren in der Medizin

2. Auflage

ELSEVIER

Elsevier GmbH, Bernhard-Wicki-Str. 5, 80636 München, Deutschland
Wir freuen uns über Ihr Feedback und Ihre Anregungen an: kundendienst@elsevier.com

ISBN 978-3-437-41079-6



**Wichtiger Hinweis**
Die medizinischen Wissenschaften unterliegen einem sehr schnellen Wissenszuwachs. Der stetige Wandel von Methoden, Wirkstoffen und Erkenntnissen ist allen an diesem Werk Beteiligten bewusst. Sowohl der Verlag als auch die Autorinnen und Autoren und alle, die an der Entstehung dieses Werkes beteiligt waren, haben große Sorgfalt darauf verwandt, dass die Angaben zu Methoden, Anweisungen, Produkten, Anwendungen oder Konzepten dem aktuellen Wissensstand zum Zeitpunkt der Fertigstellung des Werkes entsprechen.
Der Verlag kann jedoch keine Gewähr für Angaben zu Dosierung und Applikationsformen übernehmen. Es sollte stets eine unabhängige und sorgfältige Überprüfung von Diagnosen und Arzneimitteldosierungen sowie möglicher Kontraindikationen erfolgen. Jede Dosierung oder Applikation liegt in der Verantwortung der Anwenderin oder des Anwenders. Die Elsevier GmbH, die Autorinnen und Autoren und alle, die an der Entstehung des Werkes mitgewirkt haben, können keinerlei Haftung in Bezug auf jegliche Verletzung und/oder Schäden an Personen oder Eigentum, im Rahmen von Produkthaftung, Fahrlässigkeit oder anderweitig übernehmen.

**Für die Vollständigkeit und Auswahl der aufgeführten Medikamente übernimmt der Verlag keine Gewähr.**
Geschützte Warennamen (Warenzeichen) werden in der Regel besonders kenntlich gemacht (®). Aus dem Fehlen eines solchen Hinweises kann jedoch nicht automatisch geschlossen werden, dass es sich um einen freien Warennamen handelt.

**Bibliografische Information der Deutschen Nationalbibliothek**
Die Deutsche Nationalbibliothek verzeichnet diese Publikation in der Deutschen Nationalbibliografie; detaillierte bibliografische Daten sind im Internet über https://www.dnb.de abrufbar.

25 26 27 28 5 4 3 2



In ihren Veröffentlichungen verfolgt die Elsevier GmbH das Ziel, genderneutrale Formulierungen für Personengruppen zu verwenden. Um jedoch den Textfluss nicht zu stören sowie die gestalterische Freiheit nicht einzuschränken, wurden bisweilen Kompromisse eingegangen. Selbstverständlich sind **immer alle Geschlechter** gemeint.

Planung: Veronika Rojacher
Projektmanagement: Sibylle Hartl
Redaktion: Dr. Nikola Schmidt, Berlin
Rechteklärung: Lisa Neulinger
Herstellung: Dietmar Radünz, Leipzig; Sibylle Hartl
Satz: STRAIVE, Puducherry, Indien
Druck und Bindung: Rodona Industria Gráfica, S.L., Pamplona, Spanien
Umschlaggestaltung: SpieszDesign, Neu-Ulm
Titelfotografie: © istockphoto/retrorocket

Aktuelle Informationen finden Sie im Internet unter www.elsevier.de

# Vorwort

Die MEX-Kompendien für das Mündliche Examen haben sich als wesentliches und weitverbreitetes Hilfsmittel in der Vorbereitung auf das Staatsexamen erwiesen. Der Erfolg des Konzepts legt eine Wiederauflage des MEX zur Bildgebung/Radiologie nahe. Eine Grundidee der Serie ist die enge Orientierung an den Prüfungserfordernissen, wie sie denen, die die Prüfung gerade absolviert oder sie gerade vor sich haben, besonders präsent sind. Auf der anderen Seite stehen die erfahrenen Prüfenden und die Lehrbuchautor*innen, die über das Examen hinaus das Anliegen haben, junge Menschen für ihr Fach zu begeistern.

Klassische Lehrbücher verlieren an Bedeutung in einem Studium, das sich in Spektrum und Wissenstiefe immer weiterentwickelt hat und mit seiner schieren Fülle die Studierenden überfordern kann. Die stetige Entrümpelung des Curriculums ist die hohe Pflicht aller Studienplaner*innen, die nicht immer ausreichend wahrgenommen wird. Die Bildgebung gewinnt in der täglichen Routine stetig an Bedeutung, aber auch sie ist aufgerufen, sich in der Lehre auf die wesentlichen und erhellenden Aspekte zu beschränken.

Dies zu bewerkstelligen, haben sich die Autor*innen – eine hoch motivierte Ärztin, deren Prüfung noch nicht so lange zurückliegt, eine junge Hochschuldozentin mit viel Leidenschaft für die Lehre und ein erfahrener Hochschullehrer – zusammengetan. Das Resultat liegt Ihnen vor. Bitte lassen Sie uns Kritik und Anmerkungen wissen, denn jedes Konzept ist optimierbar ☺.

*Berlin, im Sommer 2023*

Annika F. Podewski, Elke Zimmermann,
Jörg-W. Oestmann

# Danksagung

Ohne ein blendendes Team wäre ein Buch wie dieses nicht möglich gewesen. Frau Rojacher und Herrn Gattnarzik vom Elsevier-Verlag sei ganz herzlich gedankt für ihre Initiative zur ersten Auflage dieses Buches und das Vertrauen, das sie uns Autor*innen entgegenbrachten. Frau Sibylle Hartl von Elsevier und Frau Dr. Nikola Schmidt haben uns mit sicherer Hand in die zweite Auflage geführt. Herzlichen Dank auch dafür. Die kunstvolle Weise, mit der wir durch dieses Buchprojekt mit seinen unabweisbaren Zwängen und gelegentlichen Irrungen begleitet wurden, ist bewundernswert.

Annika F. Podewski als Jüngste im Team möchte neben ihrer Familie für die Unterstützung auch Prof. Oestmann für das in sie gesetzte Vertrauen und die angenehme Zusammenarbeit danken. Die vielfältigen anschaulichen Anekdoten in seinen Radiologie-Seminaren haben sich in der mündlichen Prüfung bewährt und zu einem erfolgreichem Examen beigetragen. Aber auch in der Klinik - vor allem in der Notaufnahme - helfen die Anekdoten und die Mitarbeit an diesem Lehrbuch weiter. Die neuen Prüfungsfragen spiegeln unter anderem den Inhalt der aktuellen mündlichen Examen sowie eigene Erfahrungen und „Klassiker" aus der Notaufnahme wider. Die Mitarbeit am Buch war und ist eine großartige Erfahrung.

Elke Zimmermann, ich bin die Neue im Autorenteam. Auch ich bin bereits zu meinen Studienzeiten von der Radiologie infiziert worden, habe Prof. Oestmann während meiner Facharztweiterbildung schätzen gelernt und bin wahnsinnig froh in unserem Team an diesem Buch mitarbeiten zu können. Ich bin stark an der Lehre der Charité eingebunden, bin aktive STEX- und Facharztprüferin und möchte meine Erfahrungen mit Herzblut in die nächste Auflage tragen. Meine Schwerpunkte sind die interdisziplinäre Radiologie, die nichtinvasive Bildgebung des Herzens und die Notfallradiologie. Zusammen mit Annika F. Podewski haben wir die Prüfungsfragen komplett überarbeitet und aktualisiert.

Jörg-W. Oestmann als dem Älteren im Team ist es ein besonderes Anliegen, den Studierenden der Charité zu danken, die seit Jahren zu seinen prüfungsvorbereitenden Radiologie-Seminaren kommen und neben dem Prüfungsstoff geduldig so manchen nicht ganz neuen Witz ertragen. Es ist eine ganz besondere Gunst und ein Vergnügen, mit diesen jungen Menschen zusammenzuarbeiten und ihr Vertrauen zu erlangen. Der weitverbreiteten Tendenz, der neuen Generation Defizite vorzuwerfen, möchte ich mich hier mit aller Macht entgegenstemmen: Das Spektrum des Wissens und der Fertigkeiten verschiebt sich, verschließt sich uns Altvorderen sicherlich teilweise, aber die Biografien, die ich übersehen kann, sind beeindruckend. Das universitäre Umfeld ist seit den 1980er-Jahren – meinen Studienjahren – deutlich studentenfreundlicher geworden. Lehre und Wissenschaft haben stetig an Bedeutung und Potenz gewonnen. Der sich konstant weiterentwickelnde Modellstudiengang an der Charité ist ein besonders positiver Beweis dieser Entwicklung. Die Charité in Berlin in ihrer Größe, mit ihrer beeindruckenden Geschichte und ihrer immensen Komplexität unterstützt als idealer Resonanzboden Buchprojekte wie dieses. Darum auch Dank an alle, die die Charité ausmachen!

# Abkürzungen

| | |
|---|---|
| **AF** | Atemfrequenz |
| **a. p.** | anterior-posterior |
| **AZ** | Allgemeinzustand |
| **BMD** | Bone Mass Density |
| **BWS** | Brustwirbelsäule |
| **CCT** | kraniale Computertomografie |
| **CT** | Computertomografie |
| **CUP** | Cancer of Unknown Primary |
| **d** | Tag/e |
| **DSCT** | Dual-Source-Computertomografie |
| **DXA** | Dual Energy X-Ray Absorptiometry |
| **Eb.** | Ebene/n |
| **EZ** | Ernährungszustand |
| **FK** | Fremdkörper |
| **FKDS** | farbkodierte Duplexsonografie |
| **FNH** | fokale noduläre Hyperplasie |
| **GCS** | Glasgow Coma Scale/Score |
| **Gy** | Gray |
| **h** | Stunde/n |
| **HCC** | hepatozelluläres Karzinom |
| **HU** | Hounsfield Unit/s |
| **HWS** | Halswirbelsäule |
| **i. m.** | intramuskulär |
| **i. v.** | intravenös |
| **J** | Joule |
| **J.** | Jahr/e |
| **K** | Kelvin |
| **KG** | Körpergewicht |
| **KHBW** | Kleinhirnbrückenwinkel |
| **KI** | Kontraindikation/en |
| **KM** | Kontrastmittel |
| **kV** | Kilovolt |
| **l** | Liter |
| **LITT** | laserinduzierte interstitielle Thermotherapie |
| **Lj.** | Lebensjahr/e |
| **LWK** | Lendenwirbelkörper |
| **LWS** | Lendenwirbelsäule |
| **min** | Minute/n |
| **MJBG** | Meta-Jodobenzyl-Guanidin |
| **Mon.** | Monat/e |
| **MPVR** | multiplanare Volumenrekonstruktion |
| **MRCP** | Magnetresonanz-Cholangiopankreatikografie |
| **MRT** | Magnetresonanztomografie |
| **MSCT** | Multi-Slice-Computertomografie |
| **mSv** | Millisievert |
| **Mz** | Längsmagnetisierung |
| **NNH** | Nasennebenhöhle/n |
| **NM** | Nuklearmedizin |
| **NPH** | Normal Pressure Hydrocephalus |
| **OD** | Osteochondrosis dissecans |
| **OPG** | Orthopantomografie |
| **p. a.** | posterior-anterior |
| **PBM** | Peak Bone Mass |
| **PET** | Positronenemissionstomografie |
| **PjP** | *Pneumocystis-jirovecii*-Pneumonie |
| **p. o.** | per os, peroral |
| **PSA** | prostataspezifisches Antigen |
| **q** | Strahlungswichtungsfaktor |
| **QCT** | quantitative Computertomografie |
| **RA** | rheumatoide Arthritis |
| **RF** | Raumforderung |
| **RÖV** | Verordnung über den Schutz vor Schäden durch Röntgenstrahlen, Röntgenverordnung |
| **RR** | Blutdruck |
| **SAB** | Subarachnoidalblutung |
| **s. c.** | subkutan |
| **SHT** | Schädel-Hirn-Trauma |
| **SIRT** | selektive interne Radiotherapie |
| **s. l.** | sublingual |
| **SPECT** | Single Photon Emission Computed Tomography |
| **Sv** | Sievert |
| **T** | Tesla |
| **TEE** | transösophageale Echokardiografie/Endoskopie |
| **TEP** | Totalendoprothese |
| **TIPSS** | transjugulärer intrahepatischer portosystemischer Stent-Shunt |
| **TSH** | thyreoidstimulierendes Hormon |
| **TSR** | Trizepssehnenreflex |
| **TVUS** | transvaginaler Ultraschall |
| **US** | Ultraschall |
| **V. a.** | Verdacht auf |
| **Wo.** | Woche/n |
| **WS** | Wirbelsäule |
| **z. A.** | zum Ausschluss (von) |
| **Z. n.** | Zustand nach |
| **ZNS** | zentrales Nervensystem |

# Abbildungsnachweis

Der Verweis auf die jeweilige Abbildungsquelle befindet sich bei allen Abbildungen im Werk am Ende des Legendentextes in eckigen Klammern. Alle nicht besonders gekennzeichneten Grafiken und Abbildungen 

| | |
|---|---|
| **L157** | Susanne Adler, Lübeck |
| **L253** | Dr. Wolfgang Zettlmeier, Barbing |
| **P1333** | Annika F. Podewski, Berlin |
| **S700-L126** | K. Dalkowski aus Paulsen/Waschke: Sobotta Atlas der Anatomie. 25. Aufl. Elsevier, 2022 |
| **T796** | Institut für Radiologie und Klinik für Strahlenheilkunde, Charité, Universitätsmedizin Berlin |
| **V543-001** | Siemens Healthcare GmbH, Erlangen |

## Fehler gefunden?

An unsere Inhalte haben wir sehr hohe Ansprüche. Trotz aller Sorgfalt kann es jedoch passieren, dass sich ein Fehler einschleicht oder fachlich-inhaltliche Aktualisierungen notwendig geworden sind.
Sobald ein relevanter Fehler entdeckt wird, stellen wir eine Korrektur zur Verfügung. Mit diesem QR-Code gelingt der schnelle Zugriff.

https://else4.de/978-3-437-41079-6

Wir sind dankbar für jeden Hinweis, der uns hilft, dieses Werk zu verbessern. Bitte richten Sie Ihre Anregungen, Lob und Kritik an folgende E-Mail-Adresse: kundendienst@elsevier.com

# Inhaltsverzeichnis

KAPITEL

# 1

Jörg-W Oestmann, Annika F. Podewski

# Die mündliche Prüfung und das ganze Drumherum

Diese Prüfung ist der spannende Höhe- und Endpunkt Ihres Studiums.

Mit entsprechendem Respekt wird an das dritte Staatsexamen herangegangen. Ob Sie die Prüfung nur hinter sich bringen oder mit einer Bestnote die Grundlage für eine blendende Karriere im Gesundheitswesen legen wollen – eine professionelle Vorbereitung tut not. Das Examen ist mit großen Unwägbarkeiten verbunden. Entsprechend intensiv und umfassend müssen Sie sich in den Prüfungsstoff vertiefen. Doch Ihre Zeit und Ihre Kapazitäten sind endlich. Vielleicht muss einiges auf Lücke gesetzt werden. Mit ein bisschen Vorarbeit und ein wenig Fortune finden Sie die Themen, mit denen Sie glänzen können und die, auf die weniger Wert gelegt wird. Und ein paar Tricks helfen Ihnen aus scheinbar verzweifelten Situationen. Je mehr Sie über die zwei Tage des Staatsexamens wissen, umso effizienter können Sie Ihre Zeit und Ihre Fähigkeiten einteilen.

Erfahrungen aus Ihren vorherigen Prüfungen können Sie nur begrenzt übertragen. Altfragen des IMPP sagen Ihnen nichts über die Inhalte dieses Examens. Es ist also ein komplett anderes Spiel und eine komplett neue Chance. Diese Erkenntnis muss am Anfang stehen.

Zudem ist jetzt die Zeit, ernsthaft die eigene Karriere in die Hand zu nehmen. Im Rahmen des praktischen Jahres sollte die Erkenntnis gereift sein, ob Sie an der Universitätsklinik bleiben möchten, um eine wissenschaftliche Laufbahn einzuschlagen, ob Sie in anderen Krankenhäusern oder letztendlich in der Niederlassung Ihre Zukunft suchen wollen. Diese Entscheidung sollte in allen Ihren beruflichen und privaten Konsequenzen durchdacht werden. Die Abschlussnote wird bei der Durchsetzung dieser Pläne eine maßgebliche Rolle spielen. Die informelle Bedeutung der Prüfung ist allerdings ungleich größer. Ihre zukünftigen Vorgesetzten werden sich vor allem für diese letzte Zensur interessieren, denn sie gibt den besten Aufschluss über Ihre Fähigkeiten als Ärzt*in. In diesem letzten Examen haben Sie die Möglichkeit, noch einmal nachzubessern.

Auch den Prüfenden ist die Chance bewusst, während der Prüfung exzellente Kandidat*innen für ihr Fach oder gar ihre Klinik zu erkennen und möglicherweise anzuwerben. Wer also eine Stelle in den geprüften Fächern sucht, sollte die Gelegenheit nutzen, hier besonders zu brillieren.

Die Rolle der Note an sich für das eigene Selbstwertgefühl sollte ebenfalls nicht unterschätzt werden in einem Lebensabschnitt, der bisher vom Numerus clausus dominiert wurde. Eine realistische Einschätzung der eigenen Leistungsfähigkeit und erreichbaren sowie erwünschten Ziele hilft, den Prüfungsdruck im Rahmen zu halten.

Und wenn Sie zwischendurch an der Menge des Stoffs verzweifeln: Alles, was in dieser Prüfung wirklich wichtig ist, brauchen Sie tatsächlich für Ihre zukünftige ärztliche Tätigkeit. Alles, was Sie nun lernen und üben, werden Sie auch in der Klinik benötigen. Nichts ist umsonst.

PLUS

**Anforderungen laut aktueller Approbationsordnung**

1. Diagnosegang inklusive Differenzialdiagnostik:
   - Anamneseerhebung
   - Klinische Untersuchung
   - Ärztliche Gesprächsführung
   - Interpretation von Laborergebnissen
2. Kenntnisse der Pathophysiologie
3. Therapieprinzipien:
   - Indikationen zu konservativer oder operativer Therapie
   - Pharmaka und Regeln des Rezeptierens
   - Gesundheitsökonomische Aspekte
   - Koordinierung von Behandlungsabläufen
4. Prävention, Rehabilitation und Medizinethik

Ihre Prüfung in der Radiologie unterscheidet sich von denen in den meisten anderen Fächern erheblich. Hier gibt es keine Kranken zu untersuchen, keine Tast- und Auskultationsbefunde zu erheben. Sie werden in der Regel Bilder interpretieren, die für die Prüfenden und Ihre Mitprüflinge so sichtbar sind wie für Sie persönlich. Da fast alle Prüfenden täglich mit Bildgebung zu tun haben, wird Ihre Leistung in der Radiologie den anderen Prüfenden ziemlich genau vermitteln, mit welchem Leistungsniveau sie in Ihren eigenen Fächern zu rechnen haben.

**KOMMENTAR**

**Die Radiologie in der Prüfung**

- Ausbildungsziel des Humanmedizinstudiums ist der/die gut informierte Allgemeinmediziner*in, nicht ein/e Fachärzt*in für Radiologie oder eine andere Spezialität.
- Prüfungsthemen sollten für den klinischen Alltag relevant sein oder wesentliche Grundlagen der Medizin zum Thema haben.
- Wissenschaftliche Einzelaspekte können nicht Gegenstand der Prüfung sein.
- Prüfende sind auch nur Menschen und werden vereinzelt Fälle heranziehen, die sie faszinieren und mit denen sie vor der restlichen Prüfungskommission glänzen können. Auch die Prüfenden wollen Spaß an ihrem Fach haben.
- Die Bildgebung wird vor allem anhand von Bildmaterial geprüft.
- Kein Fach kommt gänzlich ohne Bildgebung aus!

Wie kommen bildgebende Untersuchungen in den Prüfungen zum Einsatz? Was ist eine typische radiologische Prüfung? Welche Bilder könnten Internist*innen und Chirurg*innen mitbringen? Welche „Ausreißer“ – im Sinne von schwierigen Fällen – gibt es, welche sind noch erlaubt – auf der Seite der Prüfenden? Wie prüft Ihr/e Prüfer*in? Kann man überhaupt etwas vorhersagen?

Um die Optimierung aller Aspekte der Vorbereitung und der Durchführung der Prüfung geht es im folgenden Kapitel.

## 1.1 Wissen ist nicht alles

Der Unterschied zu einem Staatsexamen auf der Basis von Multiple-Choice-Fragen könnte größer nicht sein. Zum ersten Mal wird in einer Stresssituation die Gesamtheit der Fähigkeiten, die Sie für Ihre ärztliche Tätigkeit brauchen, auf den Prüfstand gestellt. Das reine Wissen bleibt ein wichtiger Aspekt, aber Ihre persönliche Erscheinung, Ihre sozialen und kommunikativen Fähigkeiten, Ihre Herangehensweise an eine komplexe Situation und Ihre Schadensbegrenzungsstrategien im Falle einer unglücklich verlaufenden Prüfung gewinnen ungemein an Bedeutung. Für einige Prüflinge kann das bedeuten, dass sie vor der Prüfung erheblich an sich arbeiten bzw. das Verhalten in der Prüfungssituation systematisch trainieren müssen.

Spürt man bei Ihnen in einem Gebiet große Schwächen, kann entweder die „Schwäche weiter exploriert“ werden oder zu einem anderen Thema gewechselt und Ihnen damit eine neue Chance gegeben werden. Diese Entscheidung ist für Sie von großer Relevanz, kleinste Faktoren können dabei den Ausschlag geben. Besser ist es in jedem Fall, ein sympathisches Bild von sich zu entwerfen.

„Kleider machen Leute“ ist eine allgemeine Lebensweisheit, deren Gültigkeit man in einer Prüfungssituation nicht infrage stellen sollte. Prüfende sind keine Eltern und regelhaft herzlich wenig daran interessiert, komplizierten Charakteren Missgriffe nachzusehen. Sie denken vor allem an die zukünftigen Kranken und ob Sie als Ärzt*in zumutbar sind. Sie sind auch ganz gewöhnliche Gesprächspartner*innen und reagieren empfindlich, wenn sie Ihr Outfit als Missachtung des Prüfungsgremiums empfinden. Kleiden Sie sich also seriös wie bei einem Bankbesuch, bei dem Sie einen hohen Kredit – etwa für den Kauf einer Immobilie – aufnehmen wollen. Probieren Sie das ruhig an Ihrem Freundeskreis und Verwandten aus. Keinesfalls darf Ihre Kleidung Sie jedoch selbst verunsichern – Sie wollen alle Aspekte und möglichen Wendungen der ungewohnten Prüfungssituation beherrschbar halten. Die praktischen Tipps zur Kleidung behandeln wir bei der Prüfungssituation.

Wichtig ist neben dem richtigen Outfit natürlich auch ein gepflegtes (neutrales) Auftreten. Dazu gehört eine ordentliche Frisur, saubere Hände und geputzte Brillen.

Übermäßiges Make-Up, Nagellack, starke Parfums und Aftershave sowie Körpergeruch sollten vermieden werden. Gerüche können besonders starke unterbewusste Reaktionen auslösen, die Sie sich in Ihrer Prüfung nicht wünschen.

Das Auftreten vor dem Prüfungsgremium lässt sich ebenfalls optimieren. Aufrechte Haltung, zugewandtes Gesicht, ruhiger Augenkontakt, Lächeln, ruhige und flüssige Bewegungen und ein nicht zu lascher, nicht zu fester Händedruck lassen sich gut trainieren. Wählen Sie eine Sitzposition aus, die Ruhe ausstrahlt. Halten Sie die Hände still. Wenn das nicht gelingt, nehmen Sie sie unter den Tisch. Projizieren Sie mittels Ihrer Körpersprache das Bild einer ebenbürtigen Person, die sich gerne und mit Sachverstand in die Medizin vertieft. Erwarten Sie kein Mitleid.

Sprechen Sie gut artikuliert und ausreichend laut. Reden Sie langsam und setzen Sie kurze Pausen. Nutzen Sie ganze Sätze. Strahlen Sie Ruhe aus. Üben Sie das in der Bekanntschaft und der Familie.

Verwenden Sie keine umgangssprachlichen oder landsmannschaftlichen Begriffe (z. B. „jetze" statt jetzt, „einzigste" statt einzige). Vermeiden Sie unbestimmte Sätze („irgendwie, irgendwo"). Benutzen Sie strikt die korrekte medizinische Nomenklatur („kaudal" und „kranial" statt „unten" und „oben"). Kennen Sie die Normwerte und die Einheiten von Parametern, die Sie nennen? Trainieren Sie das in der Gruppe.

TIPP

**Kommunikation in der Prüfung**

- Kommunizieren Sie auf Augenhöhe.
- Sprechen Sie, sonst spricht der/die Prüfer*in.
- Lassen Sie sich Zeit.
- Zeigen Sie eine systematische Herangehensweise vom Allgemeinen zum Speziellen – nur dann kann man Ihnen bei Problemen subtile Hilfestellung geben.
- Sind Sie nicht systematisch, werden Sie wahrscheinlich gestoppt und gezielt examiniert.

Die ersten Minuten der Prüfung geben die Stimmung vor. Sie sind auch noch einigermaßen planbar. Die Fragen werden orientierend sein und Ihnen Zeit und Raum geben, sich zu entfalten. Ihre Antworten sollten umfassend sein und können vom Allgemeinen ausgehend in wesentliche, gut beherrschte Details vertieft werden. Dabei ist es wichtig, die logische Struktur des eigenen Denkens offenzulegen und zu dokumentieren. Das bedeutet in der Regel, logische Reihen aufzustellen („aus dem und dem Grunde ist das wahrscheinlich so und so"). Dieser erste Lauf ist ganz der Ihre und je länger er dauert, desto weniger Zeit bleibt der prüfenden Person, unangenehme Fragen zu stellen. Die Prüfenden haben eine Tendenz, von Ihnen angesprochene Themen dankbar aufzunehmen und zu vertiefen – mit ein wenig Glück kann man da die richtigen Impulse geben und dann glänzen.

Man beobachtet Sie die ganze Zeit – aber auch Sie können die prüfende Person beobachten. Wie reagiert sie auf Ihre Antworten? Mag sie es lieber kurz oder lang und präzise? In Ihrer Reaktion zeigen Sie auch Ihre sozialen Fähigkeiten. Aber behalten Sie das Heft in der Hand. Lassen Sie sich nicht jagen.

Es wird sich ein Spiegel oder ein gutwilliges Opfer finden, mit dem Sie das in aller Ruhe üben können.

TIPP

**Katastrophenplan**

Bei drohenden Problemen:

- Langsam und artikuliert sprechen
- Bei ganzen Sätzen bleiben
- Auch unangenehme Fragen mit einem Lächeln anhören
- Um etwas mehr Zeit bitten: „Darüber muss ich kurz nachdenken."
- Eine Rettungsboje in bekanntem Gebiet auslegen: „Ich nehme an, Sie meinen …"
- Um Umformulierung der Frage bitten
- Wenn das nicht hilft: „Ich glaube, ich habe gerade einen Blackout. Könnten Sie bitte erst einmal etwas anderes fragen?"
- Nach einer Korrektur durch die prüfende Person diese sofort – mit einem Lächeln – wie selbstverständlich anwenden, denn es war natürlich nur ein „Lapsus".

## 1.2 Der Ablauf im Terminkalender

Die mündliche Prüfung hat sich über die Jahre in ihrer äußeren Form nur geringfügig verändert (➤ Abb. 1.1).

Durch die Corona-Pandemie 2021 und 2022 sind allerdings an manchen Universitäten die Prüfungen vorübergehend auf einen Tag verkürzt und im Sinne des Infektionsschutzes um die Untersuchung der Erkrankten reduziert worden. Wir gehen davon aus,

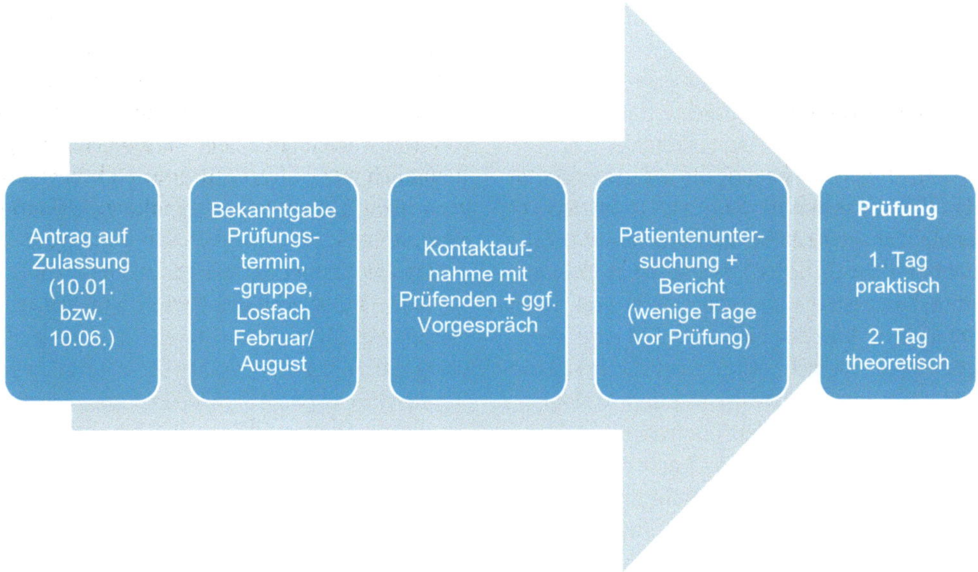


**Abb. 1.1** Die mündliche Prüfung: vom Antrag bis zur zweitägigen mündlichen Prüfung [P1333]

dass diese bedeutsamen Einschränkungen schnell wieder aufgehoben werden, da die praktischen Fähigkeiten, aber auch die Kommunikation mit den Kranken nicht adäquat beleuchtet werden können. Für etwaige zukünftige Pandemien könnten ähnliche Einschränkungen, wie zum Beispiel das Tragen einer medizinischen Maske, wieder gelten. Üben Sie in diesem Fall auch die Kommunikation und deutliche Aussprache mit einer medizinischen Maske.

- Zunächst muss der Antrag auf Zulassung gestellt werden. Das machen Sie beim zuständigen Landesprüfungsamt, und zwar spätestens bis zum 10. Januar für Prüfungen im Mai und Juni sowie bis zum 10. Juni für Prüfungen im November und Dezember. Übersenden Sie den Antrag per Einschreiben mit Rückschein und die Unterlagen im Original (bitte immer Kopien für die eigenen Unterlagen sichern!). Die endgültige PJ-Bescheinigung für den letzten Abschnitt der praktischen Ausbildung reichen Sie bis spätestens 3 Wochen vor der Prüfung nach.
- Der Prüfungstermin wird für den Termin im 1. Halbjahr ab Februar, für den Termin im 2. Halbjahr ab August mitgeteilt, in der Regel aber 4 Wochen vorher. In diesem Schreiben erfahren Sie auch die Zusammensetzung der Prüfungsgruppe und regelhaft auch das zugeloste Fach.
- Mit der Benachrichtigung der Prüflinge und der Zusammenstellung der Prüfungsgruppe beginnt die heiße Phase.
- Einer der ersten Schritte der Prüfungsgruppe ist die Kontaktaufnahme mit den einzelnen Prüfenden für ein Vorgespräch, denn dieses kann einen wesentlichen Einfluss auf die Vorbereitung haben.
- Im nächsten Schritt nimmt die vorsitzende Person Kontakt mit Ihnen auf und nennt Ihnen einen zu untersuchenden Kranken (seien Sie erreichbar!). Diese Untersuchung erfolgt regelhaft wenige Tage vor der Prüfung. Hierzu müssen Sie einen Bericht/eine Epikrise anfertigen, den Sie in der Prüfung vorlegen.
- Die eigentliche Prüfung erstreckt sich über 2 Tage mit einem praktischen Teil am ersten und einem theoretischen Teil am zweiten Tag.
- Sie dauert an beiden Tagen je Prüfling mindestens 45, höchstens 60 min. Bei üblicherweise vier Prüflingen pro Gruppe müssen Sie damit rechnen, ca. 4 h unter ziemlicher Anspannung zu stehen.

Die große Stunde der Radiologie kommt naturgemäß am zweiten Tag.

## 1.3 Die Prüfungsvorbereitung

### Die Prüfungsgruppe

Sobald die Mitglieder der Prüfungsgruppe bekannt sind (wie man das erfährt, kann von Universität zu Universität variieren) stellt sich die Frage nach der Art und dem Ausmaß der gemeinschaftlichen Vorbereitung. Vieles spricht dafür, zumindest einen Teil der Vorbereitung auf die Prüfung in der Gruppe durchzuführen. Ist man selbst vom durchschnittlichen Leistungsniveau der Gruppe zu weit entfernt und hat damit Probleme, sollte man wahrscheinlich den Schwerpunkt auf unabhängiges Lernen legen. Die Zusammenarbeit mit anderen Gruppen ist insofern schwierig, als alle Prüfungsgruppen ganz individuelle Prüfungstermine und andere Wahlfächer haben.

Die Prüfungsgruppe als Lernumgebung hat einige wesentliche **Vorteile:**

- Die Gruppe ist zeitlich und thematisch weitgehend synchronisiert. Ideale Voraussetzung, um einen „Teamspirit" zu entwickeln, der Ihnen über Unebenheiten in der Lernphase hinweghelfen kann.
- Bei der Durchsicht und Besprechung alter Prüfungsprotokolle sind verschiedene Sichtweisen von großem Nutzen. Der zusätzliche Erkenntnisgewinn nützt allen.
- Stärken Ihrer Gruppenmitglieder können Sie anspornen, noch besser zu werden.
- Verständnisprobleme der Gruppenmitglieder können Sie zur Perfektion Ihrer didaktischen Fähigkeiten und damit zur noch besseren Durchdringung des Themas nutzen.
- Nur unter Gleichgesinnten können Sie die Prüfung realistisch simulieren. Wechseln Sie sich in der Prüfenden-Rolle ab. Es geht nicht nur um Wissen, sondern um geschickte Kommunikation und Problembeherrschung in Grenzsituationen.

Als Prüfende*r wird man mit einer studentischen „Prüfungsgruppe" konfrontiert, über die man primär wenig oder gar nichts weiß. Trotzdem entwirft die Gruppe in kürzester Zeit ein Bild von sich, das Gefallen oder Nichtgefallen auslösen kann. Dem Idealbild einer Prüfungsgruppe in der Fantasie der prüfenden Person entspricht wohl die mehr oder minder befreundete Notgemeinschaft, deren Mitglieder sich zumindest teilweise zusammen vorbereitet haben und einigermaßen harmonieren. Sie gehen freundlich miteinander um, grenzen keinen aus und erscheinen gemeinsam zur Prüfung. Während der Prüfung sind sie dem aktuellen Prüfling und der prüfenden Person freundlich zugewandt und aufmerksam, jedoch strikt im Hintergrund. Sie haben in einem Korb eine Flasche Sekt und Gläser dabei, um direkt danach kurz zu feiern.

### Die Zusammenstellung der Prüfungskommission

Das jeweilige Landesprüfungsamt schreibt alle potenziellen Prüfenden an, die daraufhin angeben, wann sie keine Zeit haben. Zu allen anderen Zeitpunkten können sie eingeteilt werden. Man merkt es schon – es handelt sich um eine hoheitliche Aufgabe. Die Hochschullehrer*innen sind zu den Prüfungen gesetzlich verpflichtet – es müssen also alle „ran". Nur außergewöhnliche Belastungen politischer oder akademischer Art werden als Begründung für eine generelle Befreiung akzeptiert. Üblicherweise wird vom Amt auch ein potenzieller Vertreter bestimmt.

Die Zusammensetzung der Prüfungskommission wird nur durch die zu prüfenden Fächer bestimmt, nicht durch Personen. Es gibt also keine „eingespielten" Kommissionen. In kleineren Fakultäten mag das gezwungenermaßen gelegentlich anders sein – etwa, wenn es nur sehr wenige Hochschullehrer*innen für ein Fach gibt. In großen Fakultäten kann es vorkommen, dass sich die Kommission kaum kennt.

Die Gruppendynamik innerhalb der Kommission ist ebenfalls nicht unwichtig. Junge unerfahrene Prüfende stehen unter besonderem Stress und können aus der Rolle fallen – im Benehmen oder in der Auswahl ihrer Fälle. Auch komplizierte ältere Zeitgenoss*innen werden zu Prüfungen herangezogen. Es ist schon vorgekommen, dass solche bei wiederholten Problemen von ihrer Prüfungspflicht entbunden wurden.

**SCHLAGLICHT**

**Im Examen und auf hoher See sind Sie in Gottes Hand!**

In die Prüfung kommt ein junger Chirurg und holt ein Notfall-Thorax-Bild mit kompletter Verschattung der rechten Thoraxhälfte hervor. Was der Prüfling denn davon halte? Nach langem Hin und Her, in dem sich der Prüfling wacker schlägt, jedoch die Diagnose nicht korrekt stellen kann, wird der Sachverhalt vom Prüfer geschildert: Es läge ein kongenitaler Zwerchfelldefekt vor; der gesamte Darm sei in den Thorax gerutscht, wobei die Appendix im Apex des Thorax zurechtgekommen sei. Und dort habe er dann zwanglos die Appendektomie vorgenommen, da eine eindeutige Appendizitis vorgelegen habe. Allgemeine Bewunderung des jungen Helden und Nachfrage durch die anderen Prüfenden ob das denn schon publiziert sei. Noch nicht, aber er sei dabei. Beruhigende Blicke der Vorsitzenden in Richtung des erschöpften Prüflings.

Der oder die Vorsitzende hat die Aufgabe, die Prüfung zu moderieren. Regelhaft wird er oder sie eingreifen, wenn die Prüfung atmosphärisch aus dem Ruder läuft. Jedem Kommissionsmitglied ist bewusst, dass die eigenen Fragen auch von den Kolleg*innen mit Interesse angehört werden. Nicht selten lernen auch die Prüfenden selbst etwas über die anderen Prüfungsfächer hinzu.

## Informationen über die Prüfenden sammeln

Sobald Sie die Namen der Prüfenden kennen, besorgen Sie sich deren Prüfungsprotokolle bei Ihrer Fachschaft oder dort bekannten Quellen. Vielfach funktioniert das als Tauschgeschäft mit Kaution: Sobald Sie das Protokoll Ihrer eigenen Prüfung abliefern, erhalten Sie den gezahlten Geldbetrag zurück. Das ist ein zweckmäßiges und solidarisches Verfahren.

Je nachdem, wie viele Prüfungen die Prüfenden bereits bestritten haben, bekommen Sie mehr oder weniger Material von Ihren Vorgänger*innen. Alte Hasen können schon mal einen dicken Stapel Protokolle im Archiv haben, junge haben gegebenenfalls noch gar keine „Akte".

Lassen Sie sich nicht entmutigen: Viele Protokolle benötigen auch viel Zeit zum Durcharbeiten – dafür bekommen Sie oft ein recht genaues Bild, welche Ansätze verfolgt werden.

Wenige oder gar keine Protokolle verheißen dagegen meist eine/n jüngere/n Prüfer*in – diese können sich manchmal noch besser erinnern, was man am Ende des Studiums wissen sollte, und was schon zum Facharztkatalog gehört; trotzdem sind sie schwieriger einzuschätzen.

**TIPP**

Je jünger die Prüfenden sind, desto näher sind sie in der Regel der Forschung – und der eigenen Habilitation. Wer also besonders professionell vorgehen will, der sollte eine Literaturrecherche zu seinen Prüfenden machen. Lesen Sie sich in die Thematik ein. Vielleicht ergibt sich die Möglichkeit, in der Prüfung einige Dinge aus diesem Bereich – extrem subtil und wie nebenbei – einzustreuen. Nicht nur wird man über Ihr Wissen hocherfreut sein, man wird auch gegenüber dem Gremium dokumentieren können, welche immense Relevanz dieses Forschungsthema hat. Wenn die Fragen zum Thema zu speziell werden, bitten Sie freundlich um Verständnis dafür, nicht ganz in die Tiefe eingedrungen zu sein. Man wird Sie wahrscheinlich etwas behutsamer durch den Rest der Prüfung führen, um den guten Eindruck nicht zu ruinieren. Wenn Sie das Ganze zu plump machen, ist der Effekt natürlich dahin.

Ältere Prüfende mit längerer Erfahrung sowohl in der Klinik als auch im Prüfungsgeschehen bleiben gewöhnlich dicht an den klinisch relevanten Aspekten. Zu ihnen gibt es auch mehr Unterlagen bei den einschlägigen Stellen.

Natürlich hat jeder so seinen Fundus an Fragen und Lieblingsthemen. Je kleiner das Fach ist, desto begrenzter müssen logischerweise die Prüfungsthemen sein, wenn das Ausbildungsziel des Medizinstudiums zunächst die Basis für die Allgemeinmedizin ist. Manche Kolleg*innen haben genaue Vorstellungen, welche wesentlichen Aspekte ihres Fachs gewusst und beherzigt werden sollten. Das können ganz wenige sein. Wenn die beherrscht werden, sind sie hochzufrieden.

## Die Prüfenden besuchen

Nachdem diese Analyse abgeschlossen ist, besuchen die Mitglieder der Prüfungsgruppe jedes Mitglied der Prüfungskommission gemeinsam zu einem Vorgespräch, nachdem sie per Telefon geklärt haben, ob das gewünscht wird. Diese Nachfrage sollten Sie keinesfalls unterlassen. Nicht nur, um zu dokumentieren, dass Sie die üblichen Umgangsformen beherrschen, sondern im Wesentlichen, um Informationen über die prüfende Persönlichkeit und verschlüsselte Informationen über den Prüfungsinhalt zu bekommen. Das geprüfte Fach und der/die Fachvertreter*in kommen in der Prüfung am besten heraus, wenn im entsprechenden Fach besonders viel gewusst wird. Dafür wird so mancher Informationsbrocken im Vorgespräch ausgeworfen. Die Frage „Welches Buch empfehlen Sie uns?“ sollte in dem Vorgespräch nicht fehlen. „Welche Aspekte der Prüfung sind für Sie besonders wichtig?“ darf ebenfalls gefragt werden, ohne unverschämt zu sein. Mit etwas Glück werden dann die möglichen Schwerpunkte der Prüfung genannt. Bedauerlicherweise gibt es erstaunlich viele Studierende, die diese mehr oder weniger deutlichen Hinweise weder erkennen noch beherzigen. Wird dies in der Prüfung offenbar, kann mit Mitleid nicht gerechnet werden –mit Recht wird die Kommission an der Praxistauglichkeit des Prüflings zweifeln.

Nach dem Gespräch sollten Sie daher in der Runde der Prüflinge noch einmal analysieren, welche Erkenntnisse gewonnen wurden: Ihre gemeinschaftliche Wahrnehmung ist wahrscheinlich umfassender als Ihre individuelle.

Manche Prüfende legen auf das Vorgespräch keinen Wert oder meinen, die Zeit dafür nicht erübrigen zu können. Das ist ihnen überlassen. Wird das Gespräch aber erwartet und nicht von Ihnen erbeten, beginnt die Prüfung „unbekannter“ Studierender bereits mit einer Verschnupfung des Prüfungsgremiums.

**TIPP**

In Zeiten der Corona-Pandemie haben sich Online-Besprechungen als eine zeitsparende, unkomplizierte Kommunikationsweise erwiesen. Ziehen Sie auch diese Möglichkeit in Betracht – hierfür sollte sich immer die Zeit finden lassen.

### Die inhaltliche Vorbereitung

Sie sollten Ihr Lernprogramm nicht zu schmal kalkulieren. Neben den Themenspektren aus den Prüfprotokollen und den Informationen aus dem Vorgespräch gibt es natürlich weite Bereiche, die deshalb nicht angesprochen werden, weil sie als selbstverständlich gelten. Außerdem läuft keine Prüfung gleich ab. Spontane Exkursionen in benachbarte Themengebiete sind durchaus möglich.

Klassische Notfallsituationen müssen beherrscht werden. Wesentliche Definitionen müssen sitzen. Auch noch so tiefes Detailwissen hilft Ihnen nicht wirklich, wenn Sie in Standardsituationen die wesentlichen Vorgehensweisen nicht überzeugend vortragen können.

Für den Bereich der Radiologie gibt es einige gute Prüfungsbücher ☺. PJ-Fallsammlungen der jeweiligen Abteilung sollte man durcharbeiten, wenn sie gut gemacht sind und Ihre Mitstudierenden davon profitiert haben. Prüfungsvorbereitende Seminare werden ebenfalls häufig angeboten – je interaktiver sie sind, desto besser bereiten sie auf die Prüfung vor.

In der Radiologie gilt noch mehr als in anderen Fächern: Verstehen ist besser als auswendig lernen. Aspekte der Physik und der Physiologie spielen hinein. Der große Vorteil der Radiologie ist, dass Sie anhand der Bilder eigentlich die meisten Fähigkeiten selbst und ohne weitere Hilfsmittel durchspielen können. Das unterscheidet die Radiologie z. B. von der Chirurgie.

Für alle Fächer trifft zu: Lernen Sie nicht nur Inhalte und Prinzipien, sondern üben Sie gleichzeitig deren systematische und zielführende Präsentation. Ist für die Kommission eine Struktur Ihrer Gedanken offensichtlich, kann man Ihnen in kritischen Situationen unmerklich helfen. Ist Ihre Präsentation ohne klare Systematik, wird die Intervention eine ganz andere sein. Ihre Angriffsfläche steigt bei unzusammenhängenden, fehlerhaften und ungenauen Aussagen exponentiell an.

## 1.4 Die Prüfung

### Noch mal: Die Kleidung

Praktischerweise sollten Sie hier zwischen dem ersten und zweiten Tag unterscheiden.

Die praktische Prüfung am Krankenbett am ersten Tag erfolgt im sauberen und gebügelten Kittel, bewaffnet mit Stethoskop, Reflexhammer, Spatel und

Untersuchungstaschenlampe. Da man Ihre Hände bei der Untersuchung genau verfolgen wird, sollten Sie auch auf deren makelloses Aussehen achten. Der Kittel sollte bei der Untersuchung geschlossen sein. Etwaige Krawatten und Halsketten sind so zu tragen bzw. zu befestigen, dass sie nicht quer über die Kranken pendeln oder sie gar berühren. Die Privatkleidung unter dem Kittel sollte sich am folgenden Tag orientieren.

Am zweiten Tag findet in der Regel kein Patientenkontakt statt. Nehmen Sie trotzdem für alle Fälle einen Kittel mit. Kleiden Sie sich angemessen. Sie wollen ja auch etwas von der Kommission, nämlich eine gute Zensur. Die Kommission will andererseits feststellen, ob Sie als Ärzt*in tragbar sind. Dazu gehört untrennbar die äußere Erscheinung, sie ist auch für die Behandlungsbeziehung wichtig. Im Verlauf der Prüfung kann sich eine erste Impression sicherlich vollkommen wandeln, aber nichts spricht dagegen, gleich von Anfang an einen guten Eindruck zu machen. Zudem sollten Sie mit Ihrem eigenen Aussehen zufrieden sein, wenn Sie sich in die ungewisse Prüfungssituation begeben.

**TIPP**

**Kleiner „Style Guide"**

- Keine Jeans, keine T-Shirts, keine Sportschuhe. Keine sichtbaren Tattoos oder Piercings.
- Keine aufdringlichen Parfums oder Gerüche
- Dafür: geputzte Schuhe, gepflegte Frisur, gepflegte Hände, kurze Fingernägel
- Für die Herren: gepflegte Rasur. Hose und Jackett. Krawatte (eher schlicht) muss nicht sein. Fliege, Manschettenknöpfe, Einstecktuch bitte nicht!
- Für die Damen: keine tiefen Ausschnitte, keine superkurzen Röcke, keine hohen Absätze, kein aufwendiges Make-up, kein extravaganter Schmuck, keine Armreifen, kein farbiger Nagellack oder Fingernagelschmuck
- Lange Haare bitte geschlossen tragen.
- Schlichte Eheringe sollten nicht schaden. Alle Ringe mit Verletzungspotenzial sind tabu.
- Schlichte Uhr mit Sekundenzeiger ist zweckmäßig.
- Smartphones vor Prüfungsbeginn auf lautlos, vibrationsfrei und Flugmodus schalten.

## Der Untersuchungsbericht/Die Epikrise

Je nach Universität und Prüfungsvorsitz erhalten Sie einige Tage bis wenige Stunden vor der Prüfung Patient*innen zugeteilt, die Sie untersuchen und in einem schriftlichen Bericht schildern sollen. Halten Sie den Bericht kurz und präzise – etwa wie einen Arztbericht, den Sie selbst gerne eine Stunde vor der Visite lesen würden. Richtige Kliniker*innen hassen Geschwafel. Sie müssen nicht davon ausgehen, dass die anderen Kommissionsmitglieder ihn im Detail studieren. Dazu ist regelhaft gar nicht die Zeit. Allerdings sollten Sie einkalkulieren, dass die erfolgte Diagnostik von der radiologischen Seite hinterfragt und weiter vertieft werden kann. Das gilt insbesondere, wenn die Bildgebung einen großen Anteil an der Diagnosefindung hat.

Gerne dient der Brief der vorsitzenden Person als Ausgangs- und Ankerpunkt für die theoretische Prüfung am zweiten Tag.

## Der erste Tag

Am Tag der Prüfung erscheint die Gruppe am besten geschlossen und 5 min vor der Zeit am verabredeten Treffpunkt. Sind alle Prüflinge und die komplette Kommission vor Ort und sind anhand der Personalausweise die Identitäten überprüft, wird die Prüfung eröffnet (➤ Abb. 1.2).

In der Regel wird am Beginn kurz der technische Ablauf skizziert. Sodann geht es in das Krankenzimmer. Die zu untersuchende Person kann die sein, über die Sie den Bericht erstellt haben. Auf Stationen mit kurzen Liegezeiten ist das eher unwahrscheinlich. Entweder geht die gesamte Prüfungsgruppe ins Zimmer oder die Prüflinge werden einzeln zur 45- bis 60-minütigen Einzelprüfung gebeten. Es liegt in der Natur der Sache, dass zwischendurch Raumwechsel vorgenommen werden, da unterschiedliche Patient*innen untersucht werden.

**MERKE**

**Sehr wichtig**

Vor und nach Betreten des Zimmers die Hände desinfizieren! Das ist wie das Anschnallen bei der Fahrprüfung. Auch die Desinfektion von verwendeten Arbeitsmaterialien, wie das Stethoskop, nicht vergessen.

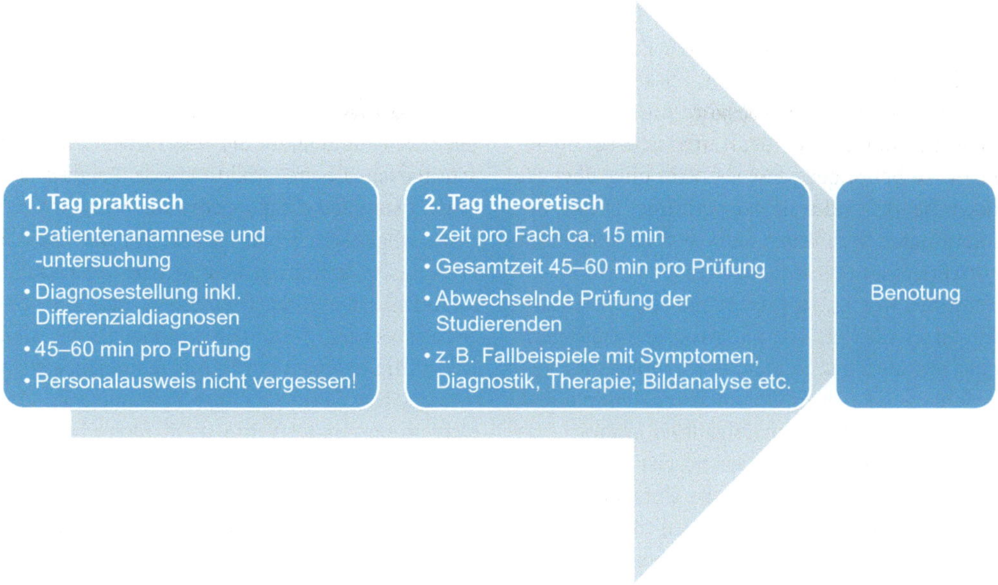


**Abb. 1.2** Ablauf der mündlichen Prüfung [P1333]

Im Allgemeinen wird die prüfende Person während der Vorstellung die Begrüßung der Patient*innen und die Bitte um Kooperation übernehmen. Trotzdem sollte der Prüfling die Patient*innen separat ansprechen und während der Vorstellung freundlichen und höflichen Kontakt mit ihnen halten. Versuchen Sie, sich so zu stellen, dass das Bett zwischen Ihnen und der Prüfungskommission steht und diese freie Sicht auf Ihr Tun hat. Wenn es andere Patient*innen im Raum gibt, schirmen Sie mit Ihrem Körper die zu untersuchende Person so gut es geht ab. Setzen Sie sich nicht, denn die Kommission wird in der Regel stehen. Im Gespräch mit den Patient*innen sollte der Prüfling die Gesprächsführung behalten. Für manche von ihnen ist die Prüfungssituation ein Augenblick allgemeiner Aufmerksamkeit, den sie weidlich ausnutzen. Ist ihr Redefluss nicht zu stoppen, wenden Sie einen Trick an, den mir ein alter Internist verraten hat: Schauen Sie Ihrem Gegenüber bedeutungsvoll in die Augen und legen Sie ihm die Hand fest auf die Schulter: „Herr Schmidt, …“ – meist verstummt er dann und Sie können die strukturierte Befragung fortsetzen. Auch der Umgang mit hilflosen Patient*innen ist eine Herausforderung.

In der Anamneseerhebung arbeiten Sie insbesondere die Aspekte heraus, die für die restliche Kommission interessant sein könnten und die Ihnen thematisch liegen. Legen Sie sozusagen die Angel aus. Fragen Sie nach Symptomen und nicht nach den Diagnosen, die andere bereits gestellt haben. Strukturieren Sie das Gespräch von Anfang an freundlich und zuvorkommend, sodass Sie auf kurzem und systematischem Weg zu den wichtigen Erkenntnissen kommen. Verhindern Sie, wenn möglich, auf subtile Weise, dass die Patient*innen selbst Diagnosen nennen. Wenn sie trotzdem erzählt werden, weichen Sie nicht von Ihrem geplanten Vorgehen ab.

Die Untersuchung sollte einer eingeübten Systematik folgen und durch Erläuterungen begleitet werden. Die Prüfenden kommen in der Regel aus der Praxis und schätzen eine schnelle und zielgerichtete Untersuchung durchaus. Schritte, die bewusst ausgelassen werden, etwa um Zeit zu sparen oder weil offensichtlich das Problem nicht in dieser Richtung liegt, sollten verbal kurz angesprochen werden. Der Prüfende wird dann in der Regel einhaken, wenn die entsprechende Untersuchung doch relevant für die weitere Beurteilung ist oder dem Prüfling auf die Finger geschaut werden soll. Eine gute klinische Untersuchung ist das A und O – der hier entstandene Eindruck kann ausschlaggebend für das Gesamtergebnis sein.

Wichtig ist neben der Beherrschung der Untersuchungstechniken insbesondere Ihre Körpersprache in der Anamneseerhebung und bei der körperlichen Untersuchung. Wenden Sie sich den Patient*innen zu, wenn Sie mit ihnen sprechen, blicken Sie ihnen in die Augen und begleiten Sie ihre Aussagen durch bestätigende Gesten. Bei der Untersuchung zeigen Sie keine Angst vor der normalen Körperberührung, arbeiten Sie nicht mit „spitzen Fingern". Üben Sie Ihre Perkussion und stellen Sie sicher, dass Sie beim Klopfen einen sonoren Ton erzeugen können.

Wenn Sie sich einen Gesamteindruck verschafft haben, fassen Sie Ihre Befunde zusammen und nennen Sie die aus ihrer Sicht wahrscheinlichste Diagnose. Schließen Sie Ihre Differenzialdiagnosen direkt an, am besten in der Reihenfolge ihrer Wahrscheinlichkeit. Man wird dann vertiefend nachfragen und möglicherweise weitere praktische Untersuchungen von Ihnen erbitten. Die Prüfenden der anderen Fächer werden die Untersuchungstechniken ihrer Spezialität vorführen lassen und dazu weiterführende Fragen stellen. Entsprechende Punkte der Anamnese nehmen sie dafür gerne auf.

Von radiologischer Seite werden wahrscheinlich Fragen zur stattgefundenen Bildgebung gestellt. Klinische Untersuchungen stehen im Fach ja nicht zur Verfügung. Ein dankbares Thema ist jedoch die Indikationsstellung für bildgebende Untersuchungen, die assoziierten Risiken und Kontraindikationen sowie der Strahlenschutz.

Als Mitprüfling verhält man sich komplett passiv, freundlich und zurückhaltend.

**MERKE**

**Hier und für die ganze Prüfung gilt:**
- Die Präsentation muss sitzen – trainieren, trainieren, trainieren!
- Systematik ist superwichtig!
- Nie aus der Hüfte schießen, selbst wenn die Diagnose offensichtlich ist!
- Reden und agieren Sie, sonst redet und agiert der/die Prüfende!
- Keine weitergehende Diagnostik fordern, bevor Sie Ihre Schlussfolgerungen aus Anamnese und Untersuchung gezogen haben!
- Freundlichen Kontakt zu den Patient*innen halten!

## Der zweite Tag

Der zweite Prüfungstag ist der Theorie gewidmet. Nur in Ausnahmefällen werden Sie Patient*innen zu Gesicht bekommen. In der Regel sitzen Sie in einem Seminarraum neben den anderen Prüflingen und Ihnen gegenüber die Kommission (➤ Abb. 1.2).

Im Allgemeinen beträgt die Zeit pro Fach und Prüfungstag 15 min, egal, ob „großes" oder „kleines" Fach. Das ist so knapp bemessen, dass die Zeit gut genutzt werden muss. Die anderen Fächer werden sich währenddessen nur in Ausnahmefällen zu Wort melden. Die Gesamtzeit pro Prüfling darf 45 min nicht unter- und 60 min nicht überschreiten. Die Prüflinge werden abwechselnd geprüft, sodass Gelegenheit zur Erholung besteht. Das muss nicht immer der offensichtlichen Reihe nach gehen, denn nach jeder Runde muss gesprungen werden. Zudem könnten die Prüfenden Bezug zu einer Vorfrage nehmen. Es gilt also, konstant aufmerksam zu sein.

Für die Prüfenden gilt das nur bedingt. Wenn ein Fach geprüft wird, kann der Rest der Kommission sich entspannen. Auf die Toilette gehen oder sich mit offensichtlich prüfungsfremden Dingen beschäftigen, dürfen sie nicht. Notizen zur Prüfung dürfen die Kommissionsmitglieder sich auf ihren Smartphones natürlich machen. Telefonate sind in der Prüfungszeit aber nicht möglich. Dafür muss die Prüfung unterbrochen werden. Wird ein/e Chirurg*in für einen Notfall aus der Prüfung gerufen, ist die gesamte Prüfung ungültig. Manchen Kolleg*innen fällt es schwer, nachmittäglich durchgehend wach zu bleiben. Dabei gilt jedoch: Auch Prüfende mit geschlossenen Augen können hoch konzentriert sein!

**TIPP**

Auf den ersten Tag wird nur selten Bezug genommen – trotzdem sollten Sie wesentliche Wissenslücken, die am Vortag offensichtlich geworden sind, am Vorabend noch schließen. Es wäre zu peinlich, wenn die Kommission darauf zurückkäme.

Die Kommissionsmitglieder bereiten sich auch auf die Prüfung vor. Das mag sich darauf beschränken, Patient*innen auszuwählen, die entsprechenden Akte noch einmal zu studieren und/oder alte Notizen herauszukramen. Viele Prüfende beginnen mit Fallbeispielen, um dann den Kanon Symptome – Diagnostik – Therapie durchzuspielen. Viele haben eine Sammlung typischer Befunde, auf die sie praktischerweise zurückgreifen – unabhängig vom Prüfungsfall. Bei den Internist*innen ist das klassischerweise ein EKG, eine Elektrophorese oder ein Blutbild, bei den Anästhesist*innen vielleicht eine Blutgasanalyse, bei Neurolog*innen ein EEG. Röntgenbilder im weitesten Sinne, also auch MRT und CT, sind beliebt bei Chirurg*innen, besonders bei Neurochirurg*innen. Es handelt sich in der Regel um klare, klassische Fälle. Das umso mehr, wenn die anderen Kommissionsmitglieder ebenfalls Fachwissen besitzen könnten. Nur ungern setzt man sich als prüfende Person innerhalb der Sitzung oder bei der anschließenden Beratung Nachfragen des Gremiums aus.

### Die Bildanalyse in der Prüfung

In der Prüfung werden Ihnen häufig Röntgenbilder vorgestellt – unabhängig davon, ob die Radiologie eines der Prüfungsfächer ist. Möglicherweise werden nichtradiologische Prüfende sogar mehr Bilder in ihren Prüfungsteil integrieren, wenn die Radiologie nicht Prüfungsfach ist, da sie dann nicht mit diesem Fach „interferieren". Wichtig ist es, der Kommission gegenüber zu dokumentieren, dass Sie wissen, wie man mit Röntgenuntersuchungen umgeht und wie man sie systematisch interpretiert.

Nur in den seltensten Fällen werden Ihnen heutzutage noch Bilder auf Film präsentiert – aus dem einfachen Grund, dass es diese Filme im Alltag nicht mehr gibt. Stattdessen werden Ihnen bildgebende Untersuchungen auf Computerbildschirmen oder als Beamerprojektion vorgestellt werden. Da die Befunde auf Prüfungsbildern in der Regel deutlich sind, sollte die Diagnosefindung in diesem Rahmen dadurch nicht beeinträchtigt werden. Legt man Ihnen nun ein Röntgenbild zur Beurteilung vor, gehen Sie grundsätzlich wie folgt vor:

- Betrachten Sie das Bild möglichst, ohne der Kommission den Blick zu verstellen.
- Handelt es sich um einen Monitor, richten Sie den Monitor so aus, dass Sie und die Kommission nicht geblendet und Spiegelungen minimiert werden.
- Erbitten Sie freundlich Angaben zu Alter und Geschlecht des/der Patient*in.
- Klären Sie für sich, um welche Art der Untersuchung es sich handelt und verkünden Sie das der Kommission, z. B.: „Es handelt sich um eine Thoraxaufnahme im Liegen" oder „Ich sehe ein Kniegelenk in zwei Ebenen".
- Schauen Sie auf korrekte Positionierung und Bildqualität, bei Thorax-Aufnahmen auf die ausreichende Inspiration: „Korrekte Positionierung, gute Bildqualität, die Patientin hat gut eingeatmet."

Bei der folgenden Analyse gehen Sie systematisch vor und lassen die Kommission an der Analyse teilhaben, z. B.: „Das Mediastinum ist mittelständig und nicht verbreitert. Das Herz ist normal groß und regelrecht konfiguriert" etc.

Im Idealfall erkennen Sie die Pathologie sofort – trotzdem sollten Sie das systematische Vorgehen beibehalten. Beschreiben Sie im Rahmen Ihrer Analyse die Abweichung kurz, ordnen Sie sie örtlich zu, z. B.: „Es stellt sich eine Verschattung im Oberlappen dar. Darauf komme ich zurück." Komplettieren Sie dann planmäßig die Bildbetrachtung. Gehen Sie schließlich zur Abweichung zurück und analysieren Sie sie.

Am Ende wiederholen Sie noch einmal die einzelnen beobachteten Abweichungen und versuchen Sie, sie alle unter einen Hut zu bringen. Daraus ergibt sich die Differenzialdiagnose.

Im Idealfall reihen Sie die möglichen Diagnosen nach ihrer Wahrscheinlichkeit und Häufigkeit. Bedenken Sie dabei Alter, Geschlecht und auch die Anamnese, falls bekannt: „Die Verdichtung im Oberlappen bei einem 65-jährigen Raucher entspricht am ehesten einem Bronchialkarzinom. Bei entsprechender Klinik müsste man eine Pneumonie erwägen, die allerdings auch durch ein Karzinom begünstigt werden kann. Bei einem Oberlappenprozess muss auch eine Tuberkulose ausgeschlossen werden."

Wenn man Ihre Analyse unterbricht bzw. Zwischenfragen stellt, hören Sie genau hin. Vielleicht hat man Ihr planvolles Vorgehen zur Kenntnis genommen und will den Prozess etwas beschleunigen. Oder Sie haben im Rahmen der Analyse etwas übersehen und man will Sie wieder auf den rechten Pfad führen. In beiden Fällen haben Sie bereits einen Punkt gut. Folgen Sie den Hilfestellungen bereitwillig.

Weitere Vorgehensweisen, Tipps und Tricks für die Einzeluntersuchungen werden im Rahmen der Fallerläuterungen behandelt.

## Die Prüfungsbenotung

Nach der Prüfung verlassen alle Prüflinge den Raum. Die Kommission berät sich und legt die Zensuren fest (➤ Abb. 1.2). In der Regel werden die Prüflinge zur Notenverkündung wieder hereingerufen.

Das Gremium realisiert im Allgemeinen, welche Rolle die Prüfungszensur für Ihre beruflichen Pläne spielt. Leichtfertig werden schlechte Zensuren selten vergeben, eher ist das Gegenteil der Fall. Die Diskussion unter den Prüfern dreht sich am Anfang meist darum, ob irgendeiner nach oben oder nach unten aus der Gruppe herausragt. Dann wird die Note für das Mittelfeld bestimmt und die Ausreißer werden darum herum arrangiert. Bekommt ein Prüfling in einem Fach eine schlechtere Note als „ausreichend“, so entscheiden alle Prüfenden und im Falle eines Patts der Prüfungsvorsitz über die endgültige Note. Demnach kann ein Prüfling eine Prüfung bestehen, auch wenn er in einem Fach schlechter als „ausreichend“ eingeschätzt wurde.

Prinzipiell kann man sicher sagen, dass keine Kommission ein Interesse daran hat, Sie durchfallen zu lassen. Man sieht Sie eher als zukünftige Kolleg*innen. Und genau diese Vision dürfte auch in die Bewertung miteinfließen: Wenn diese Person nächste Woche auf meiner Station anfängt, muss ich um meine Patient*innen fürchten oder kann ich mich über diesen Glücksgriff freuen? Bei schlechten Prüfungen kommt in der abschließenden Notendiskussion häufig die Sprache darauf, ob man sich im späteren Leben selbst dem Prüfling anvertrauen könnte: „Was mache ich, wenn der mich im Altersheim behandeln will?“ Ist diese Phase erreicht, wird die Kommission grausam.

Die vorsitzende Person teilt dem Prüfling das Ergebnis der mündlich-praktischen Prüfung mit. Auf Wunsch des Prüflings muss das Ergebnis dabei begründet werden. Ist die Prüfung nicht bestanden, schlägt die Prüfungskommission dem Landesprüfungsamt vor, ob, wie lange und in welchem Fach oder welchen Fächern der Prüfling erneut an einer praktischen Ausbildung nach § 3 ÄAppO teilnehmen sollte. Die Zeit der Teilnahme beträgt mindestens vier, höchstens sechs Monate. Da die Kommission nie wieder in gleicher Sache tagt, werden Beschlüsse dieser Art sofort gefällt und dem Prüfling in der Regel direkt mitgeteilt. Diskussionen mit dem Vorsitz sind zu diesem Zeitpunkt sinnlos.

Die letzte Entscheidung über Art und Dauer der Nachausbildung trifft allerdings das Landesprüfungsamt selbst. In die Nachprüfung gehen die Zensuren der ersten Prüfung rechnerisch nicht ein. Es ist also wirklich eine neue Chance.

Ein Dank an die Prüfungskommission beeinflusst das Ergebnis zwar nicht mehr, ist aber trotzdem eine höfliche Geste, die Sie – genau wie den persönlichen Händedruck mit allen Kommissionsmitgliedern – zum Abschied nicht vergessen sollten.

**ABSCHLIESSENDER TIPP**

Tauchen Sie in der Prüfungsvorbereitung so tief in die Bildgebung ein, dass Sie die Faszination des Gebiets spüren und der Kommission vermitteln können. Dann sind Sie auf dem richtigen Kurs.

KAPITEL

# 2

Annika F. Podewski, Jörg-W. Oestmann

# Untersuchungsmethoden und Befundung

Die Untersuchungsmethoden gehören zum Grundwissen der Radiologie und sollten von Ihnen in der Prüfung gut beherrscht werden. Fragen hierzu sind sehr dankbar, da Sie sich gut darauf vorbereiten können. Das Herzstück der Radiologie ist die Befundung – hier gilt es, sich eine klare Struktur und Systematik anzueignen, um zielführend eine Diagnose stellen zu können, ohne etwas zu übersehen.

Dieses Kapitel gibt einen Überblick über die wichtigsten Untersuchungsmethoden sowie Tipps und Tricks, wie Sie mit einer guten Befundung im dritten Staatsexamen glänzen können.

## 2.1 Konventionelle Röntgendiagnostik

Die konventionelle Röntgendiagnostik, auch als Projektionsradiografie bezeichnet, ist weiterhin das am häufigsten genutzte bildgebende Verfahren in der Radiologie und wird sehr gerne in der Prüfung abgefragt. Um die Befundung des Thorax kommen Sie auch in der Klinik nicht herum.

Röntgenstrahlen sind elektromagnetische Wellen und liegen mit einer Wellenlänge von ca. 1 pm bis 10 nm zwischen der Ultraviolett- und Gammastrahlung. Aufgrund ihrer potenziell schädigenden ionisierenden Wirkung bedarf ihre Anwendung einer genauen und rechtfertigenden Indikation.

### 2.1.1 Entstehung von Röntgenstrahlung

In der medizinischen Diagnostik werden Röntgenstrahlen mittels einer Röntgenröhre erzeugt (➤ Abb. 2.1). In einer Vakuum-Glasröhre wird eine Kathode aus Wolframdraht auf ca. 2.000 °C erhitzt. Die dabei freigesetzten Elektronen werden durch Anlegen einer Hochspannung zur Anode hin beschleunigt. Beim Auftreffen auf die Anode werden die Elektronen im Brennfleck oder Fokus abgebremst und es entstehen elektromagnetische Wellen, die Röntgenstrahlen.

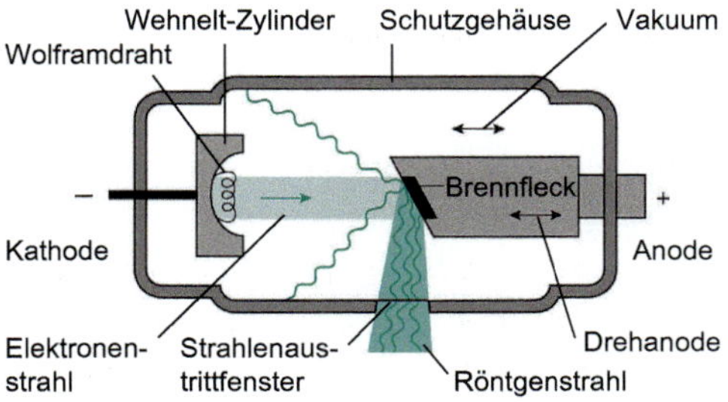


**Abb. 2.1** Aufbau einer Röntgenröhre/Röntgenapparat [E529]

Allerdings wird bei diesem Prozess nur ein Bruchteil der Energie (ca. 1 %) in Röntgenstrahlung umgesetzt, der Rest in Wärme. Die Anode rotiert, um die Wärme auf einer größeren Fläche verteilen zu können. Die Hitzeabfuhr aus der Röhre übernimmt das Kühlungsöl im umgebenden Bleigehäuse.

Die Röntgenstrahlen weisen ein Spektrum von niedriger zu höherer Energie auf.

Mit einem Aufhärtungsfilter (meist aus Aluminium) vor dem kleinen Strahlenaustrittsfenster des Röhrengehäuses werden die Röntgenstrahlen niedriger Energie aus dem Spektrum herausgenommen, da sie doch nur in der Haut absorbiert würden, ohne zur Bildgebung beizutragen. Durch Blenden aus Blei wird die Strahlung auf den diagnostisch relevanten Bildausschnitt reduziert.

### 2.1.2 Bilderzeugung

Die von der Anode ausgehenden Röntgenstrahlen werden vom durchstrahlten Objekt absorbiert (geschwächt) und gestreut. Der Anteil der Strahlung, der das Objekt durchdringt und den Detektor erreicht, wird zur Bilderzeugung genutzt.

**MERKE**

Die Bilderzeugung beruht auf der Schwächung der Röntgenstrahlung durch die Prinzipien der **Absorption** und **Streuung.**

Absorptionsunterschiede ermöglichen eine Differenzierung der unterschiedlichen Gewebe voneinander. Streuung vermindert die Bildqualität, indem sie nur einen Grauschleier erzeugt.

Die Schwächung der Röntgenstrahlung ist abhängig von
- der **Dicke** des durchstrahlten Objekts,
- der **Dichte** des durchstrahlten Objekts,
- der **Ordnungszahl** der Elemente des durchstrahlten Gewebes sowie
- der **Strahlenqualität**/Energie der Strahlung.

Je nach Stärke der angelegten Röhrenspannung lassen sich verschiedene Energiebereiche unterscheiden, die im Körper unterschiedlich stark absorbiert werden und so für verschiedene Indikationen genutzt werden können.

- **Weichstrahltechnik:** Bei Anlage einer geringen Röhrenspannung entsteht energiearme Strahlung. Sie wird stark absorbiert und z. B. in der Mammografie bei 25–30 keV zur Erkennung kleinster Strukturen im Weichteilgewebe genutzt. Es dominiert der von der atomaren Ordnungszahl abhängige fotoelektrische Effekt: Deshalb können Verkalkungen gut dargestellt werden. Aufgrund der hohen Absorption ist jedoch auch die Strahlenbelastung höher.
- Mit mittleren Röhrenspannungen von 40–80 keV werden die Extremitäten abgebildet. Dabei kommen Knochen optimal zur Darstellung.
- **Hartstrahltechnik:** Höhere Röhrenspannungen von 120–140 keV kommen in der Thoraxdiagnostik zum Einsatz. Der fotoelektrische Effekt ist geringer – der dichteabhängige Compton-Effekt dominiert. Dabei wird der knöcherne Thorax so kontrastarm dargestellt, dass Herz und Lungen gut beurteilt werden können. Aufgrund der höheren Energie wird die Strahlung weniger vom Körper absorbiert und somit die Dosis geringgehalten.

**MERKE**

Die Strahlung, die das Objekt durchdrungen hat, trifft auf den Röntgendetektor und erzeugt dort je nach Schwächung der Röntgenstrahlen ein entsprechendes Bild:
- **Hohe** Absorption (wenig Strahlung am Detektor) → **hohe Helligkeitswerte** im Bild (z. B. Knochen, Metall) – erscheinen „weiß".
- **Geringe** Absorption (mehr Strahlung am Detektor) → **niedrige Helligkeitswerte** im Bild (z. B. Fett, Luft) – erscheinen „schwarz".

(**Cave:** Es handelt sich um digitale Bilder, bei denen die Helligkeitswerte natürlich auch invertiert werden können. Knochen = weiß ist aber die Konvention).

### 2.1.3 Digitales Röntgen

Digitale Röntgenbildsysteme haben das filmbasierte Röntgen in der Praxis verdrängt. Sie arbeiten mit Detektoren, die die Bildinformationen entweder direkt über einen digitalen Festkörperdetektor oder über eine auslesbare Speicherfolie in einem digitalen Format speichern.

Bei der digitalen **Lumineszenzradiografie** werden Speicherfolien aus speziellen Phosphorkristallen eingesetzt. Sie absorbieren Teile der Strahlungsenergie und erzeugen ein latentes Bild, welches wiederum mittels eines Lasers freigesetzt (Lumineszenz) und über einen Fotomultiplier ausgelesen wird.

**Festkörperdetektoren** sind mit Chips aus amorphem Silizium oder Selen bestückt (ähnlich wie bei Digitalkameras), die Röntgenstrahlen detektieren und in ein elektromagnetisches Bild umwandeln können. Dabei kann jedes Bildelement (Pixel) einzeln ausgelesen werden.

Die digitalen Detektoren sind empfindlicher und haben einen höheren Dosisumfang als Filmsysteme, die in der Vergangenheit eingesetzt wurden. Das hat den Dosisbedarf verringert und die Anzahl von Fehlbelichtungen minimiert. Die ganze Entwicklerchemie fällt weg. Im Übrigen sind natürlich die Bildbearbeitung, die Bildkommunikation und die Speicherung unproblematisch.

### 2.1.4 Röntgenuntersuchung mit Kontrastmittel

Kontrastmittel (KM) erhöhen den Kontrast und zeigen die Durchblutung und die Funktion von Organen und Organsystemen im Röntgenbild. Sie können entweder direkt in die darzustellenden Organsysteme oder indirekt über den Blutstrom eingebracht werden.

Da der Einsatz einiger Kontrastmitteln jedoch unerwünschte Wirkungen hervorrufen kann, sind die anwendenden Ärzt*innen dazu verpflichtet, die Kranken vor der Durchführung der Untersuchung über die Risiken aufzuklären und bei Verabreichung über die Gefäße oder perkutan eine schriftliche Einwilligung einzuholen (➤ Kap. 2.8.4).

**Röntgenpositive** Kontrastmittel wie **Jodverbindungen** und **Bariumsulfat** sind Verbindungen mit hohen Ordnungszahlen, die Röntgenstrahlen stärker absorbieren als das umliegende Gewebe. Somit wird der Kontrast erhöht. Sie erscheinen im Röntgenbild hell.

Als **röntgennegative** Kontrastmittel werden Substanzen eingesetzt, die Röntgenstrahlung weniger stark absorbieren als das umliegende Gewebe. Dazu eignen sich **$CO_2$** und **Luft.** Sie stellen sich im Röntgenbild dunkel dar.

### 2.1.5 Der Klassiker: Röntgen-Thorax

Die Röntgenaufnahme des Thorax stellt die häufigste Röntgenuntersuchung dar und ist die Basisuntersuchung zur Darstellung von Herz- und Lungenerkrankungen. Sie wird mit einem Film-Fokus-Abstand von 1,8–2 m regelhaft in 2 Ebenen und im Stehen mit 120–140 keV Spannung durchgeführt (Hartstrahltechnik).

Die Aufnahmen erfolgen jeweils bei Atemstillstand und maximaler Inspiration. Bei Verdacht auf einen Pneumothorax wird die Aufnahme gelegentlich auch in Exspiration angefertigt – das ist jedoch nicht notwendig und vermindert die Aussagekraft für andere Diagnosen.

**Posterior-anteriorer Strahlengang (p. a., Übersichtsaufnahme)** Die Kranken stehen mit der Brust dem Detektor zugewandt, die Arme sind innenrotiert und die Schultern nach vorn gezogen, um die Skapula aus dem Lungenfeld herauszudrehen. An der Lage der Skapulae seitlich vom Lungenfeld erkennt man die Aufnahme im Stehen.

**Seitlicher Strahlengang (Seitbild)** Die linke Thoraxwand liegt dem Detektor an, die Arme sind über den Kopf gehoben.

**Anterior-posteriorer Strahlengang (a. p., Aufnahme im Liegen)** Bei Aufnahmen im Liegen ist das naturgemäß anders: Die Kranken liegen auf dem Detektor und die Röhre schwebt über ihnen). Aufnahmen im Liegen werden vor allem in der Notaufnahme oder auf der Intensivstation durchgeführt. Die Lagekontrolle von Zentralvenenkathetern und Trachealtuben ist dabei eine häufige Indikationsstellung. Durch den geringen Fokus-Detektor-Abstand (ca. 1 m) und den a. p.-Strahlengang kommt es zu einer vergrößerten Darstellung des Herzens. Bei einem Pneumothorax wandert die Luft im Pleuraraum unter das Sternum und ist dort nur schwer nachweisbar. Die Zwerchfellkuppeln stehen höher und durch andere hydrostatische Verhältnisse kommt es zu einer verstärkten apikalen Lungengefäßzeichnung.

## 2.2 Computertomografie

Die Computertomografie (CT) ist weiterhin das Arbeitspferd der Radiologie. Sie zeichnet sich durch eine sehr kurze Untersuchungszeit bei gleichzeitig sehr hohem Informationsgewinn aus und ist daher unersetzlich, wenn eine schnelle Diagnosestellung essenziell ist. Für die tiefer gehende Lungendiagnostik ist sie unentbehrlich, für die Intervention gut geeignet. In der reinen Weichteildarstellung ist sie der MRT teilweise unterlegen.

Allerdings ist die CT auch verantwortlich für den Großteil der wachsenden medizinischen Strahlenbelastung der Bevölkerung. Eine saubere Indikationsstellung ist daher unbedingt erforderlich. In der Prüfung werden Sie CT-Bilder nur dann zu interpretieren haben, wenn die Radiologie Ihr Wahlfach ist. Eine Ausnahme sind die akuten Kopf-CTs: Ihre Häufigkeit in der Notaufnahme macht es erforderlich, dass Sie die wesentlichen Pathologien in der Prüfung sicher erkennen können.

### 2.2.1 Funktionsweise

Die Computertomografie beruht auf demselben Prinzip wie das Röntgen – allerdings dreht sich hier die Röntgenröhre kontinuierlich um die Längsachse der Kranken. Sie erlaubt die überlagerungsfreie Darstellung aller Körperregionen in Querschnitten.

Dementsprechend rotiert ein bandförmiges, gebogenes Detektorfeld mit, das den Fächerröntgenstrahl nach dem Durchtritt durch den Körper detektiert. Unter wechselnden Einfallswinkeln werden die gemessenen Strahlungswerte in die Datenmatrix des Schnittbildes eingelesen. Der Computer berechnet, in welchem Bereich der jeweiligen Schicht es zu starken oder geringeren Schwächungen der Röntgenstrahlen gekommen ist und ordnet jedem Volumenelement **(Voxel)** der Schicht einen Dichtewert zu. Voxel berechnen sich aus Bildpunktgröße × Schichtdicke.

Die Dichtewerte werden in **Hounsfield Units (HU)** angegeben – ein relativer Schwächungskoeffizient auf der Hounsfield-Skala, der sich auf Wasser (0 HU) und Luft (–1.000 HU) als Referenzgrößen bezieht. Die Kompakta des Knochens liegt mit > 1.000 HU am anderen Ende der Skala. Mithilfe der zugehörigen Hounsfield-Einheit lässt sich z. B. die Leberdichte bei der Hämosiderose quantifizieren und im Verlauf beobachten oder der Inhalt einer zystischen Struktur differenzieren.

Da das menschliche Auge jedoch nur etwa 20 Graustufen unterscheiden kann, wird nicht die gesamte Skala in Graustufen dargestellt, sondern mithilfe der Fenstertechnik immer nur ein bestimmter Teil, dessen Intensitätsbereich auf die darzustellenden Organe/Strukturen angepasst ist. So gibt es beispielsweise ein Lungen-, ein Weichteil- und ein Knochenfenster. Dabei kommen weitere Bildfilter zum Einsatz.

Strukturen, die mit der Dichte der Umgebung übereinstimmen, werden dabei als **„isodens"** bezeichnet; Strukturen mit niedrigerer bzw. höherer Dichte als **„hypodens"** bzw. **„hyperdens"**.

Die Kranken liegen während der Untersuchung auf einem Tisch, der durch die Öffnung des CTs **(Gantry)** gefahren wird. Beim **Einzelschicht-CT** (etwa ein Notfall-Kopf-CT) wird der Untersuchungstisch Schicht für Schicht vorgeschoben. Beim **Spiral-CT** (fast alle anderen CTs) rotiert die Röhre kontinuierlich bei gleichmäßigem Tischvorschub, was eine lückenlose Berechnung auch dünner Schichten (1–2 mm Schichtdicke) aus dem erfassten Volumen und kurze Untersuchungszeiten erlaubt. Fehler durch atmungs- oder organbedingte Bewegungen werden dadurch minimiert.

Aufwendigere CT-Geräte können mit mehreren Detektorreihen bis zu 320 Schichten („Zeilen") simultan erstellen (**MSCT** = Multi-Slice-CT). Bei Dual-Source-CTs **(DSCT)** rotieren gleichzeitig zwei um 90° versetzte 64-Zeilen-Systeme mit unterschiedlichen Aufnahmespannungen, die eine spektrale Analyse (etwa auf Kalzium) erlauben. Die Scan-Zeiten sind inzwischen so kurz und die Auflösung so hoch, dass die Koronargefäße am schlagenden Herzen gut beurteilt werden können.

### 2.2.2 CT mit Kontrastmittel

Durch den Einsatz von Kontrastmitteln lassen sich eine Reihe von zusätzlichen Informationen gewinnen. Mittels intravenöser Gabe jodhaltiger, wasserlöslicher Kontrastmittel lassen sich Gefäße sowie Anreicherungsverhalten der Organe und pathologische Prozesse darstellen. Die Gewebe reichern das Kontrastmittel entsprechend ihrer Durchblutung an. Anhand des Anreicherungsmusters können zum Teil maligne von benignen Raumforderungen unterschieden werden. Jodhaltige Kontrastmittel werden auch intrathekal gegeben. Darüber hinaus werden jod- oder bariumhaltige Kontrastmittel zur besseren Darstellung des Magen-Darm-Trakts verwendet.

## 2.3 Magnetresonanztomografie

Die Magnetresonanztomografie (MRT) ist ein bildgebendes Verfahren zur Erzeugung von Schnittbildern in einer frei wählbaren Raumebene ohne die Verwendung ionisierender Röntgenstrahlen. Stattdessen kommen hier ein starkes Magnetfeld, Gradienten und Hochfrequenzimpulse zur Anwendung. Haupteinsatzgebiete sind v. a. die Neuroradiologie,

Abdomen- und Weichteildiagnostik. Für pneumologische Fragestellungen ist sie weniger geeignet.

### 2.3.1 Physikalische Grundlagen

Atomkerne mit einer ungeraden Zahl von Protonen und Neutronen haben einen Eigendrehimpuls um ihre Längsachse, der auch **Kernspin** genannt wird (vergleichbar mit einem Kreisel). Die so bewegten elektrischen Ladungen erzeugen ihr eigenes magnetisches **Dipolmoment**. Der einfachste Atomkern mit Kernspin ist der Wasserstoffkern ($H^+$) und besonders gut zur Messung geeignet, da Wasser das häufigste Molekül im menschlichen Körper ist.

Im menschlichen Körper liegen die Kernspins ungeordnet vor und gleichen sich damit gegenseitig aus. In einem starken externen Magnetfeld jedoch richten sich die Kernspins entlang der Feldlinien des Magnetfelds in **paralleler** (energetisch günstig) oder **antiparalleler** Richtung (energetisch ungünstig) aus. Zur Erzeugung eines ausreichend großen und homogenen Magnetfeldes wird ein supraleitender Magnet genutzt. Er ist röhrenförmig aufgebaut und kann so den ganzen Körper aufnehmen. Die Magnetfeldstärke beträgt in der medizinischen Diagnostik typischerweise 1,5 oder 3 T (Tesla). Zum Vergleich: Das Magnetfeld der Erde hat eine Stärke von ca. 50 µT.

**MERKE**

**Supraleitung** ist die Eigenart elektrischer Leiter, bei sehr niedrigen Temperaturen ihren elektrischen Widerstand zu verlieren. Nur so sind die hohen Magnetfelder in MR-Geräten ohne Überwärmung und gigantischen Stromverbrauch aufrechtzuerhalten. Bewirkt wird dies durch flüssiges Helium, das mit −269 °C nur 4 °C über dem absoluten Nullpunkt (0 Kelvin) liegt. Dieser Sachverhalt bedingt auch, dass das Magnetfeld nur durch Ablassen des Heliums abgeschaltet werden kann – den extrem teuren „Quench". Das Magnetfeld ist also Tag und Nacht angeschaltet.

Die Mehrzahl der Kernspins nimmt die energetisch günstigere Parallelposition ein, sodass eine Nettomagnetisierung **(Längsmagnetisierung [Mz])** resultiert. Sie steigt mit der Magnetfeldstärke des MR-Geräts (bis 3 T im klinischen Gebrauch) an.

Dabei bewegen sich die Kernspins wie torkelnde Kreisel in Rotation um die Längsachse Z des Magnetfeldes – dies wird als **Präzession** bezeichnet. Die Frequenz dieser Bewegung wird **Präzessions- oder Larmor-Frequenz** genannt und verhält sich proportional zur Stärke des Magnetfeldes.

Durch Einstrahlung eines Hochfrequenzimpulses (MHz-Bereich) mit der gleichen Frequenz, also der Larmor-Frequenz, (auch **Resonanzbedingung** genannt) ist eine Energieübertragung auf die Protonen **(Anregung)** möglich, welche einmal die Präzessionsbewegungen synchronisiert und außerdem die rotierenden Dipole in die X/Y-Ebene kippt.

**MERKE**

Eine **Resonanzbedingung** haben auch Sie schon genutzt: Ein Kleinkind auf einer Schaukel hat eine definierte Eigenfrequenz, die es selbst aber noch nicht nutzen kann. Wenn Sie das Kind anstoßen und erreichen, dass die Schaukel mit dem Kind immer höher aufschwingt, haben Sie erfolgreich Impulse in der Eigenfrequenz gegeben und eine Resonanzbedingung erzeugt.

Nach Abschalten des Impulses gehen die Protonen wieder in ihren Grundzustand zurück **(Relaxation)**. Die Zeit bis zur Registrierung des Signals wird als **Relaxationszeit** angegeben. Die **longitudinale** Relaxation (**T1**-Zeit) charakterisiert das Zurückkippen der Kernspins in die Z-Achse (Längsachse), die **transversale** Relaxation (**T2**-Zeit) den Verfall der Synchronisation (Dephasierung) durch die Einwirkungen der Nachbaratome. Man spricht von **T1**- und **T2-gewichteten Bildern.** Die rotierenden Dipole induzieren Ströme in den Messantennen (Spulen) rund um den Körper – ganz so, wie in einem Fahrraddynamo der rotierende Anker in den umgebenden Wicklungen Strom erzeugt. Dieser induzierte Strom wird für die Bildgebung genutzt. Man könnte auch eine ganz normale Glühbirne damit betreiben.

Für kleinere Messvolumina, die besonders präzise abgebildet werden sollen, kommen körpernahe Spulen (z. B. Kopfspule, Kniespule, Oberflächenspule) zum Einsatz.

### 2.3.2 Bilderzeugung

Zur Ortskodierung werden **Gradientenspulen** im Gerät oder direkt auf dem Körper eingesetzt, die nacheinander dem konstanten Feld des Hauptmagneten in den drei Raumebenen schwache Magnetfelder (z. B. 1–15 mT) überlagern. Die überlagerten Felder fallen entlang der Raumachse in der Stärke ab (Gradient). Da die **Larmor-Frequenz** der Protonen vom lokalen Magnetfeld abhängt (➤ Kap. 2.3.1), werden den Schichten des Messvolumens so unterschiedliche Larmor-Frequenzen zugeteilt. Macht man das hintereinander in den drei Raumebenen, ist ein Voxel definiert. Aus der Stärke des Signals in den Voxeln ergibt sich das Bild.

Die Anregung durch den Hochfrequenzimpuls und die folgende Auslesung der Echos nach dem Einsatz der ortskodierenden Gradienten wird vielfach wiederholt. Die Zeit zwischen zwei Anregungen heißt **Repetitionszeit (TR),** die Zeit zwischen Anregung und Signalaufnahme ist die **Echozeit (TE)**. Die resultierenden Echos sind je nach Gewebe unterschiedlich und haben verschiedene Signalintensitäten, die sich im MRT-Bild als Helligkeitsunterschiede in den Graustufen darstellen. Regelhaft wird eine ganze Reihe von vordefinierten, teilweise sehr komplexen Mess-**Sequenzen** ausgesendet – z. B. Spin-Echo-Sequenzen, Gradient-Echo-Sequenzen oder Turbospin-Echo-Sequenzen.

**MERKE**

Signalreiche Gewebe erscheinen im MRT-Bild hell und werden als **hyperintens** bezeichnet, signalarme Gewebe erscheinen dunkel **(hypointens).** Gewebe gleicher Signalintensität heißen **isointens.**

Die Signalintensität und somit auch der Bildkontrast werden von folgenden Parametern bestimmt: Sequenz, Sequenzparametern (TR und TE) sowie Gewebeparametern (v. a. T1 und T2). Zur Orientierung kann Folgendes dienen:

- Ruhende Flüssigkeit (Liquor, Urin) ist dunkel in T1- und hell in T2-gewichteten Bildern (Merke: „T**2** – Wasser ($H_2O$) weiß").
- Strömende Flüssigkeit bedarf besonderer Sequenzen.
- Ein Fettsättigungsimpuls kann von fast allen Sequenzen überlagert werden und lässt Fett dunkel erscheinen.

## 2.4 MRT mit Kontrastmittel

MRT-Kontrastmittel verändern die lokalen magnetischen Eigenschaften der im Gewebe enthaltenen Wasserstoffprotonen. Die am häufigsten verwendeten sind dabei intravenös verabreichte Gadoliniumverbindungen.

Das Kontrastmittel bewirkt im Blut eine Verkürzung der T1-Relaxationszeit und führt zu einer verstärkten Signalintensität in T1-gewichteten Aufnahmen. Somit erscheinen gut durchblutete Gewebe oder Strukturen wie Tumoren oder Entzündungen im MRT-Bild heller. Andere Kontrastmittel können über eine Verlängerung der T2-Relaxationszeit eine verminderte Signalintensität in T2-gewichteten Aufnahmen bewirken.

## 2.5 Sonografie

Die Sonografie ist ein Schnittbildverfahren und dient der Darstellung von Weichteilen. Es ist ein kostengünstiges und weitverbreitetes Verfahren und zeichnet sich im Vergleich zu den anderen radiologischen Untersuchungstechniken durch das Fehlen von Strahlenbelastung sowie anderer unerwünschter Nebenwirkungen aus. Es gibt eigentlich keine Kontraindikationen. Das bewegte Bild und der interaktive Charakter machen die Untersuchung allerdings sehr untersucherabhängig und schwierig zu dokumentieren. Für Ihre Prüfung bedeutet das: Man wird mit Ihnen möglicherweise über die Sonografie sprechen, aber selten Bilder zur Beurteilung zeigen.

Heutzutage ist die Sonografie ein wichtiges Screening-Instrument und dient häufig als Basisuntersuchung, auf deren Grundlage die Indikation für weitergehende Untersuchungen wie CT oder MRT gestellt wird.

## 2.5.1 Funktionsweise

Die Sonografie beruht auf der Aussendung von **Ultraschallwellen** und dem Empfang der im Gewebe reflektierten Schallwellen (Echos). Als Ultraschall bezeichnet man Schallwellen, deren Frequenz über der menschlichen Hörschwelle (> 20 kHz) liegt; in der medizinischen Diagnostik wird ein Frequenzspektrum von 1–15 MHz verwendet.

Erzeugt werden die Ultraschallwellen von **Piezokristallen** im Schallkopf. Sie verformen sich im Wechselspannungsfeld des Generators periodisch und senden Schallwellen als Impuls in das Gewebe aus, die sich dort ausbreiten. Anschließend fungieren sie als Empfänger: Die vom Gewebe reflektierten Schallwellen können wiederum die Kristalle verformen, was in Form von Spannungsänderungen messbar ist **(Puls-Echo-Methode).** Die Echos werden elektronisch verarbeitet und als Bild auf dem Monitor dargestellt.

Bei der Ausbreitung im Gewebe werden die Ultraschallwellen durch verschiedene physikalische Phänomene moduliert bzw. geschwächt, die wesentlich für die Bilderzeugung sind: Absorption, Streuung, Reflexion und Brechung.

Das Ausmaß der **Absorption** hängt von der Frequenz der Schallwellen sowie von der Beschaffenheit des untersuchten Gewebes ab. Sie ist im Wasser geringer als im Weichteilgewebe und am höchsten im Knochen. Hohe Schallfrequenzen werden stärker gedämpft als niedrige und haben daher eine geringere Eindringtiefe.

**Reflexion und Brechung:** Trifft die Schallwelle auf eine Grenzfläche zweier Gewebe mit unterschiedlichen Schallleitungseigenschaften, wird sie teilweise als Echo zurückgeworfen (Reflexion) und/oder ändert ihre Ausbreitungsrichtung (Brechung). Das Ausmaß hängt davon ab, wie stark sich die Schallleitungseigenschaften der Gewebe unterscheiden **(Impedanzsprung).**

Je größer der Impedanzsprung, desto größer ist die Reflexion und somit das Echo. Große Impedanzsprünge findet man im Körper v. a. an den Grenzflächen von Luft oder Knochen mit den meisten anderen Geweben. Der Ultraschall kann sie nicht durchdringen und wird fast 100-prozentig reflektiert – es resultiert dorsal der Grenzfläche eine Schallauslöschung (z. B. auch bei Gallensteinen oder Luft im Darm).

**MERKE**

- Je höher die Frequenz, desto höher die Auflösung, desto niedriger die Eindringtiefe (~7,5 MHz in der Mamma- und Halssonografie)
- Je niedriger die Frequenz, desto größer die Eindringtiefe, desto niedriger die Ortsauflösung (~3,5 MHz in der Abdomensonografie)

Je tiefer die zu beurteilenden Organstrukturen liegen, desto niedriger muss die Frequenz des gewählten Schallkopfes sein.

## 2.5.2 Schallköpfe

Nach der Anordnung der Piezokristalle im Schallkopf und Ausbreitungsrichtung der Schallwellen unterscheidet man mehrere Arten von Schallköpfen (➤ Abb. 2.2):

- **Linearschallkopf:** rechteckiges Schallfeld und Bild, auch in der Tiefe annähernd gleichbleibende Bildqualität; gut geeignet für besonders oberflächennahe Strukturen (z. B. Hals-Sonografie, muskuloskelettale Sonografie)
- **Sektorschallkopf:** fächerförmiges Schallfeld, keilförmiger Bildausschnitt; besonders für Untersuchungen durch schmale Schallfenster (z. B. Interkostalraum) geeignet und z. B. in der Echokardiografie genutzt; jedoch geringere Schallwellendichte in der Tiefe

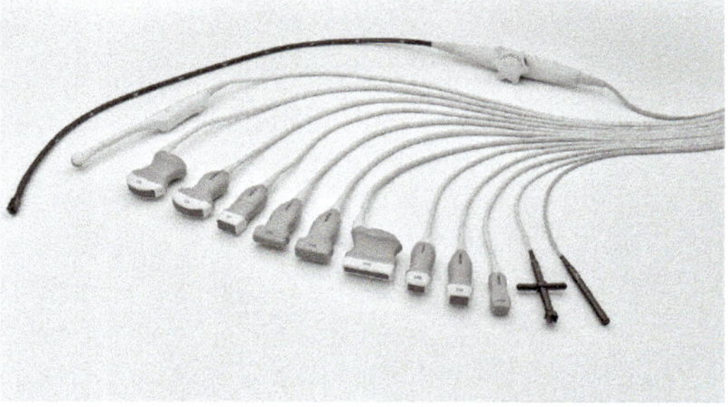

**Abb. 2.2** Schallköpfe (© Siemens Healthcare GmbH) [V543-001]

- **Konvexschallkopf:** verbindet das gute Auflösungsvermögen des Linearschallkopfes mit dem weiten Gesichtsfeld des Sektorschallkopfes; Anwendung v. a. in der Abdomensonografie.

Unterschiedlichste Spezialschallköpfe gibt es auch für den Einsatz in Körperhöhlen.



### 2.5.3 Modi der Bilddarstellung

- **B-Mode (B = Brightness):** Den Amplituden der gemessenen Echos werden Grauwerte zugeordnet und auf dem Bildschirm als zweidimensionales Bild dargestellt. Je höher die Amplitude, desto stärker nähert sich der Grauwert Weiß an. Die Bilder werden mit einer Frequenz von ca. 25–30/s wie ein Film wiedergegeben – somit kann ein bewegtes Bild entstehen (Real-Time-Sonografie).
- **M-Mode (M = Motion):** Beim M-Mode wird das Echo einer einzelnen Bildzeile des B-Modes mit konstantem Ort auf einer Zeitachse aufgetragen. Somit können dynamische Prozesse wie Herzklappenbewegungen dargestellt werden.
- **Doppler-Sonografie:** In diesem speziellen Verfahren werden Frequenzverschiebungen, die an bewegten Reflektoren (Erythrozyten) auftreten, hörbar gemacht.
- **Farbkodierte Duplexsonografie (FKDS):** Bei dieser Darstellungsweise werden das B-Mode-Bild und das Doppler-Signal übereinandergelegt, sodass der Ort des Blutflusses bzw. die Strömungsrichtung (in der Regel rot = zum Schallkopf hin, blau = vom Schallkopf weg) und Geschwindigkeit (je heller der Farbton, desto schneller die Flussgeschwindigkeit) detektiert werden können. Unbewegte Strukturen werden weiterhin mit den üblichen gewebespezifischen Grauwerten angezeigt. (**Cave:** Drehen Sie den Schallkopf um 180°, ändert sich die Farbe des Gefäßes!)

## 2.6 Vergleich der Methoden

Sie haben nun einen Überblick über die verschiedenen radiologischen Untersuchungsmethoden erhalten und kennen die technischen Grundlagen. Doch welche Untersuchungsmethode ist die beste für welche Symptomatik? Was sind die Vorteile, Nachteile und Anwendungsbereiche? Neben dem groben Überblick hier (➤ Tab. 2.1) finden Sie Indikationstabellen zu spezifischen Krankheitsbildern in ➤ Kap. 3.

**Tab. 2.1** Vergleich der Methoden

| Methode | Vorteile | Nachteile | Anwendung |
|---|---|---|---|
| Röntgen | Hohe Verfügbarkeit<br>Orientierend<br>Schnelle Durchführung | Geringe Sensitivität u. Spezifität<br>Strahlenbelastung<br>Überlagerung | Skelett, Lunge, Mamma, Gefäße, Intervention |
| CT | Hohe räumliche Auflösung in allen Raumebenen<br>Dynamische/funktionelle Bildgebung<br>Schnelle Durchführung | Hohe Strahlenbelastung<br>Bei KM-Gabe: Nierenfunktion? Hyperthyreose? | Lunge und Mediastinum, Gefäße, Gehirn, Skelett, parenchymatöse Viszeralorgane |
| MRT | Hoher Weichteilkontrast<br>Dynamische/funktionelle Bildgebung<br>Keine Strahlenbelastung | KI: metallische/elektrische Implantate<br>Untersuchungsdauer<br>Geringere Verfügbarkeit<br>Hohe Kosten | Rückenmark, Gehirn, Knorpel, Weichteile, parenchymatöse Organe, Gefäße |
| Sonografie | Keine Strahlenbelastung<br>Hohe Verfügbarkeit<br>Kostengünstig<br>Schnelle Durchführung | Untersucherabhängig<br>Einschränkungen durch: Luft-, Knochenüberlagerungen, Adipositas | Parenchymatöse Organe, Hohlorgane (z. B. Gallenblase), Gefäße, Mamma |

## 2.7 Nuklearmedizinische Bildgebung

Im Unterschied zu den bisher erwähnten Untersuchungsmethoden legen nuklearmedizinische Verfahren den Schwerpunkt auf die **Funktion** einer untersuchten Struktur und bieten neben der Diagnostik auch die Möglichkeit zur gleichzeitigen Therapie – das Prinzip der Theranostik.

Die Rolle der nuklearmedizinischen Verfahren hat über die Jahre abgenommen. Die PET-CT ist eine wesentliche Ausnahme. Über ihre Funktionsweise und die Einsatzgebiete sollten Sie Bescheid wissen, auch wenn die Radiologie oder Nuklearmedizin kein Prüfungsfach ist.

Die Nuklearmedizin beruht auf dem Einsatz radioaktiver Substanzen mit kurzer Halbwertszeit, die **Alpha-, Beta- oder Gammastrahlung** emittieren (z. B. Technetium 99 m, Fluor 18 oder Jod 123). Sie werden an eine **Tracer-Substanz** gekoppelt und dem Körper von außen zugeführt. Der Körper transportiert und verstoffwechselt die Tracer-Substanz (z. B. 99 m-Technetium-markierte Polyphosphonate) und konzentriert sie im Zielgebiet (z. B. Knochen). Die emittierte Strahlung kann von außen mit einer Gammakamera gemessen und somit die Funktion (z. B. des Knochenstoffwechsels) dargestellt werden. Genau dieses Prinzip wird in der **Knochenszintigrafie** genutzt.

Weitere Verfahren der nuklearmedizinischen Bildgebung sind die **SPECT** (Single Photon Emission Computed Tomography) und die **PET/PET-CT/PET-MR** (Positronenemissionstomografie).

Bei der **SPECT** werden Radionuklide wie 99 m-Technetium oder 123-Jod verabreicht. Eine oder mehrere Gammakameras rotieren um den Körper und messen die emittierte Gammastrahlung. Anschließend werden aus den Daten Schnittbilder in drei Ebenen rekonstruiert.

Bei einer **PET** kommen Positronen-emittierende Radionuklide zum Einsatz – z. B. die häufig eingesetzte **18F-Fluordesoxyglukose** (18F-FDG), die den Glukosemetabolismus sichtbar macht. Sie wird in der Onkologie, Neurologie und Kardiologie genutzt. Die PET beruht auf der Entstehung von Vernichtungsstrahlung beim β+-Zerfall. Zwei Photonen bewegen sich dabei mit Lichtgeschwindigkeit in die entgegengesetzte Richtung. Wird im Detektorring (mit Gammakamera) das annähernd zeitgleiche (innerhalb 10 ns) Auftreffen zweier Photonen auf einer 80°-Ebene registriert, so kann auf die Entstehung von Vernichtungsstrahlen geschlossen werden und bei häufiger Wiederholung daraus ein **Aktivitätsmuster** rekonstruiert werden.

In der **PET-CT/PET-MR** wird die Szintigrafie mit CT oder MR kombiniert, wodurch die Zuordnung der emittierten Strahlung zur Anatomie erleichtert wird. Anwendungsgebiete sind die Funktionsprüfung einzelner Organe wie Herz, Skelett, Leber oder Gehirn, aber auch das Screening des ganzen Körpers, z. B. bei der Suche nach Tumoren, Metastasen und Entzündungsherden. Ist man sich z. B. nicht sicher, ob es sich bei dem Rundherd in der Lunge nur um eine narbige Veränderung oder tatsächlich um einen stoffwechselaktiven Tumor handelt, so schafft z. B. die PET-CT Klarheit.

Die **Radiojodtherapie** ist eine nuklearmedizinische Methode zur Destruktion von Schilddrüsengewebe und wird z. B. bei autonomen Schilddrüsenadenomen oder nichtmedullären Schilddrüsenkarzinomen eingesetzt. Hierbei wird radioaktives Jod-131 verwendet, welches sich in der Schilddrüse anreichert und über die emittierte Betastrahlung zur lokalen Zelldestruktion führt.

## 2.8 Risiken und prophylaktische Maßnahmen

Bei bildgebenden Untersuchungen müssen Sie immer eine genaue Indikation stellen und das Nutzen-Risiko-Verhältnis abschätzen. Auf keinen Fall dürfen die Kranken unnötigen Strahlenbelastungen oder Gefährdungen ausgesetzt werden, die in keinem Verhältnis zu den Gefährdungen durch die Krankheit stehen. Im Rahmen der ärztlichen Aufklärung müssen Sie den Kranken alle Informationen geben, die sie brauchen, um zu einer mündigen Einwilligung oder Ablehnung zu kommen.

Bei Untersuchungen mit höherem Risiko, wie z. B. Kontrastmittelgabe oder Intervention, ist eine schriftliche Einwilligung der Kranken oder ihrer gesetzlichen Vertreter*innen im Anschluss an eine ärztliche Aufklärung in ausreichendem zeitlichem Abstand zur Untersuchung zwingend notwendig.

### 2.8.1 Risiken durch Strahlenexposition (Röntgen, CT)



Die Wirkung von ionisierender Strahlung auf ein biologisches System ist komplex und beruht darauf, dass sie beim Durchtritt durch Materie einen Teil der Energie durch Absorption verliert. Mit jeder Strahlenexposition ist ein Risiko von Strahlenschäden verbunden. Man unterscheidet dabei zwischen stochastischen und deterministischen Strahlenschäden:

- **Stochastische Strahlenschäden:** treten zufällig ein, es existiert **keine Schwellendosis.** Auch geringe Strahlendosen haben einen Effekt – mit zunehmender Dosis steigt die Wahrscheinlichkeit ihres Eintretens. Beispiele sind DNA-Schäden **(genetische Schäden)** und die Induktion von Malignomen **(kanzerogene Schäden).**
- **Deterministische Strahlenschäden:** Hier existiert eine **Schwellendosis** (➤ Tab. 2.2) – bei höheren Strahlendosen treten **direkte Effekte** auf wie z. B. Ulzerationen der Haut, gastrointestinale Beschwerden, Störungen der Blutbildung, Sterilität oder das Strahlenkatarakt des Auges. Die Effekte sind v. a. in der Strahlentherapie zu beobachten. Es besteht eine klare Beziehung zur Dosis.

Für die Dosis wiederum gibt es ebenfalls verschiedene Definitionen und Einheiten:

- Die **Energiedosis** charakterisiert die in der Materie absorbierte Strahlenmenge – also die Strahlungsenergie (J, Joule), die pro Masse (kg) absorbiert und in **Gray (Gy)** gemessen (1 Gy = 1 J/kg) wird. Die biologische Wirkung bleibt hier unberücksichtigt.
- Die **Äquivalentdosis** beschreibt die Wirkung von Röntgenstrahlen auf einen lebenden Organismus. Die Energiedosis wird mit einem Faktor für die biologische Wirksamkeit multipliziert und in **Sievert (Sv)** angegeben. Der Umrechnungsfaktor beträgt für Röntgenstrahlen praktischerweise 1, also ist 1 Sv = 1 Gy = 1 J/kg.

**Tab. 2.2** Schwellenwerte für deterministische Strahlenschäden

| Organ | Art des Strahlenschadens | Schwellendosis [Sv] |
|---|---|---|
| Hoden | Zeitweilige Sterilität<br>Permanente Sterilität | 0,15<br>3,5–6,0 |
| Ovarien | Sterilität | 2,5–6,0 |
| Augenlinse | Katarakt | 5,0 |
| Knochenmark | Reversible Depression | 0,5 |

**PLUS**

Wir sind in unserem Alltag auch dauerhaft einer natürlichen Hintergrundstrahlung ausgesetzt. Dazu zählen die kosmische Höhenstrahlung (stammt aus dem Weltall, nimmt mit der Höhe über Meeresniveau zu) und die terrestrische Strahlung (von Radionukliden, die natürlicherweise auf der Erde vorkommen).

Die natürliche Strahlenexposition unterliegt großen Schwankungen und kann bis zu 10 mSv pro Jahr entsprechen – in Deutschland liegt sie im Mittel bei 1,1 mSv pro Jahr, bezogen auf die Gonaden.

Da die Strahlenbelastung in der oberen Atmosphäre deutlich höher ist, haben v. a. Flugbegleiter*innen und Pilot*innen ein höheres Risiko, z. B. an Hautkrebs zu erkranken, als die Normalbevölkerung.

### 2.8.2 Strahlenschutz

Die möglichen schädigenden Einflüsse von Röntgenstrahlen machen Strahlenschutzmaßnahmen notwendig. Diese sind durch die „Verordnung über den Schutz vor Schäden durch Röntgenstrahlen, **Röntgenverordnung (RÖV)**" für den Betrieb von Einrichtungen im Rahmen radiologischer Diagnostik gesetzlich festgelegt. Die gesetzlichen Bestimmungen für den Umgang mit radioaktiven Stoffen in der Nuklearmedizin und den Einsatz höher energetischer Strahlung v. a. in der Strahlentherapie definiert die **„Strahlenschutzverordnung"**. Rechtfertigung, Dosisbegrenzung und Optimierung sind hier die wichtigsten Stichworte.

**CAVE**

**Grundregeln Strahlenschutz**

- **ALARA** – **A**s **L**ow **A**s **R**easonably **A**chievable
- **4 A** – **Abstand** halten, **Abschirmung** sicherstellen, **Aufenthaltsdauer** begrenzen, **Aufnahme** von Radioaktivität vermeiden!
- Bester Strahlenschutz: Abstand (Abstandsquadratgesetz)!

In der Medizin gelten für den Umgang mit Strahlung folgende Prinzipien:

- Strahlenexposition ist nur zulässig, wenn für die Kranken ein medizinischer Nutzen zu erwarten ist und bedarf **ärztlicher Indikationsstellung.**
- Frauen im gebärfähigen Alter sind bei allen radiologischen Untersuchungen nach einer möglichen Schwangerschaft zu befragen; bei nicht auszuschließender Schwangerschaft sind Nutzen und Risiken besonders streng abzuwägen; in der **Schwangerschaft** sollte jegliche Exposition möglichst unterbleiben.
- **Dosis und Dosisverteilung** müssen den Erfordernissen der Untersuchung und den Erkenntnissen der medizinischen Wissenschaft entsprechen.
- Körperbereiche, die nicht von Nutzstrahlen getroffen werden sollen, sind abzuschirmen.

Laut Röntgenverordnung müssen alle Daten, die zur Rekonstruktion der Strahlenexposition nötig sind, **dokumentiert** werden. Auf Anfrage muss darüber Auskunft gegeben werden. Ein Röntgenpass kann geführt werden, in dem alle Untersuchungen eingetragen werden.

**MERKE**

Strahlenschutz in der Röntgendiagnostik:

- **Anzahl** der Aufnahmen beschränken
- Wahl der adäquaten **Strahlenqualität:** Weiche Strahlung führt zu einer höheren Dosisbelastung.
- **Einblenden**
- **Patient*in-Detektor-Abstand geringhalten:** Je größer der Abstand zwischen Patient*in und Detektor, desto schwächer wird die Dosis am Detektor. Aufnahmesysteme regeln die Dosis der Röhre dann hoch und erhöhen die Dosis im Körper.
- **Expositionszeit** möglichst gering halten
- Einsatz digitaler Bildaufnahme- und Verarbeitungssysteme
- Gonadenschutz
- Qualitätssicherung (Prüfung der Röntgeneinrichtungen, Referenzwerte)

### 2.8.3 Risiken der Magnetresonanztomografie

Nach aktuellen Erkenntnissen sind bei der MRT keinerlei langfristige Risiken und Nebenwirkungen zu erwarten, da kein Einsatz ionisierender Strahlung erfolgt. „Harmlos" ist sie damit aber keinesfalls.

Folgende **Gefahren** müssen Sie bei der Magnetresonanztomografie bedenken:

- Induktion von Strömen
- Bewegung metallischer Gegenstände
- Lärm, der bei der Schaltung der Gradienten entsteht

**Induktion von Strömen** Elektrische Ströme können in allen leitenden Strukturen induziert werden, auch in fließendem Blut. Die resultierende Spannung kann EKG-Veränderungen verursachen (z. B. Erhöhung der T-Welle). Auch in Kabeln, v. a. Kabelschlaufen (Herzschrittmacher!) werden Ströme induziert, die zu **Überhitzungen** und schließlich zu **Verbrennungen** führen können. Fest verankerte Osteosynthesematerialien können die Bildgebung stören und sich erwärmen. Tätowierungen können sich erhitzen, wenn in den Farben (v. a. Rot) Eisen enthalten ist. Schmuck und alle anderen potenziell metallhaltigen Substanzen sollten abgelegt werden.

**Bewegung metallischer Gegenstände** Neben den erwähnten, vorwiegend außerhalb des Körpers gelegenen metallischen Gegenständen, können auch Materialien im Körper, z. B. Granatsplitter oder metallische Fremdkörper gefährlich werden. Sie sollten nicht in der Nähe empfindlicher Strukturen z. B. der Augen liegen. Die üblicherweise verwendeten Herzklappen stellen keine Kontraindikation dar, lockere Gefäßspiralen oder Stents jedoch schon. Bis zu einer MR-Untersuchung sollte bei diesen Materialien daher nach der Implantation 6 Wochen gewartet werden. Gefährlich sind auch Aneurysmaclips an hirnversorgenden Gefäßen – hier muss unbedingt vorher die MR-Fähigkeit ermittelt werden!

**CAVE**

**Herzschrittmacher** und **Defibrillatoren** (einschließlich verbliebener Elektroden dieser Geräte) sowie Ohrimplantate, Augenprothesen, Neurostimulatoren etc. stellen in der Regel eine **Kontraindikation** für eine MRT-Untersuchung dar! Neuere Herzschrittmacher und Defibrillatoren können MR-kompatibel sein, müssen jedoch vorher und nachher vom Kardiologen entsprechend eingestellt werden.

**Lärm** Wer schon einmal in einem MRT-Gerät lag, kennt das laute „Tok-Tok", das bei der Schaltung der Gradienten entsteht. Mit der Weiterentwicklung der Technik und der schnelleren Schaltung können erhebliche Geräuschpegel von über 100 dB erreicht werden. Gehörschutz ist daher Pflicht!

Weitere Gefährdungen sind nach heutigem Erkenntnisstand nicht bekannt. Dennoch wird die elektive Untersuchung von Schwangeren bis zum 3. Schwangerschaftsmonat aus Sicherheitsgründen abgelehnt.

**CAVE**

Betreten Sie unter keinen Umständen – auch nicht bei Notfällen – den MR-Raum ohne Anweisung des technischen Personals vor Ort bzw. ohne aktuelle Unterweisung über die Gefahren des MR-Geräts!
Versichern Sie sich bei jedem Betreten des MR-Raumes, dass Sie keine metallischen Gegenstände an sich tragen – insbesondere solche, die locker sind und ins Magnetfeld fliegen könnten (Münzen, Kugelschreiber, Schlüssel)! Uhren, Chipkarten, Transponder, Kreditkarten, USB-Sticks können beschädigt werden!

### 2.8.4 Untersuchungen mit Kontrastmittel

Bei jeder Untersuchung mit Kontrastmittel müssen Sie vorher eine ausführliche **Aufklärung** über mögliche Nebenwirkungen und Kontraindikationen durchführen, sowie das schriftliche Einverständnis der Kranken dokumentieren.

**Jodhaltige intravaskulär gegebene Kontrastmittel:**

- Achten Sie auf die Hydrierung! Trinken ist besser als i. v.-Gabe.
- Bei schwerer Herzinsuffizienz (NYHA III und IV), Herzrhythmusstörungen oder z. B. Plasmozytom, einer Polycythaemia vera oder einer Sichelzellanämie kann es zur Dekompensation kommen – KM-Volumen so niedrig wie möglich dosieren!
- Bei Diabetes mellitus Gabe von Metformin pausieren, bis normaler Kreatininwert labortechnisch bewiesen ist (Risiko einer renal induzierten Laktatazidose)! Auf die Metformineinnahme sollten die untersuchenden Ärzt*innen hingewiesen bzw. die Problematik den Kranken erläutert werden. Liegt eine Homozystinurie vor, ist die Jodmenge im KM so niedrig wie möglich zu dosieren.
- Bei latenter oder manifester Niereninsuffizienz kann sich die Nierenfunktion verschlechtern/aussetzen – Nativuntersuchung erwägen, gute Hydrierung sicherstellen, KM-Menge minimieren! Ist die Niere bereits funktionslos, also bei terminaler Niereninsuffizienz mit regelmäßiger Dialyse, kann das KM normal dosiert werden. Die Dialyse sollte dann zeitnah erfolgen.
- Im Fall einer (latenten) Hyperthyreose, einer Struma oder eines autonomen Adenoms darf jodhaltiges KM nur nach genauer Klärung und Rücksprache mit den behandelnden Ärzt*innen gegeben werden. Anderenfalls kann die Überschwemmung der Schilddrüse mit jodhaltigem KM eine fulminante Hyperthyreose bzw. sogar eine thyreotoxische Krise auslösen. Hierbei handelt es sich um ein lebensgefährliches und intensivbehandlungspflichtiges Krankheitsbild, das auch noch Wochen und Monate nach der KM-Gabe auftreten kann. Schilddrüse ggf. vor Untersuchung mit Irenat blocken (Natriumperchlorat, hemmt kompetitiv die Aufnahme von Jod)! Gegebenenfalls Rücksprache mit Schilddrüsenspezialisten.
- Bei manchen Schilddrüsenerkrankungen (z. B. autonomes Adenom, Morbus Basedow, jodspeichernde Karzinome) wird eine Radiojodtherapie eingesetzt. Steht diese an, dürfen jodhaltige Kontrastmittel nicht gegeben werden.

Die häufigsten **Nebenwirkungen** sind allergische Reaktionen. Mögliche Symptome sind sehr vielfältig und umfassen **Hautreaktionen** (z. B. Urtikaria, Juckreiz, Exanthem), **Allgemeinreaktionen** (Anaphylaxie, Atemnot, Unruhe, Tachykardie, Blutdruckabfall, evtl. Bewusstlosigkeit, Schock) sowie **Kreislaufstörungen** (Kollaps, Blässe, Blutdruckabfall).

**Achtung!** Oftmals treten allergische Reaktionen erst 5–15 min nach Verabreichung auf!

**CAVE**

Zu einer Untersuchung mit jodhaltigem Kontrastmittel gehören ein großlumiger, sicherer venöser Zugang, ein komplett ausgestatteter Notfallwagen und eine deutlich sichtbare Notfalltelefonnummer an der Wand!

1. Bekannte Kontrastmittelallergie: Prämedikation 30 min vor KM-Gabe
   - Übelkeit, Hautausschlag: i. v.-Gabe von 2 Amp. Dimetinden (Dimetindenmaleat, H1- und H2-Antagonist); **Cave:** Straßenverkehrstauglichkeit ↓↓
   - Leichte Kreislaufreaktion: zusätzlich i. v.-Gabe von 250 mg Prednisolon (Prednisolon-21-hydrogensuccinat-Na)
   - Schock: Untersuchung nur bei vitaler Indikation, ggf. unter Anästhesie

2. Latente (TSH < 0,3 mU/l) oder manifeste Hyperthyreose ohne Notfallindikation der KM-Gabe/jodaufnehmendes Schilddrüsenkarzinom/autonomes Adenom, Morbus Basedow:
   - Endokrinologisches Konsil und möglichst definitive Therapie vor der KM-Gabe
3. Latente oder manifeste Hyperthyreose und dringliche Indikation der KM-Gabe:
   - TSH erniedrigt (0,1–0,28 mU/l*): 50 Tr. Irenat (Natriumperchlorat) > 30 min vor Untersuchung; dann 3× 20 Tr. Irenat für die folgende Woche; Kontrolle der Schilddrüsenfunktion nach 4 Wochen
   - TSH supprimiert (< 0,1 mU/l*): 50 Tr. (Natriumperchlorat) vor Untersuchung; dann 3× 20 Tr. Irenat. 20 mg Thiamazol pro Tag über 1 Woche; Kontrolle der Schilddrüsenfunktion nach 3 und 6 Wochen
   - Manifeste Hyperthyreose: 50 Tr. (Natriumperchlorat) vor Untersuchung; dann 3× 20 Tr. Irenat für die folgende Woche; 40 mg Thiamazol i. v. vor Untersuchung, dann 1–2× 20 mg pro Tag über 1–2 Wochen; endokrinologisches Konsil binnen 2 Wochen

* **Cave:** bei L-Thyroxin-Therapie wegen Hypothyreose TSH ebenfalls erniedrigt

## 2.9 Befundung

Die Kommunikation des erhobenen Befunds ist der formale Abschluss der Untersuchung. Im Interesse der Kranken sollten Sie sicherstellen, dass die Kommunikationskanäle auch funktionieren – insbesondere in der Notfallversorgung. Bei akuten Befunden, die eine sofortige Konsequenz haben, ist Ihre umgehende persönliche Kontaktaufnahme mit den behandelnden Ärzt*innen der ideale Weg, meist über das Telefon. Persönliche Befundübermittlungen sollten Sie unter Angabe der Zeit und der Gesprächspartner*innen im schriftlichen Befund vermerken.

Die Befundung selbst sollte so schnell wie möglich erfolgen, jedoch sorgfältig sein. Insbesondere Voraufnahmen sollten Sie gesehen und Vorbefunde gelesen haben, um eine maximale diagnostische Sicherheit und klinische Relevanz zu erreichen. So manche wichtige Information, die auf der Anforderung fehlt, ist in Vorbefunden versteckt.

Der Befund ist keine Bildbeschreibung, sondern eine Kommunikation zwischen vielbeschäftigten Kolleg*innen. Ihre Befunde sind Ihre Visitenkarte! Widersprüche im Text sollten Sie unbedingt vermeiden. Der Text sollte karg sein, logisch wie grafisch gut gegliedert und primär Antworten auf die Fragen des Klinikers geben. Erkenntnisse, die der/die anfordernde Kolleg*in wahrscheinlich nicht erwartet, müssen Sie klar hervorheben. Bei kurzen Befunden (bis 5 Zeilen) können Sie von einer Beurteilung absehen. Bei längeren Befunden muss die Beurteilung so gestaltet sein, dass der/die Kolleg*in auf dem Weg in die Stationsvisite in wenigen Sekunden das Wesentliche erfassen kann. Es empfiehlt sich, für jeden Befundtyp eine konstante nachvollziehbare Grundstruktur zu benutzen.

### 2.9.1 Beispiel Befundung Röntgen-Thorax

Die Röntgenaufnahme des Thorax ist die am häufigsten durchgeführte radiologische Untersuchung. Sie ist unerlässlich bei Herz- und Lungenerkrankungen und ist somit auch eine der wichtigsten Untersuchungsmethoden für Berufsanfänger*innen im Nacht- und im Notdienst.

Auch im mündlichen Staatsexamen ist die Analyse eines Röntgen-Thorax eine häufige Aufgabenstellung, die Sie beherrschen müssen. Wie geht man hier vor?

Am wichtigsten ist es, sich eine klare Struktur für die Befundung zurechtzulegen, um nichts zu übersehen. Jeder Abschnitt des Röntgenbildes sollte genau gemustert werden.

Sie sehen die Pathologie bereits beim ersten Blick auf das Röntgenbild? Super! Gerade dann sollten Sie jedoch nicht als Erstes die Diagnose nennen, sondern sich Zeit lassen. Je mehr Sie über eine Aufnahme zu sagen und analysieren wissen, desto weniger Zeit bleibt für weitere Fragen seitens der Prüfenden!

Weiterhin neigt man leicht dazu, nach der Entdeckung einer offensichtlichen Pathologie weitere, ggf. kleinere Abweichungen zu übersehen – daher Zeit nehmen, strukturiert analysieren und beschreiben, was Sie sehen! Auch wenn Sie nicht sofort eine Pathologie erkennen – lassen Sie die Prüfenden wissen, was Sie gerade betrachten und zeigen Sie, dass Sie strukturiert vorgehen. Und sollten Sie sich unsicher sein, beschreiben Sie dennoch Ihre Beobachtung, z. B.: „Um eine Stauung nachzuweisen oder auszuschließen, achte ich zuerst auf die Gefäßkaliber. Erscheinen die kranialen Gefäße betont, spricht das für eine Umverteilung im Rahmen einer initialen Stauung. Auf dem vorliegenden Bild bin ich mir nicht sicher. Im nächsten Schritt würde ich Zeichen des interstitiellen Ödems suchen – z. B. die Kerley-Linien. Dafür schaue ich im äußeren Zentimeter des Thorax nach Kerley-Linien. Sie kommen am häufigsten basal vor …" Ohne auch nur eine Pathologie im Bild erkannt zu haben, haben Sie schon einige wesentliche Pluspunkte bei den Prüfenden gesammelt.

Wie gehen Sie also systematisch vor, wenn Sie in der Prüfung ein Röntgenbild des Thorax beurteilen sollen?

**Zunächst prüfen Sie die Bildqualität (➢ Tab. 2.3)**

**Dann analysieren Sie das Bild (➢ Tab. 2.4):** Vergessen Sie dabei nicht, das Alter und das Geschlecht zu berücksichtigen – das ist mit einem kurzen Blick auf die Angaben getan. Anschließend gehen Sie nach einer klaren Struktur vor (➢ Tab. 2.4):

Mit mehr Zeit und Übung finden Sie Ihre eigene Befundstruktur, die bei jeder Betrachtung eines Bildes automatisch abgespielt wird. Zu Beginn jedoch ist es sinnvoll, sich an eine bewährte Struktur zu halten, um nichts zu übersehen.

**Tab. 2.3** Checkliste: Befundung eines Thorax-Röntgenbildes I

| Qualitätskriterien | ☑ |
|---|---|
| **Vollständigkeit** | ☐ |
| • Krankendaten<br>• 1. Rippe, laterale Rippen und Weichteile abgebildet?<br>• Pleurarecessus beidseits vollständig abgebildet? | |
| **Positionierung/Kooperation** | ☐ |
| • Processus spinosi genau in der Mitte zwischen Sternoklavikulargelenken?<br>• Ausreichende Inspiration (Zwerchfellstand)? | |
| **Stehende oder liegende Position?** | ☐ |
| • Flüssigkeitsspiegel in der Magenblase, Scapulae herausgedreht (stehend)?<br>• Projektion der Skapulakonturen in die Lunge (liegend)? | |
| **Belichtung** | ☐ |
| • Belichtungszeit ausreichend kurz (Herzkontur scharf)? | |

**Tab. 2.4** Checkliste: Befundung eines Thorax-Röntgenbildes II

| Befundung | ☑ |
|---|---|
| **Oberes Mediastinum** | ☐ |
| • Normal breit?<br>• Trachea mittig und nicht eingeengt?<br>• Aortenbogen normal konfiguriert oder erweitert, nach lateral abgrenzbar? | |
| **Herz** | ☐ |
| • Normal groß und konfiguriert (Herzbreite im Stehen bis etwa Hälfte des Thoraxdurchmessers)?<br>• Links betont (linke untere Kontur beult aus), rechts betont (Herzbucht aufgehoben)?<br>• Herzkonturen abgrenzbar? | |
| **Hila** | ☐ |
| • Nicht vergrößert? | |
| **Lungenfelder** | ☐ |
| • Seitengleich transparent?<br>• Keine flächenhaften oder rundherdartigen Transparenzminderungen?<br>• Gefäße scharf und normal groß oder verwaschen und prominent? | |
| **Pleuragrenze** | ☐ |
| • Glatt, der Thoraxwand anliegend, nicht verbreitert?<br>• Pleurasinus beidseits, auch in der Seitaufnahme frei einsehbar, normal spitz und tief? | |
| **Zwerchfell** | ☐ |
| • Kontur glatt und scharf begrenzt? Zwerchfellkuppeln in regelrechter Höhe? | |
| **Dargestellte Skelettanteile** | ☐ |
| • Keine Auffälligkeiten an dargestellter Schulter/Brustwirbelsäule/Rippen? | |
| **Weichteilmantel** | ☐ |
| • Auffälligkeiten? Ablatio mammae? | |
| **Fremdmaterial (sehr wichtig!)** | ☐ |
| • Welches Fremdmaterial? In korrekter Lage? Komplikationen? | |

**Sie haben eine Auffälligkeit entdeckt?**

Finden Sie im Röntgenbild eine suspekte Struktur oder Auffälligkeit, gilt es, diese im Befund zunächst genau zu beschreiben. Die Beurteilung und Stellung einer möglichen Diagnose erfolgt zum Schluss.

Beschreiben Sie zunächst die Lage des Befunds. Zur genauen Lokalisation können Sie sich das **„Silhouetten-Phänomen"** zunutze machen.

Grenzflächen sind im Röntgenbild nur sichtbar, wenn ein großer Dichteunterschied besteht, z. B. der rechte Vorhof und der rechte (luftgefüllte) Mittellappen. Liegen zwei Strukturen gleicher oder ähnlicher Dichte nebeneinander, lassen sie sich nicht voneinander abgrenzen. Lässt sich also die rechte Herzkontur nicht mehr abgrenzen, handelt es sich um eine Dichteerhöhung im Mittellappen – z. B. ein Infiltrat. Bei einem Infiltrat im Unterlappen kann dementsprechend die Grenzfläche zum Zwerchfell verschwinden. Man sagt dazu auch „positives Silhouetten-Phänomen".

Bei der genaueren Beschreibung des Befunds berücksichtigen Sie folgende Merkmale (➤ Tab. 2.5):

Haben Sie alle Pathologien beschrieben, stellen Sie diese in einen Zusammenhang und bieten die möglichen Diagnosen in der Reihenfolge der Wahrscheinlichkeit im konkreten Fall an. Auch auf die nächsten Handlungsschritte sollten Sie hinweisen.

## 2.9.2 Sonografie

In der Sonografie werden im Körper reflektierte Ultraschallwellen verarbeitet und als Bild dargestellt. Bei der Befundung eines solchen Bildes können Sie folgende Grundmuster unterscheiden und somit differenzialdiagnostisch einordnen (➤ Tab. 2.6):

## 2.9.3 Schnittbildverfahren (MRT/CT)

**Wie erkennen Sie bei einem Schnittbildverfahren, um welche Methode es sich handelt?**
CT und MRT lassen sich gut anhand folgender Strukturen unterschieden: Knochen erscheinen im CT hell und im MRT dunkel während Fett im CT dunkel und im MRT hell erscheint (außer bei einer zusätzlichen Fettsättigung).

**Wie unterscheide ich T1 und T2?**
Am einfachsten merken Sie sich „T**2** – Wasser ($H_2O$) weiß". Achten Sie also auf Räume mit stehender wässriger Flüssigkeit (Blase, Ventrikel, Spinalkanal, Augapfel). Fett erscheint normalerweise in beiden Sequenzen hell – ist es dunkel dargestellt, handelt es sich um eine fettgesättigte Aufnahme (➤ Tab. 2.7).

**Tab. 2.5** Beschreibung einer Pathologie

| Merkmal | Ausprägung |
|---|---|
| Anzahl | Singulärer Herd oder multiple Läsionen? |
| Verteilung | Fokal oder diffus? |
| Dichte | Transparenzminderung oder -erhöhung? |
| Größe | Angabe in cm oder im Vergleich zu anderen Strukturen |
| Abgrenzbarkeit | Scharf oder unscharf? |
| Form | Oval, rund, spikuliert? |
| Muster | Alveolär (fleckig), interstitiell (linear/retikulär) oder homogen? |
| Volumenänderung | Zunahme, keine Änderung oder Abnahme? |

**Tab. 2.6** Sonografische Grundmuster

| Befund | Echomuster |
|---|---|
| Solide | Echoreich bis echoarm |
| Zystisch | Echofrei mit dorsaler Schallverstärkung |
| Kalkhaltig | Starker Reflex mit dorsaler Schallauslöschung |
| Lufthaltig | Starker Reflex mit dorsalen Wiederholungsechos |

**Tab. 2.7** Unterscheidung von T1- und T2-Wichtung

| Signalverhalten | T1-Wichtung | T2-Wichtung |
|---|---|---|
| Hyperintens | Weiße Hirnsubstanz, Leber (relativ zur Milz), Kontrastmittel | Liquor, Milz (relativ zur Leber), Niere, frische Blutung, Ödeme |
| Isointens | Frische Blutung | |
| Hypointens | Liquor, Zysten, Flüssigkeit, Ödem, Sehnen/Bänder/Knochenkortex, Niere, Milz (zur Leber), graue Hirnsubstanz (leicht hypointens) | Sehnen/Bänder/Knochenkortex, Leber (zur Milz), weiße Hirnsubstanz (leicht hypointens) |

## 2.10 Besonderheiten/Vorbereitung der Untersuchung

**Bei intravasaler KM-Gabe:**

- Aufklärung und Einwilligung!
- CT und Angiografie: **Cave:** Jodallergie (Anamnese?), Schilddrüsenüberfunktion (TSH erniedrigt?), Nierenversagen (Kreatinin erhöht? GFR erniedrigt?), Metforminmedikation (pausieren mindestens für 2 Tage und bis normales Kreatinin dokumentiert), mögliches Paravasat. Hier hilft der Merkspruch **SSNAP** – Strahlenbelastung, Schilddrüse, Nieren, Allergie, Paravasat.
- MRT: **Cave:** KM-Allergie (Anamnese?), Nierenversagen (Kreatinin erhöht? GFR erniedrigt?), nephrogene systemische Sklerose, Frühschwangerschaft (ausgeschlossen?)

**CT:**

- Aufklärung und Einwilligung erforderlich!
- Strahlenbelastung!

**MRT:**

- Aufklärung und Einwilligung erforderlich!
- **Cave:** Klaustrophobie, Kooperationsfähigkeit! Aufwendiges Monitoring?
- **Cave:** metallische Implantate! Nicht entfernbarer Schmuck! Tätowierungen!

**Knochenszintigrafie:**

- Aufklärung und Einwilligung erforderlich!
- **Cave:** Schwangerschaft und Stillzeit!
- Kooperationsfähigkeit? 30–90 min Liegezeit!

**Angiografie/Embolisation:** Aufklärung und Einwilligung wegen KM-Gabe und Komplikationen (Gefahr der Dissektion, Blutung) 24 h vorher! Bei vitaler Indikation auch direkt vorher.

**PET:**

- Aufklärung und Einwilligung erforderlich!
- **Cave:** Schwangerschaft! Stillen für 24 h unterbrechen!
- Kooperationsfähigkeit? 30–40 min Liegezeit!
- 4 h Nüchternphase vor Untersuchung.

**MRT nach Sellink:**

- Vorbereitung: Am Vortag soll nur klare flüssige Nahrung (klare Suppe, Kaffee, Tee, klare Säfte) eingenommen werden. Insbesondere ballaststoffhaltige Nahrungsmittel, Früchte, Reis, Fleisch, Milch sollten insbesondere vermieden werden. Ein Abführmittel kann am Vortag genommen werden.
- Am Vorabend der Untersuchung (ab 22 Uhr) und am Tag der Untersuchung bleiben die Kranken nüchtern (kein Essen, Trinken, Rauchen, Zähneputzen, wenn möglich keine orale Medikation). Eine Untersuchung vor 12 Uhr mittags ist anzustreben.
- **Cave:** Diabetes wegen Unterzuckerung.

**ERCP:**

- Wird in der Regel von Internisten*innen/Chirurg*innen durchgeführt.
- Am Tag der Untersuchung bleiben die Kranken nüchtern.
- Aufklärung über Risiko einer Blutung, Darmverletzung, akuten Pankreatitis, Cholangitis, über KM; Einwilligung!
- Bei Herzrhythmusstörungen, frischem Herzinfarkt, akuter Pankreatitis/Cholangitis kontraindiziert
- **Cave:** KM-Allergie, Schilddrüsenerkrankung, Metforminmedikation bei Diabetes, Nierenversagen, Herzversagen, Plasmozytom! Bei Gabe von Beruhigungsmitteln ist die Fahrtüchtigkeit eingeschränkt!

**Mammografie:**

- Vorbereitung: Die Untersuchung sollte vorzugsweise in der zweiten Zykluswoche erfolgen, da die Brust dann besser zu beurteilen ist.
- Voraufnahmen müssen zur Befundung unbedingt vorliegen!

**Punktion:**

- Aufklärung und Einwilligung!
- Thromboplastinzeit > 50 %, Thrombinzeit < 30 s, Thrombozytenzahl > 50.000/µl
- ASS eine Woche vorher absetzen!

KAPITEL

# 3

Jörg-W. Oestmann, Annika F. Podewski, Elke Zimmermann

# Indikationsstellung

Die effiziente Nutzung der Bildgebung in der Bewältigung der Erkrankung ist integraler Bestandteil der ärztlichen Tätigkeit. Darauf legt man auch in der Prüfung Wert. Machbarkeit, Geschwindigkeit, potenzieller Einfluss auf das Patientenmanagement und Kosten sind ganz praktische Aspekte in der Entscheidung, was wann und wie anzuordnen ist. Ihre Auseinandersetzung mit diesen Themen muss in der Prüfung deutlich werden und ist geeignet, Ihre Problemlösungsfähigkeiten aufzuzeigen. Die Tabellen dieses Kapitels decken einen großen Teil des Gesamtkomplexes ab. Nehmen Sie sich die Zeit, die klinischen Probleme und die entsprechende Bildgebung, die Sie selbst gewählt hätten, mit den Hinweisen zu korrelieren, die Ihnen die entsprechende Tabelle gibt. Meist werden Sie – hoffentlich – richtig liegen. In den Fällen, in denen das nicht so ist, machen Sie sich bewusst, weshalb Sie zunächst anders entschieden hätten und wo möglicherweise Ihr Denkfehler aufgetreten ist. Das ist übrigens auch gut in der Gruppe möglich.

## 3.1 Wesentliche Fragen

Dem Nutzen einer Untersuchung steht das Risiko gegenüber, das sich für die Patient*innen ergibt. Die richtige Indikation ist daher das A und O zu deren Schutz.

Fragen, die vor jeder Indikationsstellung zu bedenken sind:

1. **Ist die Untersuchung überhaupt nötig?**

Sind von der Untersuchung Erkenntnisse zu erwarten, die die Therapie oder Prognose beeinflussen?

2. **Wird die Untersuchung wirklich jetzt oder so häufig gebraucht?**
   - Kann sich die vermutete Pathologie zum aktuellen Zeitpunkt in der gewählten Untersuchungsmethode darstellen?
   - Können sich in den angedachten Untersuchungsintervallen die Veränderungen zeigen, um derentwillen die Untersuchung durchgeführt wird?
3. **Wurde die Untersuchung schon anderweitig angefertigt?**
   - Eine Untersuchung sollte nicht unnötig doppelt durchgeführt werden, wenn gespeicherte Aufnahmen und Befunde in einem anderen Krankenhaus/einer anderen Praxis vorliegen – Daten anfordern!
4. **Ist die angedachte Untersuchungsmethode die beste für die Fragestellung?**
   - Ist die angedachte Untersuchungsmethode überhaupt in der Lage die vermutete Pathologie darzustellen?
   - Gibt es neue verbesserte Techniken/Prozeduren? Gegebenenfalls Rücksprache mit Radiolog*innen bei Anordnung der Untersuchung halten.
5. **Ist die Fragestellung klar genug formuliert?**
   - Für eine akkurate und zielgerichtete Befundinterpretation der Radiolog*innen ist eine genaue Fragestellung und Beschreibung der Klinik unerlässlich!

Gegebenenfalls Kontaktaufnahme mit Radiolog*innen vor Anordnung der Untersuchung, vielleicht gibt es eine besser geeignete Untersuchungsmethode?

### 3.1.1 Erstattungsbeträge

- ● (grün) Bis zu 15 €
- ● (gelb) Über 15–50 €
- ● (rot) Über 50–150 €
- ● (violett) Über 150 €
- ● (schwarz) Über 500 €

### 3.1.2 Dosis

| Symbol | Effekt. Dosis [mSv] | Äquivalenz natürl. Strahlung [Mon.] | Lebenszeitrisiko zusätzliche Krebsinduktion/Untersuchung |
|---|---|---|---|
| | 0 | 0 | 0 |
| ☢ | < 1 < 6 < 1 : 20.000 | < 1 < 6 < 1 : 20.000 | < 1 < 6 < 1 : 20.000 |
| ☢☢ | 1–5 6–30 1 : 20.000–1 : 4.000 | 1–5 6–30 1 : 20.000–1 : 4.000 | 1–5 6–30 1 : 20.000–1 : 4.000 |
| ☢☢☢ | 5–15 30–90 1 : 4.000–1 : 1.000 | 5–15 30–90 1 : 4.000–1 : 1.000 | 5–15 30–90 1 : 4.000–1 : 1.000 |
| ☢☢☢☢ | > 15 > 90 > 1 : 1.000 | > 15 > 90 > 1 : 1.000 | > 15 > 90 > 1 : 1.000 |



### 3.1.3 Risiko

– zu vernachlässigen
+ aufklärungsbedürftig
++ einwilligungsbedürftig
+++ einwilligungsbedürftig mit Bedenkzeit (24 h)

## 3.2 Bildgebung im Bereich Thorax/Herz/Gefäße

| Klinisches Problem | Untersuchungsmodalität | € | Klinische Anmerkung | Dosis | Risiko |
|---|---|---|---|---|---|
| Personaleinstellung | Thorax 1 Eb. | 🟢 | Nicht indiziert; einige Ausnahmen: z. B. Taucher per Gesetz | ☢ | – |
| Präoperativ | Thorax 1 Eb. | 🟢 | Patient*in > 60 J. o. kardiorespiratorisch erkrankt | ☢ | – |
| Unspezifischer Brustschmerz | Thorax 1 Eb. | 🟢 | Nur zur Absicherung; Pneu-Ausschluss | ☢ | – |
| Obere Atemwegsinfektion | Thorax | – | Nicht indiziert! | – | – |
| Pneumonie | Thorax 2 Eb. | 🟢 | Indiziert; Kontrolle 6–12 Wo. bei anhaltenden Symptomen, Raucher*innen, Alter > 50 J. | ☢ | – |
| | CT-Thorax | 🔴 | Bei Komplikationen/anhaltenden Symptomen | ☢☢☢ | ++ KM-Gabe nicht obligat |
| Pleuraerguss | Thorax 2 Eb. | 🟢 | Indiziert; kleine Ergüsse v. a. in Seitaufnahme | ☢ | – |
| | Ultraschall | 🟡 | Verifiziert Flüssigkeit; Aspiration unter Sicht | – | ++ bei Punktion |
| | CT-Thorax | 🔴 | Bei Komplikationen | ☢☢☢ | ++ KM-Gabe nicht obligat |
| Hämoptysen | Thorax 2 Eb. | 🟢 | Indiziert; bei Normalbefund weitere Abklärung | ☢ | – |
| | CT-Thorax | 🔴 | Erkennt Neoplasien, die in Rö-Thorax u. Bronchoskopie übersehen werden | ☢☢☢ | ++ KM-Gabe |
| | Angio/Embolisation | ⚫ | Lebensrettend bei massiver Hämoptyse | ☢☢☢☢ | +++ KM-Gabe |

| **Klinisches Problem** | **Untersuchungsmodalität** | **€** | **Klinische Anmerkung** | **Dosis** | **Risiko** |
|---|---|---|---|---|---|
| Zufallslungenrundherd | Thorax 2 Eb. | 🟢 | Kontrollaufnahme in 6–12 Wo. kann Rückbildung dokumentieren | ☢ | – |
| | Niedrigdosis-CT | 🔴 | Dokumentiert Größe, Dichte, Verkalkung, Kontur – klinische Risikofaktoren mitbewerten | ☢☢ | ++ |
| V. a. pleuralen Tumor (z. B. Mesotheliom) | Thorax 2 Eb. | 🟢 | Kann andere Gründe für Symptomatik dokumentieren | ☢ | – |
| | CT-Thorax | 🔴 | Kann gut- u. bösartige Pleuraverdickung differenzieren; CT o. US-geleitete Biopsie | ☢☢☢ | ++ KM-Gabe |
| V. a. Pneumothorax | Thorax 2 Eb. | 🟢 | Aufnahme im Stehen (in Inspiration ausreichend); Aufnahme im Liegen kann nur Spannungspneu ausschließen | ☢ | – |
| | CT-Thorax | 🔴 | Zur Differenzierung großer Bullae, bei Verklebungen; bei komplizierten Drainagen | ☢☢☢ | ++ |
| V. a. Lungenembolie, Wells-Score positiv/ D-Dimere | CT-Pulmonalisangiografie | 🔴 | Nachweis Embolie u. Paradiagnosen (z. B. Aortendissektion) | ☢☢☢ | ++ KM-Gabe |
| V. a. Lungenembolie in Schwangerschaft: D-Dimere hier unzuverlässig | US (Doppler/ Kompression) | 🟡 | Wenn Thrombose nachweisbar, keine weitere Diagnostik – sonst CT | – | – |
| | CT-Pulmonalisangiografie | 🔴 | Nachweis Embolie u. Paradiagnosen | ☢☢☢☢ | ++ KM-Gabe |
| COPD/Asthma | Thorax 2 Eb. | 🟢 | Symptomänderung, Krankenhausaufnahme | ☢ | – |
| Okkulte/interstitielle Lungenerkrankung | Thorax 2 Eb. | 🟢 | Zum Ausschluss anderer Symptomursachen | ☢ | – |
| | Hochauflösendes CT | 🔴 | Untersuchung in Bauchlage. Aussagen über Behandelbarkeit und Prognose | ☢☢☢ | ++ |
| Angina pectoris/ STEMI | Thorax 2 Eb. | 🟢 | Herzgröße, Stauung, Paradiagnosen (Tumor, Pleuritis, Pneumonie) | ☢ | – |
| | Herzkatheter/Intervention | ⚫ | Wenn kurzfristig verfügbar o. erreichbar | ☢☢☢☢ | +++ KM-Gabe |
| | Herzecho | 🟡 | Funktion, Komplikationen, Paradiagnosen | – | – |
| | CT-Thorax | 🔴 | Paradiagnosen (Lungenembolie, Aortendissektion) | ☢☢☢ | ++ KM-Gabe |
| Instabile Angina pectoris/ Non-STEMI | Thorax 2 Eb. | 🟢 | Herzgröße, Stauung, Paradiagnosen (Tumor, Pleuritis, Pneumonie) | ☢ | – |
| | Herzkatheter/Intervention | ⚫ | Bei anhaltenden Symptomen unter konservativer Therapie oder hohem Risiko | ☢☢☢☢ | +++ KM-Gabe |
| | Herzecho | 🟡 | Funktion, Komplikationen, Paradiagnosen | – | – |
| | CT mit Koronarangiografie | 🔴 | Paradiagnosen (Lungenembolie, Aortendissektion) | ☢☢☢ | ++ KM-Gabe |

3

| Klinisches Problem | Untersuchungsmodalität | € | Klinische Anmerkung | Dosis | Risiko |
|---|---|---|---|---|---|
| Chronische stabile Angina pectoris: Belastungs-EKG vor Bildgebung | Thorax 2 Eb. | 🟢 | Herzgröße, Stauung, Paradiagnosen (COPD, Pneumonie) | ☢ | – |
| | Herzecho | 🟡 | In Ruhe bei V. a. Klappenanomalie o. hypertrophe Kardiomyopathie; unter Stress bei Koronarsklerose unklarer Relevanz | – | –/++ bei Stress |
| | CT mit Koronarangiografie | 🔴 | Beste umfassende Untersuchung; erkennt Stenosen u. Gefäßkalk | ☢☢☢ | ++ KM-Gabe |
| | Stress-MR | 🟣 | Wenn Herzecho technisch schwierig; unter Stress bei Koronarsklerose unklarer Relevanz | – | ++ bei Stress |
| | Herzkatheter/Intervention | ⚫ | Goldstandard; bei abnormalen oder zweifelhaften nichtinvasiven Tests | ☢☢☢☢ | +++ KM-Gabe, mögl. Intervention |
| | Myokardszintigrafie | 🟣 | Unter Stress bei Koronarsklerose unklarer Relevanz | ☢☢☢ | ++ Tracer-Gabe |
| V. a. Aortendissektion | Thorax 2 Eb. | 🟢 | Herzgröße, Stauung, Paradiagnosen (Tumor, Pleuritis, Pneumonie) | ☢ | – |
| | CT-Thorax | 🔴 | CT-Angiografie u. U. mit EKG-Triggerung, um Bewegungsartefakte zu minimieren | ☢☢☢ | ++ KM-Gabe |
| | Transösophageales Echo (TEE) | 🟡 | Bei Frage nach intramuralem Hämatom u. Aortenwurzel- u. Klappen-Situs | – | + |
| V. a. Perikarditis/ Perikarderguss | Echokardiografie | 🟡 | Initiale Untersuchung bei Erguss, V. a. Tamponade u. Konstriktion; Funktionsbeurteilung; US-geleitete Punktion | – | ++ bei Punktion |
| | CT-Thorax | 🔴 | Zeigt Erguss, auch pleural, Perikardverdickung u. Verkalkung | ☢☢☢ | ++ KM-Gabe |
| | MR | 🟣 | Bei Frage nach Myokarditis; übersieht Verkalkungen | – | ++ KM-Gabe |
| V. a. Klappenerkrankung | Thorax 2 Eb. | 🟢 | Verkalkungen, Herzgröße, Stauung | ☢ | – |
| | Herzecho | 🟡 | Entdeckung u. Quantifizierung von Klappenerkrankungen; bei suboptimalem Echofenster TEE erwägen; bei Klappenprothesen Durchleuchtung erwägen | – | – |
| | CT | 🔴 | EKG getriggert; zeigt Verkalkung. Ausmessung des Kalibers der Klappen u. der Zugangswege vor TAVI; Erfassung Komplikationen; PET-CT bei infizierten Prothesen erwägen | ☢☢☢ | ++ KM-Gabe |
| | MR | 🟣 | Wenn Herzecho technisch schwierig u. TEE nicht möglich; bei widersprüchlichen Befunden<br>Quantifizierung Regurgitation u. Funktion, Muskelmasse; bei Klappenprothesen Klärung Kompatibilität essenziell | – | ++ **Cave:** Nicht MR-kompatible Herzklappen |
| V. a. Herzversagen | Thorax 2 Eb. | 🟢 | Herzgröße, Stauung, Erguss | ☢ | – |
| | Herzecho | 🟡 | Primäre Untersuchung zur Ursachenklärung; Ausmaß mitraler Regurgitation unter Belastung; bei suboptimalem Echofenster TEE erwägen | – | – |

| **Klinisches Problem** | **Untersuchungsmodalität** | **€** | **Klinische Anmerkung** | **Dosis** | **Risiko** |
|---|---|---|---|---|---|
| V. a. Herzversagen | MR | ● | Wenn Herzecho technisch schwierig u. TEE nicht möglich; bei widersprüchlichen Befunden<br>Quantifizierung von Volumina, Ejektionsfraktion, Muskelmasse, Hibernation; Differenzierung ischämische/nichtischämische Myokarditis; Abklärung Amyloidose, Sarkoidose u. Siderose | – | ++ KM-Gabe |
| | CT mit Koronarangiografie | ● | EKG getriggert; erkennt Stenosen u. Gefäßkalk; schließt Koronarsklerose bei dilatativer Myopathie aus; quantifiziert Ventrikelfunktion | ☢☢☢ | ++ KM-Gabe |
| | Herz-SPECT | ● | Quantifiziert Funktion der Ventrikel u. Hibernation | ☢☢☢ | ++ Tracer-Gabe |
| | PET-CT | ● | FDG-PET/CT erkennt Hibernation | ☢☢☢☢ | ++ Tracer-Gabe |
| V. a. Myokarditis | Thorax 2 Eb. | ● | Herzgröße, Stauung, Erguss; TB als potenzielle Ursache der Myokarditis | ☢ | – |
| | Herzecho | ● | Zur Ursachenklärung besonders bei Herzversagen; zeigt Perikarderguss | – | – |
| | MR | ● | Kardiales MR ist primäre Untersuchung; zeigt Funktion u. typische Befallsmuster, Erguss bei perikardialer Begleitinflammation | – | ++ KM-Gabe |
| | CT mit Koronarangiografie | ● | Schließt Koronarsklerose als Ursache aus; quantifiziert Ventrikelfunktion | ☢☢☢ | ++ KM-Gabe |
| | Herz-SPECT | ● | Falls andere Modalitäten versagen; quantifiziert Funktion der Ventrikel | ☢☢☢ | ++ Tracer-Gabe |
| | PET-CT | ● | FDG-PET/CT erkennt Sarkoidose | ☢☢☢☢ | ++ Tracer-Gabe |
| V. a. kongenitale Herzerkrankung | Herzecho | ● | Primäre Untersuchung zur Ursachenklärung | – | – |
| | Thorax 2 Eb. | ● | Herzgröße, Konfiguration Herz u. Gefäße, Shuntzeichen | ☢ | – |
| | MR | ● | Primäre u. umfassende Untersuchung in komplexen Fällen; bei Klappenimplantaten Kompatibilität klären | – | ++ KM-Gabe |
| | CT mit Koronarangiografie | ● | Wenn MR unmöglich, erfasst Varianten der Koronarien, quantifiziert Ventrikelfunktion | ☢☢☢ | ++ KM-Gabe |
| | Herzkatheter/Intervention | ● | Bei zweifelhaften nichtinvasiven Tests, wenn Druckmessung o. Intervention erforderlich | ☢☢☢☢ | +++ KM-Gabe, mögl. Intervention |
| Abdominelles Aortenaneurysma | US | ● | Ideal zur Diagnose, Quantifizierung u. Verlaufsbeurteilung | – | – |
| | CT | ● | Dringlich bei hämodynamisch stabilen symptomatischen Patient*innen; präoperativ bei asymptomatischen Aneurysmen > 5,5 cm; bei KM Kontraindikation MR erwägen | ☢☢☢ | ++ KM-Gabe |
| Tiefe Beinvenenthrombose | US | ● | Bei negativen D-Dimeren u. fehlender Klinik US nicht notwendig; ansonsten primäre Untersuchung, Doppler einsetzen! | – | – |

## 3.3 Bildgebung im Bereich der Mamma

| Klinisches Problem | Untersuchungs-modalität | € | Klinische Anmerkung | Dosis | Risiko |
|---|---|---|---|---|---|
| Screening < 40 J. | Mammografie | 🟡 | Nur bei ausgewählten Hochrisikopatientinnen | ☢ | – |
| Screening 40–49 J. | Mammografie | 🟡 | Nur bei Hochrisikopatientinnen, besser digital | ☢ | – |
| | US | 🟡 | Ergänzung bei dichten Brüsten u. Implantaten | – | – |
| Screening 50–70 J. | Mammografie | 🟡 | Indiziert nur in qualitätsgesicherten Programmen | ☢ | – |
| | US | 🟡 | Ergänzung bei dichten Brüsten u. Implantaten | – | – |
| Screening < 70 J. | Mammografie | 🟡 | Kein Nutzen dokumentiert; individuell bei Risikopatientinnen | ☢ | – |
| Screening Hochrisikopatienten (fam. Belastung, Z. n. mediastinaler Radiatio vor dem 30. Lj.) | Mammografie | 🟡 | Indiziert nur in qualitätsgesicherten Programmen | ☢ | – |
| | MR | 🟣 | Nach genetischer Beratung, nach Mediastinalbestrahlung | – | ++ KM-Gabe |
| | US | 🟡 | Wenn MR unmöglich o. MR u. Mammografie nicht ausreichend sicher | – | – |
| V. a. Mammakarzinom:<br>• Knoten<br>• Hauteinziehung<br>• Neue Mamilleneinziehung<br>• Blutiges Sekret<br>• V. a. Morbus Paget | Mammografie | 🟡 | Aussagefähig bei Alter > 40 J.; bei Implantaten Spezialtechnik anwenden | ☢ | – |
| | US | 🟡 | Vorzuziehen bei Alter < 40 J.; für gezielte Biopsie | – | ++ bei Biopsie |
| | MR | 🟣 | Zusatzuntersuchung bei unzureichender Klärung durch US o. Mammografie; kein Biopsieersatz | – | ++ KM-Gabe |
| V. a. Mammakarzinom beim Mann | US | 🟡 | Bei bilateraler Gynäkomastie nicht erforderlich; sonst Spezialsprechstunde! | – | – |
| | Mammografie | 🟡 | Zusatzuntersuchung bei unzureichender Klärung durch US; Spezialsprechstunde! | ☢ | – |
| Mastopathie, zyklische Schmerzen | Mammografie | 🟡 | Bei anhaltenden Beschwerden > 40 J. einsetzbar | ☢ | – |
| | US | 🟡 | Ohne Tastbefund kein Nutzen gesichert | – | – |
| V. a. Brustentzündung | US | 🟡 | Verifikation Abszess, US-geleitete Drainage, zur Kontrolle u. Biopsie bei V. a. Karzinom | – | ++ bei Biopsie/Drainage |
| | Mammografie | 🟡 | Wenn V. a. Karzinom klinisch o. im US | ☢ | – |
| | MR | 🟣 | Wenn V. a. Karzinom klinisch o. im US | – | ++ KM-Gabe |
| V. a. Ruptur Brustimplantat | US | 🟡 | Initiale u. meist einzige Untersuchung | – | – |
| | MR | 🟣 | Bei Zweifeln im US; bei klin. Relevanz | – | ++ ggf. KM-Gabe |

## 3.4 Bildgebung bei Neoplasien

| **Klinisches Problem** | **Untersuchungsmodalität** | **€** | **Klinische Anmerkung** | **Dosis** | **Risiko** |
|---|---|---|---|---|---|
| ZNS-Tumor (Hirn/Myelon) | MR | 🟣 | Primäre Untersuchung, KM-Gabe obligatorisch | – | ++ KM-Gabe |
| | CT | 🔴 | Akutdiagnostik Hirn: Ausschluss Ödem, Hydrozephalus, relevante Tumoren u. Metastasen; wenn MR unmöglich | ☢☢☢ | ++ KM-Gabe |
| HNO-Tumor Diagnose häufig klinisch oder via Endoskopie | MR | 🟣 | Primäre Bildgebung; KM-Gabe obligatorisch | – | ++ KM-Gabe |
| | CT | 🔴 | Akutdiagnostik, Verlaufsbeurteilung; wenn MR unmöglich; zeigt Verkalkung | ☢☢☢ | ++ KM-Gabe |
| | US | 🟡 | Regionales Staging; – US geleitete Biopsie | – | ++ bei Biopsie |
| | PET-CT | 🟣 | FDG-PET/CT bei Lymphknotenmetastasen zur Primärtumorsuche bei CUP (Cancer of Unknown Primary) | ☢☢☢☢ | ++ Tracer-Gabe |
| Larynxtumor | MR | 🟣 | Staging. KM-Gabe obligatorisch. | – | ++ KM-Gabe |
| Schilddrüsentumor | US | 🟡 | Regionales Staging. US geleitete Biopsie. | – | ++ bei Biopsie |
| Lungentumor | Thorax 2 Eb. | 🟢 | Primäre Untersuchung; kann kleine Tumoren nicht ausschließen | ☢ | – |
| | CT | 🔴 | Ausschluss kleiner Tumoren, Staging, Nebennieren miterfassen! | ☢☢☢ | ++ KM-Gabe |
| | PET-CT | 🟣 | Differenzierung benigner/maligner Rundherde ≥ 5 mm möglich | ☢☢☢☢ | ++ Tracer-Gabe |
| Ösophagustumor | Endoskopie | 🟡 | Primäre Untersuchung, Endosono erwägen | – | ++ bei Biopsie |
| | Breischluck | 🟡 | Wenn Endoskopie unmöglich/CT mit KM Markierung erwägen | ☢☢ | – |
| Magentumor | Endoskopie | 🟡 | Primäre Untersuchung, Endosono und CT erwägen bei Organüberschreitung | – | ++ bei Biopsie |
| | Breischluck | 🟡 | Wenn Endoskopie unmöglich | ☢☢ | – |
| Lebertumor | US | 🟡 | Primäre Untersuchung; Hämangiome gut differenzierbar; KM-Gabe hilfreich; US-geleitete Biopsie | – | ++ bei Biopsie |
| | CT | 🔴 | Triphasisches CT wesentlich; Hämangiome gut differenzierbar, weitere Differenzierung, Quantifizierung, Staging, CT-geleitete Biopsie | ☢☢☢ | ++ KM-Gabe |
| | MR | 🟣 | Weitere Differenzierung. Quantifizierung, Staging; leberspezifische KM-Gabe erwägen; OP-Planung | – | ++ KM-Gabe |
| | PET-CT | 🟣 | FDG-PET/CT zum Ausschluss weiterer Manifestationen bei geplanter Metastasenchirurgie | ☢☢☢☢ | ++ Tracer-Gabe |
| Blasentumor | Zystoskopie | 🟡 | Meist ausreichend; MR/CT kann bei Problemen erwogen werden | – | ++ bei Biopsie |
| Prostatatumor | US | 🟡 | Transrektal o. perineal v. a. zur US-geleiteten Biopsie bei hohem klinischen Verdacht | – | ++ bei Biopsie |
| | MR | 🟣 | Zur Diagnosesicherung und präbioptisch zur Auswahl Biopsieziel sowie für lokales Staging, Therapieplanung | – | ++ KM-Gabe |

| Klinisches Problem | Untersuchungs-modalität | € | Klinische Anmerkung | Dosis | Risiko |
|---|---|---|---|---|---|
| Hodentumor | US | ● | Hoden-US zur Detektion u. Klassifikation, Biopsie meist operativ | – | – |
| Ovarialtumor | US | ● | Primäre Untersuchung, auch transvaginal, mit Doppler | – | – |
| | MR | ● | Bei Problemen u. zur besseren Differenzierung | – | ++ KM-Gabe |
| Zervixtumor | MR | ● | Nur wenn klinische Untersuchung u. Biopsie nicht möglich | – | ++ KM-Gabe |
| Uterustumor | US | ● | Transvaginal mit Doppler u. Hysterosonografie zum Ausschluss signifikanter Pathologie; Hysteroskopie zur Sicherung des Befunds | – | – |
| | MR | ● | Wenn endometriale Biopsien nicht möglich o. zweifelhaft | – | ++ KM-Gabe |
| Lymphom | US | ● | Primäre Untersuchung; US-geleitete Biopsie | – | ++ bei Biopsie |
| | CT | ● | Auch orales KM erwägen; Detektion, Differenzierung, Quantifizierung, Staging, CT-geleitete Biopsie | ☢☢☢ | ++ KM-Gabe |
| Melanom | CT | ● | Staging ab Stadium IIC | ☢☢☢ | ++ KM-Gabe |
| CUP (Metastasen unklaren Ursprungs) | Thorax 2 Eb. | ● | Primäre Untersuchung; Lungen- u. Ösophagustumoren sind häufig; kann kleine Tumoren nicht ausschließen | ☢ | – |
| | CT | ● | CT-Hals/Thorax/Abdomen u. CT-Kolografie können Primärtumor finden; CT-geleitete Biopsie | ☢☢☢ | ++ KM-Gabe |
| | Endoskopie | ● | Gastrointestinale Tumoren sind häufig; Biopsie | – | ++ bei Biopsie |
| | Mammografie | ● | Mammakarzinom ist häufig; aussagefähig bei Alter > 40 J. | ☢ | – |
| | PET-CT | ● | FDG-PET/CT findet besonders HNO- u. Thoraxtumoren, wenn andere Modalitäten versagen | ☢☢☢☢ | ++ Tracer-Gabe |
| Paraneoplasie | CT | ● | CT-Hals/Thorax/Abdomen u. CT-Kolografie können Primärtumor finden; CT-geleitete Biopsie | ☢☢☢ | ++ KM-Gabe |
| | MR | ● | Bei akuten o. progressiven neurologischen Symptomen zum Ausschluss ZNS-Ursache | – | ++ KM-Gabe |
| | PET-CT | ● | FDG-PET/CT (18F-FDG und 68Ga-Dotatate), wenn andere Modalitäten versagen | ☢☢☢☢ | ++ Tracer-Gabe |
| | Mammografie | ● | Mammakarzinom ist häufig. Aussagefähig bei Alter > 40 J., darunter US/MR Mamma erwägen | ☢ | – |
| Pankreastumor | CT | ● | Primäre Untersuchung; Wasserfüllung Magen u. Duodenum erwägen, biphasische Untersuchung wesentlich; Differenzierung, Quantifizierung, Staging, CT-geleitete Biopsie; OP-Planung | ☢☢☢ | ++ KM-Gabe |
| | US | ● | Bei gut schallbaren Patient*innen im Ikterus; US-geleitete Biopsie; endoskopischen US bei kleinen Läsionen erwägen | – | ++ bei KM-Gabe u. bei Biopsie |
| | MR | ● | Teilweise sensitiver als CT; MRCP nützlich besonders bei Ikterus; OP-Planung | – | ++ KM-Gabe |
| | ERCP | ● | Vor allem zur Stenteinlage | ☢ | ++ bei Intervention |

| | | | | | |
|---|---|---|---|---|---|
| Kolorektaltumor | Kolo-/Rektoskopie | ● | Primäre Untersuchung; erlaubt sofortige histologische Sicherung; **cave** bei Divertikulose u. Colon elongatum; Ausschluss Zweittumor! | – | ++ bei Biopsie |
| | CT | ● | Wenn Koloskopie unmöglich o. inkomplett, CT-Kolografie erwägen; gleiche Sensitivität für relevante Tumoren, biphasisches CT des Abdomens für Staging | ☢☢☢ | ++ KM-Gabe |
| | MR | ● | MR-Rektum bei Rektaltumoren zuverlässiger als endorektaler US für lokales Staging | – | ++ KM-Gabe |
| Nierentumor | US | ● | Primäre Untersuchung; Differenzierung Zysten/solide Tumoren; KM-Gabe erwägen; kleine Tumoren können übersehen werden; US-geleitete Biopsie | – | ++ bei KM-Gabe u. bei Biopsie |
| | MR | ● | Primäruntersuchung, lokales Staging, OP-Planung. Biopsie aufwendiger. | – | ++ KM-Gabe |
| | CT | ● | Wenn MRT unmöglich, biphasisch, zum Staging und für CT geleitete Biopsie, OP-Planung | ☢☢☢ | ++ KM-Gabe |



## 3.5 Bildgebung im Bereich Hals/Nase/Ohren

| Klinisches Problem | Untersuchungsmodalität | € | Klinische Anmerkung | Dosis | Risiko |
|---|---|---|---|---|---|
| Schallleitungsschwerhörigkeit/ Mittelohrsymptome | CT | ● | Beteiligung des Mittelohrs u. Mastoids, der Gehörknöchelchen u. des knöchernen Labyrinths | ☢☢ | ++ |
| | MR | ● | z. B. postoperativ Ausschluss Cholesteatomrezidiv/Beteiligung Schädelbasis u. Hirn | – | ++ KM-Gabe |
| Sensorineuraler Hörverlust/ Innenohrsymptome | MR | ● | z. A. vestibuläres Schwannom | – | ++ KM-Gabe |
| | CT | ● | z. A. Otosklerose, knöcherne Deformität des Innenohrs | ☢☢ | ++ |
| Erkrankung der Kieferhöhle | CT | ● | Wenn konservative Therapie erfolglos zur Situsklärung vor endoskopischer OP; mit KM bei Komplikationen der Sinusitis o. Malignitätsverdacht | ☢☢ | ++ (evtl. KM-Gabe) |
| | MR | ● | Bei Komplikationen oder V. a. Malignität | – | ++ KM-Gabe |
| | Rö-NNH | ● | z. A. Sinusitis vor Hochdosis-Chemotherapie | ☢ | – |
| Schilddrüsenknoten | US | ● | Primäre Untersuchung zur Klärung der sehr häufigen meist benignen Knoten; zur Biopsie. Bei retrosternaler Ausdehnung natives CT o. MR erwägen. | – | ++ bei Biopsie |
| | NM (Pertechnetat 123-I) | ● | Bei großen Knoten u. erfolgloser Biopsie; zeigt Funktion präoperativ | ☢☢ | ++ Tracer-Gabe |
| Thyreotoxikose | US | ● | Erfahrene Untersucher differenzieren subakute Thyreoiditis, toxische Knotenstruma u. Morbus Basedow | – | ++ bei Biopsie |
| | NM (Pertechnetat 123-I) | ● | Differenziert autonome Knoten von Thyreoiditis | ☢☢ | ++ Tracer-Gabe |

| Klinisches Problem | Untersuchungsmodalität | € | Klinische Anmerkung | Dosis | Risiko |
|---|---|---|---|---|---|
| Unklarer Halstumor | US | ● | Primäre Untersuchung; zur Biopsie; Beurteilung lokaler Lymphknoten; bei Zweifeln CT o. MR | – | ++ bei Biopsie |
| Speicheldrüsenobstruktion | US | ● | Primäre Untersuchung zu Art u. Ausmaß der Obstruktion; Sialografie (Rö/CT/MR) bei Zweifeln | – | – |
| Speicheldrüsentumor | US | ● | Primäre Untersuchung; zur Biopsie; Beurteilung lokaler Lymphknoten bei Malignität | – | ++ bei Biopsie |
| | MR | ● | Zur Klärung der Ausdehnung (auch perineural) in die Tiefe | – | ++ KM-Gabe |
| Temporomandibuläre Dysfunktion | MR | ● | Primäre Untersuchung der artikulären Anatomie u. Funktion | – | ++ |

## 3.6 Bildgebung im Bereich Magen/Darm

| Klinisches Problem | Untersuchungsmodalität | € | Klinische Anmerkung | Dosis | Risiko |
|---|---|---|---|---|---|
| Schluckbeschwerden | Videofluoroskopie, Bariumbreischluck | ● | Zeigt funktionelle Störungen (auch des Ösophagus), Divertikel, Strikturen, Webs; manche davon nicht sicher endoskopisch beurteilbar; Untersuchung mit Marshmallow zur Aufdeckung subtiler Strikturen, Endoskopie bei Malignomverdacht | ☢☢ | ++; **Cave:** Barium bei Aspirationsgefahr |
| V.a. Ösophagusperforation | CT | ● | Primäre Untersuchung, auch bei weiteren Komplikationen; Endoskopie zur Einlage überbrückender Magensonden | ☢☢☢ | ++ |
| Blutung GI-Trakt (Hämatemesis, Meläna) | Endoskopie | ● | Zur Diagnose u. lokaler Hämostase; Kapselendoskopie hilfreich bei Dünndarmblutungen | – | ++ bei Intervention |
| | CT | ● | Wenn Endoskopie frustran u. Blutung aktiv; native, früh- u. spätarterielle Phase essenziell; zeigt Angiodysplasien | ☢☢☢ | ++ KM-Gabe |
| | Angiografie | ● | Zur Entdeckung, genauen Lokalisation u. akuten Behandlung signifikanter Blutungen, v.a. im Darm; präoperativ | ☢☢☢ | ++ KM-Gabe/ Intervention |
| | NM (Tc-markierte Erythrozyten) | ● | Nachweis intermittierender Blutungen nach erfolgloser Endoskopie; genaue Lokalisation häufig schwierig | ☢☢ | ++ Tracer-Gabe |
| | MR | ● | Spezielle Enterografie zeigt Dünndarmentzündung u. Tumoren | – | ++ KM-Gabe |
| Magen- u. Duodenalulkus | Endoskopie | ● | Zur Diagnose u. Biopsie; zur Verlaufsbeurteilung | – | ++ bei Biopsie |
| | CT | ● | Zur Detektion von Komplikationen | ☢☢☢ | ++ KM-Gabe |
| Dysmotilität o. Obstruktionssymptome postoperativ | Bariumbreischluck | ● | Zeigt postoperative Anatomie, dilatierte afferente Schenkel, stenosierte o. insuffiziente Anastomosen, interne Hernien etc., bei komplexen Befunden/V.a. Perforation o. Insuffizienz CT mit jodhaltigem oralen KM erwägen | ☢☢ | ++ |
| | NM | ● | Magenentleerung, Dumping u. Stase gut beurteilbar | ☢☢ | ++ Tracer-Gabe |

| Klinisches Problem | Untersuchungsmodalität | € | Klinische Anmerkung | Dosis | Risiko |
|---|---|---|---|---|---|
| Akutes Abdomen/Dünndarmobstruktion/entzündliche Kolonerkrankung im akuten Schub | Röntgen Abdomen | 🟡 | Dokumentiert Ileus u. beweist freie Luft im Stehen o. Linksseitenlage (jeweils für > 10 min), jedoch nicht Ursache; Thoraxaufnahme einschließen z. A. basale Pneumonie | ☢☢ | – |
| | CT | 🔴 | Primäruntersuchung. Dokumentiert Perforation, Ischämie, Appendizitis, Obstruktion (Ort u. Ursache); bei Kindern zunächst US. | ☢☢☢ | ++ KM-Gabe |
| | MR | 🟣 | Spezielle Enterografie zeigt Entzündung u. Tumoren besonders im Dünndarm | – | ++ KM-Gabe |
| Entzündliche Kolonerkrankung: Verlauf | Endoskopie | 🟡 | Zeigt Komplikationen, Dysplasie, Striktur, Entartung | – | ++ bei Biopsie |
| | MR | 🟣 | Zeigt Ausdehnung und Aktivität/Fisteln | – | ++ KM-Gabe |
| Tastbarer Abdomen- o. Beckentumor/abdominelle Sepsis | US | 🟡 | Primäre Untersuchung; Differenzierung Zysten/solide Tumoren; KM-Gabe erwägen; kleine Tumoren können übersehen werden; US-geleitete Biopsie | – | ++ bei KM-Gabe u. Biopsie |
| | CT | 🔴 | Primäre Untersuchung, wenn Zweifel nach US; beweist Abszesse; Staging, CT-geleitete Biopsie o. Drainage; OP-Planung | ☢☢☢ | ++ KM-Gabe u. bei Biopsie o. Drainage |
| Obstipation | Röntgen Abdomen | 🟡 | Transitstudie im Liegen nach oraler röntgendichter Markergabe quantifiziert Transit | ☢☢ | – |
| Leberzirrhose | US | 🟡 | Primäre Untersuchung, dokumentiert Aszites, offene Pfortader, Varizen; CT u. MR für Komplikationen u. HCC-Diagnostik | – | ++ bei KM-Gabe u. Biopsie |
| Ikterus | US | 🟡 | Differenziert zuverlässig obstruktiven vom nichtobstruktiven Ikterus | – | – |
| | MR | 🟣 | Wenn bei schmerzhaftem obstruktivem Ikterus keine Ursache sichtbar, MR u. MR-Cholangiografie erwägen; Therapieplanung | – | ++ KM-Gabe |
| | CT | 🔴 | Wenn im US Obstruktion unterhalb des Hilum, besonders bei Schmerzlosigkeit zur Diagnose, Staging u. OP-Planung; CT-geleitete Biopsie | ☢☢☢ | ++ KM-Gabe u. bei Biopsie |
| | ERCP | 🟣 | Wenn intraduktale Konkremente bewiesen; zur Diagnose der sklerosierenden Cholangitis; hohes Risiko iatrogener Pankreatitis | ☢ | +++ |
| Akute Pankreatitis | US (auch endoskop.) | 🟡 | Zum Ausschluss gallensteininduzierter Pankreatitis; Verlaufskontrolle Verhalte | – | – |
| | CT | 🔴 | Nach 72 h zur Erfassung schwerer Komplikationen; ERCP eher bei Interventionen | ☢☢☢ | ++ KM-Gabe, bei Drainage |
| | ERCP | 🟣 | Zur Intervention | ☢ | +++ |
| Chronische Pankreatitis | US (auch endoskop.) | 🟡 | Zeigt Verkalkungen u. Parenchymveränderungen, endoskop. US zur Beurteilung der Gänge u. Feinnadelbiopsie | – | – |
| | CT | 🔴 | Zeigt Verkalkung, Tumoren, Verhalte, vaskuläre Befunde | ☢☢☢ | ++ KM-Gabe |
| | ERCP | 🟣 | Zur Intervention | ☢ | +++ |
| Screening 50–75 J. mit positivem Hämoccult | Kolo-/Rektoskopie | 🔴 | Primäre Untersuchung; erlaubt sofortige histologische Sicherung; **cave** bei Divertikulose u. Colon elongatum; Ausschluss Zweittumor! | – | ++ bei Biopsie |
| | CT | 🔴 | Wenn Koloskopie unmöglich oder inkomplett, CT-Kolografie erwägen. | ☢☢☢ | ++ KM-Gabe |

## 3.7 Interventionelle Radiologie und Angiographie

| Klinisches Problem | Unter-suchungs-modalität | € | Klinische Anmerkung | Dosis | Risiko |
|---|---|---|---|---|---|
| Endovaskuläre Therapie peripherer Beinarterien | Angioplastie/Stentimplantation | ● | Bei Claudicatio intermittens u. kritischer Ischämie der Extremität nach Entscheidung im multidisziplinären Team | ☢☢☢☢ | +++ |
| | CTA | ● | Orientierende Bildgebung vor Intervention | ☢☢☢ | ++ KM-Gabe |
| Falsches Aneurysma nach Punktion | US (Kompression) o. Thrombininjektion | ● | Perkutane Thrombin-Injektion als verlässliche Therapie; längere Kompression als Alternative | – | – |
| Symptomatisches Uterusmyom | Transarterielle Embolisation | ● | Effektive u. verträgliche Therapie als Alternative zur Hysterektomie; MR-geleitete US-Therapie kann erwogen werden | ☢☢☢ | +++ |
| Abdominelles Aortenaneurysma | US | ● | Für Screening u. Verlauf:<br>• Jährlich bei 3–4,4 cm Diameter<br>• 3-monatlich für 4,5–5,4 cm Diameter<br>• Bei Dynamik o. ≥ 5,5 cm chirurg. Konsil! | – | – |
| | CTA | ● | • Bei schlechter Schallbarkeit, Komplikationen | ☢☢☢ | ++ KM-Gabe |

## 3.8 Bildgebung im Bereich muskuloskelettales System

| Klinisches Problem | Unter-suchungs-modalität | € | Klinische Anmerkung | Dosis | Risiko |
|---|---|---|---|---|---|
| Atlantoaxiale Subluxation | Rö-HWS | ● | Laterale HWS dokumentiert signifikante Subluxation in rheumat. Arthritis, Down-Syndrom etc. | ☢ | – |
| | CT | ● | Nativ für genauere Analyse | ☢☢☢ | – |
| | MR | ● | Zeigt Myelonbeteiligung bei Neurologie o. pathologischem Rö-Befund | – | ++ KM-Gabe |
| Nichttraumatische HWS Schmerzen, Brachialgie | MR | ● | Bei einschränkenden Schmerzen, Neurologie, Trauma, V. a. Neoplasie o. Infektion | – | ++ KM-Gabe |
| | CT | ● | Orientierende Bildgebung vor Intervention | ☢☢☢ | – |
| Chronische Lumbalgie ohne Zeichen der Infektion o. Neoplasie | MR | ● | Nur bei schwerwiegenden u. unklaren Beschwerden; vor OP | – | ++ |
| | Rö-LWS | ● | Wenn osteoporotische Frakturen o. Spondylolisthese möglich | ☢ | – |
| Akute Lumbalgie mit signifikanten neurologischen Symptomen, Immunsuppression, Steroidmedikation, Fieber | MR | ● | Primäre Untersuchung | – | ++ KM-Gabe |

| Klinisches Problem | Untersuchungsmodalität | € | Klinische Anmerkung | Dosis | Risiko |
|---|---|---|---|---|---|
| V. a. Osteomyelitis | MR | 🟣 | Beweist Osteomyelitis u. zeigt Weichteilkomplikationen, bei Metallartefakten, KM-CT, Szintigrafie o. PET-CT erwägen; bei Kleinkindern US erwägen (wegen erforderlicher Anästhesie im MR) | – | ++ |
| | Rö | 🟢 | Zur Verlaufsbeurteilung, in der Frühphase unauffällig | ☢ | – |
| V. a. primären Knochentumor, Knochenschmerzen | Rö | 🟢 | Primäre Untersuchung, bei Knochenschmerzen; wesentlich für Differenzialdiagnose; wenn auffällig: Knochentumorzentrum | ☢ | – |
| | MR | 🟣 | Weitere Charakterisierung u. lokales Staging | – | ++ KM-Gabe |
| V. a. Skelettmetastasen/Myelom | MR | 🟣 | Ganzkörperuntersuchung sensitiver u. spezifischer als Szintigrafie; bei V. a. Myelonkompression | – | ++ KM-Gabe |
| | CT | 🔴 | Niedrigdosis-Ganzkörper-CT als Alternative zu MR | ☢☢ | ++ |
| | NM | 🔴 | Sensitiv jedoch wenig spezifisch; bei bekannten Primärtumoren; nicht bei Myelom | ☢☢ | ++ Tracer-Gabe |
| Metabolische Knochenerkrankung | Rö-LWS | 🟢 | Primäre Untersuchung bei V. a. osteoporotische Fraktur, Osteomalazie, Hyperparathyreoidismus | ☢ | – |
| | DXA | 🟡 | Zur Quantifizierung bei Osteoporose | ☢ | + |
| | CT | 🔴 | CT-Densitometrie sensitiver u. spezifischer, jedoch höhere Dosis | ☢☢ | + |
| Arthropathie | Rö-Gelenk | 🟢 | Differenzierung degenerativ/entzündlich | ☢ | – |
| | Rö-Hände/Füße | 🟢 | Zum Nachweis knöcherner Veränderungen (z. B. Erosionen, osteophytäre Ausziehungen/Anbauten), z. B. bei rheumatoider Arthritis | ☢ | – |
| | US | 🟡 | Zeigt akute Synovitis u. Erosionen, zur Steuerung von Injektionen, Bewegungsstudien, zum Therapiemonitoring | – | ++ KM-Gabe |
| | MR | 🟣 | Zeigt akute Synovitis u. Erosionen, zum Therapiemonitoring | – | ++ KM-Gabe |
| Schmerzende Schulter/V. a. Rotatorenmanschettenruptur o. Impingement | US | 🟡 | Primäre Untersuchung zur Beurteilung der Manschette u. der Weichteile, zur US-geleiteten Injektion; Bewegungsstudien | – | ++ bei Injektion |
| | MR | 🟣 | Bei größerem o. komplexem Trauma, Übersichtsuntersuchung | – | ++ KM-Gabe |
| | Rö-Schulter | 🟢 | Präoperativ | ☢ | – |
| Schulterinstabilität | Rö-Schulter | 🟢 | Zeigt typische knöcherne Befunde | ☢ | – |
| | MR-Arthrografie | 🟣 | Zeigt Labrum u. Ligament | | ++ intraartikuläre KM-Gabe |
| | CT-Arthrografie | 🔴 | Wenn MR-Arthro unmöglich o. Metall in situ | ☢☢ | ++ intraartikuläre KM-Gabe |
| Sakroiliakale Schmerzen | Rö-IS-Gelenk | 🟢 | Erkennt fortgeschrittene Sakroiliitis; übersieht frühe Stadien | ☢ | – |
| | CT | 🔴 | Zur weiteren Abklärung | ☢☢ | – |
| | MR | 🟣 | Erkennt Inflammation u. strukturelle Schäden im Frühstadium | – | ++ KM-Gabe |

| Klinisches Problem | Untersuchungsmodalität | € | Klinische Anmerkung | Dosis | Risiko |
|---|---|---|---|---|---|
| Unspezifische Hüftschmerzen | Rö Hüftgelenk | 🟢 | Erkennt Arthrose, Arthritis, Dysplasie, Impingement | ☢ | – |
| | MR | 🟣 | Wenn Rö-Hüfte unauffällig z. A. Hüftkopfnekrose und transitorische Osteoporose. | – | ++ |
| Knieschmerzen ohne Blockierung | Rö-Kniegelenk | 🟢 | Bildgebung nicht zwingend, MR bei Zeichen der Entzündung, Komplikationen erwägen; US bei V. a. Bursitis erwägen | ☢ | – |
| Knieschmerzen mit Blockierung | MR | 🟣 | Primäre Untersuchung für Meniskusschäden u. freie Gelenkkörper | – | ++ |
| Schmerzhafte Prothese | Rö des Gelenks | 🟢 | Erkennt Lockerung | ☢ | – |
| | NM (Knochen o. Leukozyten-Szintigramm) | 🔴 | Schließt Lockerung aus; 3-Phasen-Szintigrafie zur Differenzierung steriler/infektiöser Lockerung | ☢☢ | ++ Tracer-Gabe |
| Hallux valgus | Rö-Fuß | 🟢 | Präoperativ | ☢ | – |
| Weichteiltumor | US | 🟡 | Primäre Untersuchung für oberflächliche Läsionen, Differenzierung zystisch/solide; Vaskularisation; Monitoring; Biopsie | – | ++ bei KM-Gabe u. Biopsie |
| | MR | 🟣 | Primäre Untersuchung für tiefe u. große Läsionen, Differenzierung zystisch/solide; Vaskularisation, Monitoring | – | ++ KM-Gabe |
| | Rö | 🟢 🟣 | Bei Nähe zum Knochen, zur Beurteilung von Verkalkungen; bei Komplexität CT erwägen | ☢ | – |
| Achillodynie | US, MR | 🟡 🟣 | Detektion von Entzündung, Sehnenverletzung, Weichteilverletzungen | – | ++ KM-Gabe |
| | Rö | 🟢 | Haglund-Exostose | ☢ | – |

## 3.9 Bildgebung im Bereich ZNS

| Klinisches Problem | Untersuchungsmodalität | € | Klinische Anmerkung | Dosis | Risiko |
|---|---|---|---|---|---|
| Akuter Hirninfarkt | CT | 🔴 | Sofortiges natives CT, um 4,5-h-Thrombolysefenster einzuhalten; Ausschluss Blutung; Perfusionsstudie zur Abschätzung Infarktgröße; CT-Angiografie inklusive Halsgefäße, wenn mechanische Thrombolyse erwogen wird, V. a. Dissektion o. Karotisstenose, junge Patient*innen | ☢☢☢ | ++ (bei Perfusion u. Angio: KM-Gabe) |
| | MR | 🟣 | Wenn Infarkt nicht sicher, um andere Pathologie zu erkennen; wenn Infarkt älter als 7 d; bei V. a. venösen Infarkt (Sinusvenenthrombose), V. a. Dissektion o. Karotisstenose, junge Patient*innen | – | ++ KM-Gabe |

| Klinisches Problem | Untersuchungsmodalität | € | Klinische Anmerkung | Dosis | Risiko |
|---|---|---|---|---|---|
| TIA | CT | ● | Erfasst Hirnblutung u. subakuten Infarkt, weitere Pathologien; CT-Angiografie der Halsgefäße, wenn Karotiseingriff erwogen wird; wenn Angio unauffällig, ECG erwägen | ☢☢☢ | ++ (2. Scan: KM-Gabe) |
| | MR | ● | Erfasst Hirnblutung u. subakuten Infarkt, weitere Pathologien; MR-Angiografie der Halsgefäße, wenn Karotiseingriff erwogen wird | – | ++ KM-Gabe |
| Hirnmarkerkrankungen | MR | ● | Primäre Untersuchung bei multipler Sklerose u. anderen demyelinisierenden Erkrankungen; erfasst Aktivität, Therapieeffizienz u. Komplikationen | – | ++ KM-Gabe |
| Intrakranialer Tumor | MR | ● | Primäre Untersuchung für Tumoren und Abszesse, vor OP. Kann Verkalkungen übersehen; CT erwägen, wenn MR unmöglich; Verkalkung, Blutung relevant oder Schädelbasis beteiligt | – | ++ KM-Gabe |
| Akute Hirndrucksymptomatik | CT | | Schnelle Untersuchung | ☢☢☢ | Nativ |
| Plötzlicher schwerster Kopfschmerz, V. a. SAB; v. a. bei fokalem neurolog. Defizit, Papillenödem Änderung Bewusstseinsniveau | CT | ● | Primäre Untersuchung. Erfasst subarachnoidale und etwaige intraventrikuläre Blutung, Hydrozephalus. | ☢☢☢ | ++ |
| | MR | ● | Wenn in CT u. Lumbalpunktion SAB ausgeschlossen, alternative Pathologien | – | ++ KM-Gabe |
| V. a. Hypophysenproblem, Fossa-posterior-Symptomatik | MR | ● | Primäruntersuchung; dringlich, wenn sich Sicht verschlechtert; Diffusionswichtung für Infarkte des Hirnstamms | – | ++ KM-Gabe |
| | CT | ● | Wenn MR unmöglich, akut bei V. a Blutung, bei Schädelbasistumoren | ☢☢☢ | ++ KM-Gabe |
| Hydrozephalus: Shuntdysfunktion | MR | ● | Schnelle MRs, wenn ohne Anästhesie möglich, zur Einstellung programmierbarer Ventile, sonst Niedrigdosis-CT | – | ++ |
| | Rö-Shuntverlauf | ● | Bei V. a. mechanisches Versagen: Abknickung, Fraktur o. Abriss | ☢ | – |
| Demenz, Gedächtnisstörungen | CT | ● | Zeigt Ausmaß u. Ort des Volumenverlusts; schließt andere Pathologien aus: Hydrozephalus, Tumor o. Blutung | ☢☢☢ | ++ |
| | MR | ● | Bei akuter Demenz: Limbische Enzephalitis, Creutzfeldt-Jakob-Krankheit. | – | ++ |
| | NM (MIBG/ FP-CIT [DaTSCAN]) | ● | Differenzierung Alzheimer/Lewy-Body-Demenz | ☢☢ | ++ Tracer-Gabe |
| Orbitale Pathologie, akute visuelle Störungen, Sehfelddefekte | MR | ● | Primäruntersuchung der Orbita bei V. a. Entzündung, endokrine Ophthalmopathie u. Tumoren; Pathologie der Sehstrahlung | – | ++ KM-Gabe |
| | US | ● | Bei Pathologie des Globus u. der anterioren Orbita | – | – |
| Epilepsie | MR | ● | Primäruntersuchung bei Erwachsenen, v. a. aussagekräftig bei temporaler Epilepsie; CT, wenn bei akuter Epilepsie MR nicht möglich | – | ++ KM-Gabe |

| Klinisches Problem | Untersuchungsmodalität | € | Klinische Anmerkung | Dosis | Risiko |
|---|---|---|---|---|---|
| Screening intrakranieller Aneurysmen (z. B.: > 1 direkte Verwandte mit SAB) | MR-Angiografie | ● | Primäruntersuchung nur in Zentren; CT-Angio, wenn MR nicht möglich | – | ++ KM-Gabe |
| V. a. Sinusvenenthrombose | MR | ● | Primäruntersuchung zeigt venösen Infarkt u. MR-Venografie beweist Thrombose; CT und CT-Venografie, wenn MR nicht möglich | – | ++ KM-Gabe |



## 3.10 Bildgebung im Bereich Geburtshilfe und Gynäkologie

| Klinisches Problem | Untersuchungsmodalität | € | Klinische Anmerkung | Dosis | Risiko |
|---|---|---|---|---|---|
| Screening der Schwangerschaft | US | ● | • In früher Schwangerschaft (9.–13. Wo.) zur Datierung, Anzahl der Feten, Chorionstatus, strukturelle Schäden<br>• Analyse der Nackenfalte (11.–14. Wo.) bei V. a. Down-Syndrom<br>• Untersuchung auf strukturelle Schäden (18.–20. Wo.) nur hilfreich, wenn Beendigung Schwangerschaft erwogen würde<br>• Weitere Untersuchungen nur bei Hochrisikoschwangerschaften | – | – |
| V. a. ektope Schwangerschaft | US transvaginal | ● | Nach positivem Schwangerschaftstest beste Untersuchung zur Lokalisation | – | – |
| Fraglich vitale Schwangerschaft | US transvaginal | ● | Zur Bestimmung Existenz u. Größe Gestationssack, Dottersack, Embryo, Herzaktion; mind. eine Wiederholungsuntersuchung nach 1 Wo. erforderlich | – | – |
| Vaginale Blutung, prä- u. postmenopausal | US transvaginal | ● | Nach Spekulumuntersuchung; zum Ausschluss signifikanter endometrialer o. adnexaler Pathologie; wenn TVUS u. Ausschabung ohne Resultat, MR erwägen | – | – |
| Raumforderung o. Entzündung im Becken, V. a. Endometriose | US, US transvaginal | ● | Kombiniert zur Lokalisation u. Klassifikation | – | – |
| | MR | ● | Wenn US nicht eindeutig, präoperativ | – | ++ KM-Gabe |
| Verlorener Intrauterinpessar | US, US transvaginal | ● | Zur Lokalisation u. Lagebestimmung | – | – |
| > 3 Fehlschwangerschaften, Unfruchtbarkeit | US, US transvaginal | ● | Dokumentiert kongenitale u. erworbene Pathologie | – | – |
| V. a. zu engen Geburtskanal | MR | ● | Ideale Untersuchung; CT in Niedrigdosis nur, wenn MR unmöglich | – | ++ |
| Inzidentelle Ovarzyste postmenopausal | US, US transvaginal | ● | Bei normalem CA-125-Marker und < 5 cm konservative Therapie, bei 2–5 cm 4-Monatskontrolle; wenn CA-125 erhöht o. Zyste > 5 cm gynäkologisches Konsil erforderlich | – | – |

## 3.11 Bildgebung im Bereich Pädiatrie

| Klinisches Problem | Untersuchungsmodalität | € | Klinische Anmerkung | Dosis | Risiko |
|---|---|---|---|---|---|
| V. a. Hirnmalformation | MR | 🟣 | Ideale Untersuchung; bei Kleinkindern transfontaneller US | – | ++ |
| V. a. Wirbelsäulenfehlbildung | MR | 🟣 | Primäruntersuchung | – | ++ KM-Gabe |
| | Rö | 🟢 | Zeigt Knochenvarianten, Skoliosen, Spondylolysen | ☢☢ | – |
| Abnorme Kopfform | US | 🟡 | Dokumentiert bei offener Fontanelle Hydrozephalus u. Balkenfehlbildung; wenn unmöglich o. nicht ausreichend, MR erforderlich | – | – |
| Epilepsie | MR | 🟣 | Nach EEG u. Einschätzung durch Spezialisten, bei früher Epilepsie, fokaler Neurologie, frustraner Medikation; funktionelles MR für chirurgische Planung | – | ++ |
| Signifikante Rückenschmerzen beim Kind | MR | 🟣 | Bei V. a. Neoplasie, Entzündung, Fraktur, Cauda-equina-Syndrom, Spondylolyse, Morbus Bechterew | – | ++ |
| V. a. Invagination | US | 🟡 | In erfahrener Hand Diagnose und Therapie mittels Luft- oder Wassereinbringung unter US-Sicht | – | – |
| | Rö-Abdomen (im Stehen) | 🟢 | Schließt Perforation aus, zeigt Ausmaß der Obstruktion | ☢☢ | – |
| Verschluckter o. aspirierter Fremdkörper (z. B. Lithium-Batterien) | Thorax 2 Eb. sowie Hals u. Gesicht lat. | 🟢 | Findet röntgendichte Fremdkörper u. pulmonale Komplikationen; bei Normalbefund u. starkem Verdacht Bronchoskopie; bei scharfen o. giftigen FK Rö-Abdomen zur Dokumentation der Passage | ☢ | – |
| V. a. Pylorusstenose/tastbarer Bauchtumor | US | 🟡 | Beweist hypertrophe Pylorusstenose; bestätigt abdominelle Raumforderung; zur Differenzialdiagnose MR erwägen | – | – |
| Akuter Bauchschmerz | US | 🟡 | Übersichtsuntersuchung | – | – |
| V. a. Kindesmissbrauch | MR | 🟣 | Bei unauffälliger Akutdiagnostik (CT-Kopf) zum Nachweis okkulter Hirntraumata | – | ++ |
| | NM (Knochenszintigrafie) | 🔴 | Zur Detektion älterer u. okkulter Frakturen bei Kindesmissbrauch | ☢☢ | ++ Tracer-Gabe |
| V. a. Wachstumsstörung | Rö-Hand (nicht dominante Seite) | 🟢 | Lebensalter > 1 J.; zeigt Skelettalter; bei Dysplasien Skelettstatus | ☢ | – |
| Schmerzende Hüfte/V. a. Hüftdysplasie | US | 🟡 | Beweist Erguss u. unterstützt Punktion; beweist Dysplasie; bei V. a. Morbus Perthes o. Epiphysiolyse Rö-Hüfte | – | ++ bei Punktion |
| Fokaler Knochenschmerz | Rö | 🟢 | Primäre Untersuchung; wenn nicht eindeutig, MR erwägen | ☢ | – |
| Anhaltendes Einnässen | US | 🟡 | Zum Ausschluss anatomischer Ursachen | – | – |

## 3.12 Bildgebung bei Trauma

| Klinisches Problem | Untersuchungsmodalität | € | Klinische Anmerkung | Dosis | Risiko |
|---|---|---|---|---|---|
| SHT: niedriges Risiko der intrakraniellen Verletzung (voll orientiert, keine Amnesie, keine neurologischen Defizite) | Keine | – | 24-h-Überwachung durch verantwortungsvollen Erwachsenen zu Hause möglich nach genauen Instruktionen; stationäre Überwachung, wenn dies nicht möglich | – | – |
| SHT: ab mittlerem Risiko der intrakraniellen Verletzung (Bewusstseinseinschränkung, Amnesie, Skalpwunde, neurologische Symptome, zweimaliges Erbrechen, Wiedervorstellung in Notaufnahme, inadäquate Anamnese/Untersuchbarkeit, epileptischer Anfall, V. a. Schädelbasisfraktur, instabiler Kreislauf, Koma nach Reanimation)<br>Kind ≤ 5 J. (pralle Fontanelle, Fall aus > 50 cm Höhe o. auf harte Fläche) | CT | 🔴 | Natives CT primäre Untersuchung; wenn normal, 24-h-Überwachung in leichteren Fällen auch zu Hause möglich (wie oben) oder stationär; sonst neurochirurgisches Konsil. CTA bei Scherverletzungen zum Ausschluss von Dissektionen. | ☢☢☢ | ++ Sedierung bei unkooperativen Patient*innen nur nach neurologischer Untersuchung! |
| Orbitafraktur/Penetration/ Fremdkörper/Gesichtsfraktur | CT | 🔴 | Primäre Untersuchung zur Diagnose und chirurgischen Planung, bei V. a. aktive Blutung biphasisches KM-CT anschließen | ☢☢☢ | ++ |
| V. a. Kieferfraktur | Rö-OPG | 🟡 | Primäre Untersuchung zur Diagnose u. chirurgischen Planung; CT bei komplexer Fraktur | ☢☢ | – |
| HWS-Trauma: eingeschränkte Beweglichkeit auf < 45°, Parästhesien, Alter > 65 J., Fall aus > 1 m Höhe, Bewusstlosigkeit, Schmerzen | CT | 🔴 | Primäre Untersuchung bei signifikantem Trauma; wenn CT bei starker Symptomatik normal, MR erwägen; Rö-HWS bei geringer Symptomatik erwägen | ☢☢☢ | ++ |
| | MR | 🟣 | Bei neurologischen Symptomen; zeigt Myelon-Schaden u. Kompression, ligamentäre Schäden u. Frakturen | – | ++ |
| BWS-/LWS-Trauma | CT | 🟡 | Primäre Untersuchung; Rekonstruktionen notwendig | ☢☢☢ | – |
| | MR | 🟣 | Bei neurologischen Symptomen; zeigt Myelon-Schaden u. Kompression, ligamentäre Schäden u. Frakturen | – | ++ |
| V. a. Becken- u./o. Schenkelhalsfraktur | Rö-Becken/ Hüftgelenk | 🟡 | Primäre Untersuchung zur Diagnose u. chirurgischen Planung; CT bei komplexer Fraktur u. Diskrepanz zur Klinik; MR bei anhaltendem Verdacht ohne Bildkorrelat | ☢☢ | – |
| Beckenverletzung mit Harnröhrenblutung | CT | 🔴 | Primäre Untersuchung; Spätaufnahmen zur kompletten Darstellung der Harnwege; retrograde Urethrografie erwägen, wenn Fragen bleiben | ☢☢☢ | ++ KM-Gabe |
| Schulterverletzung | Rö-Schulter | 🟢 | Primäre Untersuchung, mind. 2 Projektionen; MR/CT nach Spezialistenkontakt | ☢ | – |

| Klinisches Problem | Untersuchungsmodalität | € | Klinische Anmerkung | Dosis | Risiko |
|---|---|---|---|---|---|
| Ellenbogenverletzung | Rö-Ellenbogen | 🟢 | Primäre Untersuchung, mind. 2 Projektionen; zeigt Fraktur u. Erguss. MR/CT erwägen, wenn nach Spezialistenkontakt noch Fragen offen. | ☢ | – |
| V. a. Skaphoidfraktur | CT | 🟢 | Primäre Untersuchung, wenn Zweifel bleiben: MR | ☢☢ | – |
| Knieverletzung | Rö Kniegelenk | 🟢 | Primäre Untersuchung bei stumpfem Trauma o. Fall; MR bei anhaltenden Beschwerden u. Weichteilbeteiligung, V. a. Band- o. Meniskusschaden | ☢ | – |
| Sprunggelenkverletzung/Fußverletzung | Rö-Sprunggelenk/Fuß | 🟢 | Primäre Untersuchung bei stumpfem Trauma, Verdrehung o. Fall; MR bei anhaltenden Beschwerden u. Weichteilbeteiligung, Komplexität, V. a. Bandschäden. CT zur Therapieplanung bei ossären Verletzungen. | ☢ | – |
| Stressfraktur | Rö | 🟢 | Primäre Untersuchung mit meist typischem Bild. CT bei subtilen Veränderungen erwägen. | ☢ | – |
| | MR | 🟣 | Wenn Rö unauffällig o. zweifelhaft | – | ++ |
| Fremdkörper in Weichteilverletzung | Rö | 🟢 | Primäre Untersuchung für Metall u. Glas; Verbände etc. entfernen! | ☢ | – |
| | US | 🟡 | Primäre Untersuchung für Holz, Plastik u. Dornen | – | – |
| Thoraxtrauma | Rö-Thorax | 🟢 | Zur Tubus- u. ZVK-Kontrolle; schließt Spannungspneu u. signifikante Pleurablutung aus | ☢ | – |
| | US | 🟡 | Schnelle Untersuchung für pleurale o. perikardiale Blutung | – | – |
| | CT | 🔴 | Bei stabilisierbarem Patient*innen u. signifikantem Trauma Traumaspirale z. A. Pneu, Blutung (pleural, mediastinal, perikardial), Dissektion, Aneurysma, Frakturen | ☢☢☢ | ++ KM-Gabe |
| Stumpfes u. penetrierendes Bauchtrauma, Nierentrauma | US | 🟡 | Schnelle Untersuchung für freie Flüssigkeit (FAST [focused assessment with sonography for trauma]) | – | – |
| | CT | 🔴 | Umfassende u. akkurate Übersichtsuntersuchung; bei V. a. Nierentrauma-Spätphase zur Darstellung der ableitenden Harnwege. Blutungsprotokoll (drei Phasen) erwägen. | ☢☢☢ | ++ KM-Gabe |
| Lebensbedrohliches Trauma | Rö-Thorax | 🟢 | Zur Tubus- u. ZVK-Kontrolle | ☢ | – |
| | US | 🟡 | eFAST (extended focused assessment with sonography for trauma): Ausschluss von freier Flüssigkeit intraabdominal, intrathorakal sowie Perikarderguss u. Pneumothorax | – | – |
| | CT-Polytraumaspirale | 🔴 | Nach nativem Kopf-CT, bei stabilisierbarem Patient*innen; schnelle, umfassende u. akkurate Übersichtsuntersuchung. Wenn explizite Frage nach aktiver Blutung, 3-Phasen-Blutungsprotokoll. | ☢☢☢ | ++ KM-Gabe |

## 3.13 Bildgebung des Urogenitaltrakts und der Nebennieren

| Klinisches Problem | Untersuchungsmodalität | € | Klinische Anmerkung | Dosis | Risiko |
|---|---|---|---|---|---|
| Akutes u. chronisches Nierenversagen | US | ● | Erfasst Nierengröße, Parenchymdicke u. Abflussbehinderungen; zur Biopsie, wenn notwendig. FKDS erfasst Gefäßstatus/Perfusion. | – | ++ bei KM-Gabe u. Biopsie |
| V. a. Steinkolik, Harnabflussbehinderung | US | ● | Primäruntersuchung zur Erkennung Harnstau/Konkremente. Wenn nicht diagnostisch: Low-Dose-CT. | – | – |
| V. a. Nierentumor | US | ● | Unterscheidet solide von zystischen Läsionen > 2 cm, KM erleichtert Klassifikation. Bei unklaren Befund: ggf. MRT erwägen. | – | – |
| | MR | ● | Mehrphasige KM-Untersuchung detektiert u. klassifiziert | – | ++ KM-Gabe |
| V. a. Transplantatdysfunktion | US | ● | Zeigt Morphologie von NTX u. Gefäßen, Perfusion u. Umgebungsbeurteilung (z. B. Hämatom etc.), ggf ergänzend mit KM oder US-gestützter Biopsie | – | ++ KM-Gabe u. Punktion |
| Abflussbehinderung untere Harnwege | US | ● | Zeigt Blasenvolumen vor u. nach Entleerung, Prostatagröße, Blasensteine, Blutkoagel | – | – |
| Skrotaler Tumor ± Schmerzen | US | ● | Unterscheidet testikuläre von anderen Läsionen; Doppler-US beweist Varikozelen u. Torsion; Biopsie meist operativ | – | – |
| V. a. funktionalen Nebennierentumor/primären Hyperaldosteronismus<br>Zufällig entdeckte nicht funktionale Tumoren:<br>• ≤ 2 cm keine Kontrolle<br>• Bei Herden > 4 cm Biopsie erwägen | MR | ● | Bei erhöhten Katecholaminen u. Klinik zur Differenzierung u. Charakterisierung der Tumoren bzw. Hyperplasie; Opposed-Phase-Sequenz zur Differenzierung Adenom | – | ++ KM-Gabe |
| Männliche Unfruchtbarkeit | US | ● | Zeigt Volumen u. Textur des Hodens, schließt Varikozele u. andere Pathologien aus; transrektaler US zur Beurteilung des Samenbläschens etc. | – | – |
| Hämaturie | US | ● | Zeigt Konkremente u. Harnstau; bei jungen Patient*innen kombiniert mit Zystoskopie | – | – |
| | MR | ● | Detektiert u. differenziert Nieren- u. Urotheltumoren | – | ++ KM-Gabe |
| Asymptomatische Patient*innen mit erhöhtem PSA | MR | ● | Spezielles Protokoll lokalisiert Tumor für die Biopsie | – | ++ |
| | US | ● | Transrektaler US kann Malignität nicht ausschließen, jedoch Biopsie leiten | – | – |

KAPITEL

# 4 Die wichtigsten Fälle bildgebender Verfahren

Jörg-W. Oestmann, Elke Zimmermann

## 4.1 Dyspnoe aus heiterem Himmel

### Anamnese

Ein junger Mann kommt zu Ihnen in die internistische Notaufnahme. Er berichtet über Fieber, Husten, Schwächegefühl und zunehmende Atemnot seit vorgestern. Er gibt eine länger bestehende HIV-Erkrankung an. Nach einem negativen COVID-19-Test führen Sie die klinische Untersuchung durch und lassen ein Röntgen des Thorax (➤ Abb. 4.1) anfertigen.

Eine junge Frau stellt sich mit gleichen jedoch stärkeren Symptomen vor und in der klinischen Untersuchung lassen sich auskultatorisch Rasselgeräusche feststellen/dokumentieren. Sie fordern ebenfalls eine Bildgebung an (➤ Abb. 4.2).

**HILFESTELLUNG**

Häufig ist das Röntgenbild die erste objektive Dokumentation des Krankheitsbildes. Die Schilderungen der Patient*innen, aber auch die Deutungen der Kliniker*innen können inkomplett oder stark subjektiv eingefärbt sein und auf falsche Fährten locken. Viel spricht daher dafür, ein Bild erst einmal ohne diese Vorinformationen anzuschauen und auf sich wirken zu lassen. Sodann folgt die Korrelation mit der Anamnese und Fragestellung auf dem Überweisungsschein. Ergibt sich weiterhin kein klares Bild, schreitet man als Diagnostiker*in zum Äußersten: Man spricht mit dem erkrankten Menschen …

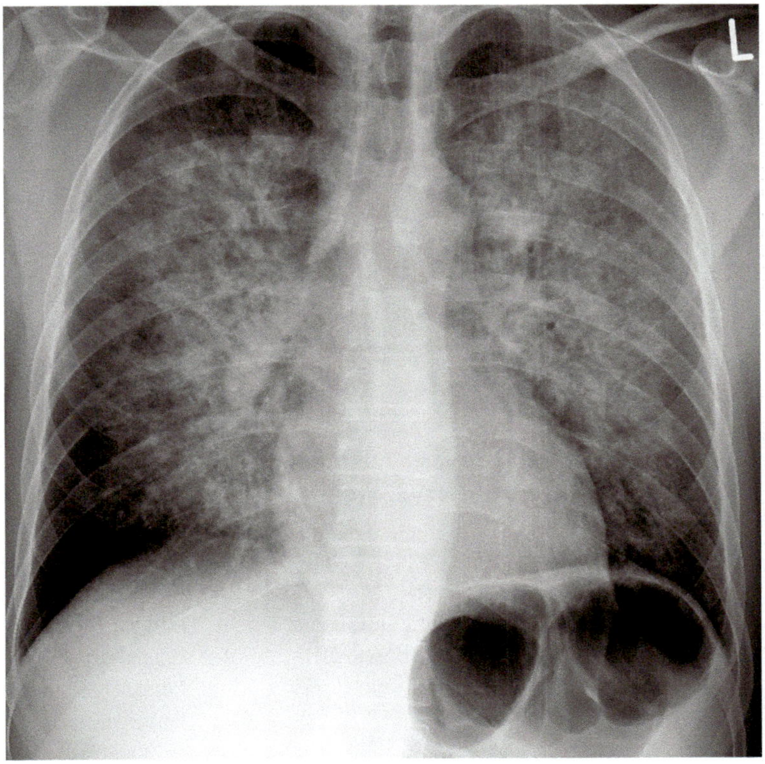


**Abb. 4.1** Röntgen-Thorax, p. a.-Strahlengang des jungen Mannes [T796]

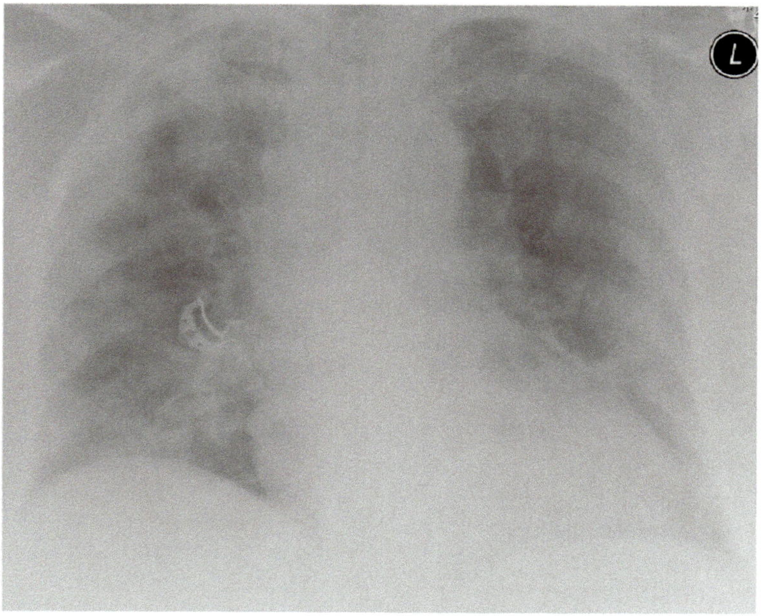


**Abb. 4.2** Röntgen-Thorax, p.a.-Strahlengang der jungen Frau [T796]

## Fragen und Antworten

### Beschreiben Sie den Befund des jungen Mannes in ➢ Abb. 4.1!

- Feinnodulär-netzige und alveoläre Verdichtungen im Lungenkern beidseits (➢ Abb. 4.3).
- Die Lungenperipherie bleibt ausgespart (➢ Abb. 4.4).
- Keine Ergüsse, normales Lungenvolumen, normale Herzkonfiguration

### Beschreiben Sie den Befund der jungen Frau in ➢ Abb. 4.2!

- Peripher betonte alveoläre Konsolidierungen beidseits besonders im rechten Oberfeld (➢ Abb. 4.5). Siehe auch die CT ➢ Abb. 4.6.

### Welche Diagnosen müssen Sie aufgrund der Radiomorphologie bei beiden erwägen?

- Lungenstauung
- Virale oder atypische mykobakterielle Pneumonie
- Exogen-allergische Pneumonitis
- *Pneumocystis-jirovecii*-Pneumonie (PjP, früher als *Pneumocystis-carinii*-Pneumonie bezeichnet)

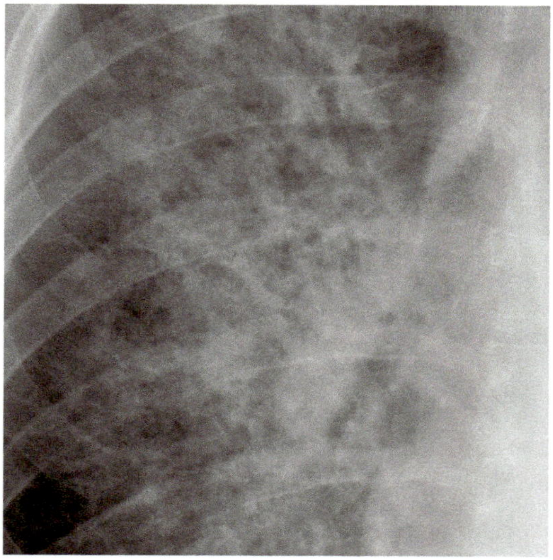

**Abb. 4.3** Ausschnitt eines Röntgen-Thorax, p.a.-Strahlengang. Feinnodulär-netzige und alveoläre Verdichtungen im Lungenkern. [T796]

### Welche ist die wahrscheinlichste?

- Beim jungen Mann: *Pneumocystis-jirovecii*-Pneumonie (PjP) bei HIV
- Bei der jungen Frau: COVID-19-Infektion der Lunge (besonders natürlich im Verlauf einer Pandemie)

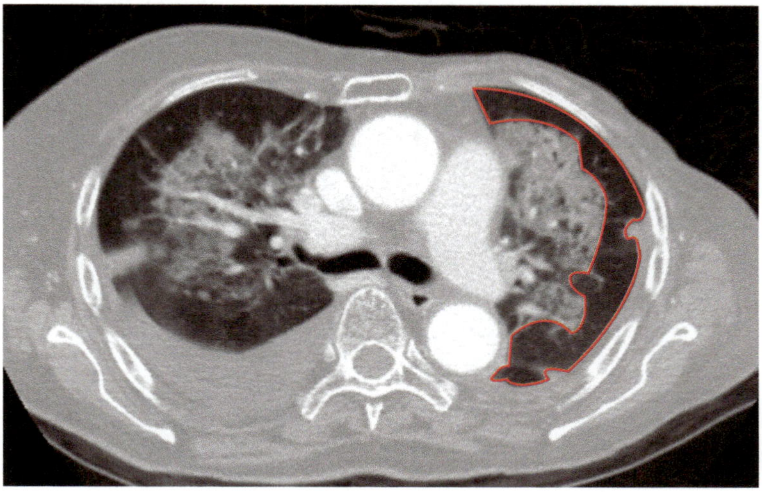

**Abb. 4.4** CT des Brustkorbs, transversale Schnittebene [T796]



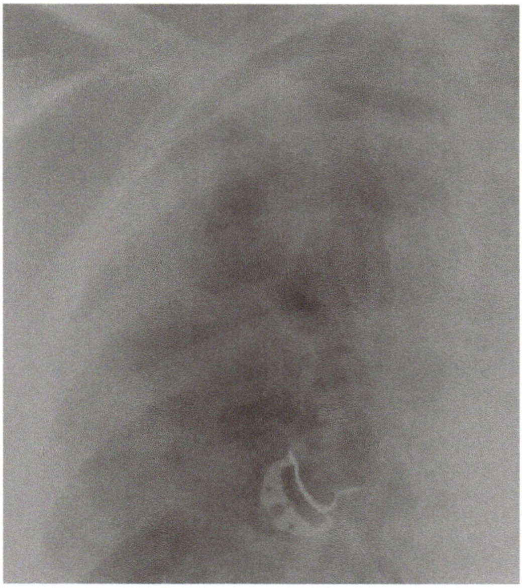

**Abb. 4.5** Ausschnitt des Röntgen-Thorax, p.a.-Strahlengang. Peripher betonte alveoläre Konsolidierungen beidseits besonders im rechten Oberfeld. [T796]

### Welche anderen typischen Erkrankungen kommen bei dieser Symptomatik vor?

- Bakterielle Pneumonien
- Atypische mykobakterielle Pneumonien
- Tuberkulose
- Pilzpneumonien (Cryptococcus, Aspergillus, *Pneumocystis jirovecii*)
- Lymphom
- Virale Pneumonien (Zytomegalievirus, Influenza)
- Kaposi-Sarkom
- Lues
- Hepatitis

**KOMMENTAR**

Bei *Pneumocystis jirovecii* handelt es sich um einen Pilz. Der Nachweis gelingt im Sputum, in der bronchoalveolären Lavageflüssigkeit oder der Biopsie mikroskopisch. Das typische Muster im Röntgen-Thorax oder oder CT-Thorax sowie die schnelle Reaktion auf die spezifische Therapie bei *Pneumocystis-jirovecii*-Pneumonie sichern bei HIV-Patienten die Diagnose. Zeigt sich kein Behandlungserfolg, wird man weiterforschen müssen. Eine pulmonale Stauung, eine virale Pneumonie und gelegentlich ein Lymphom der Lunge können ein ähnliches Bild bieten. Eine COVID-19-Infektion muss im Rahmen einer Pandemie natürlich immer ausgeschlossen werden – auch wenn das Bild des jungen Mannes hier nicht passt: Bei einer COVID-19-Pneumonie sind die Infiltrate regelhaft peripher betont.

**ZUSAMMENFASSUNG**

In diesem Fall werden die Diagnosen behandelt, die beim jüngeren Menschen zu Dyspnoe führen können. Eine Immunsuppression muss immer ausgeschlossen werden.

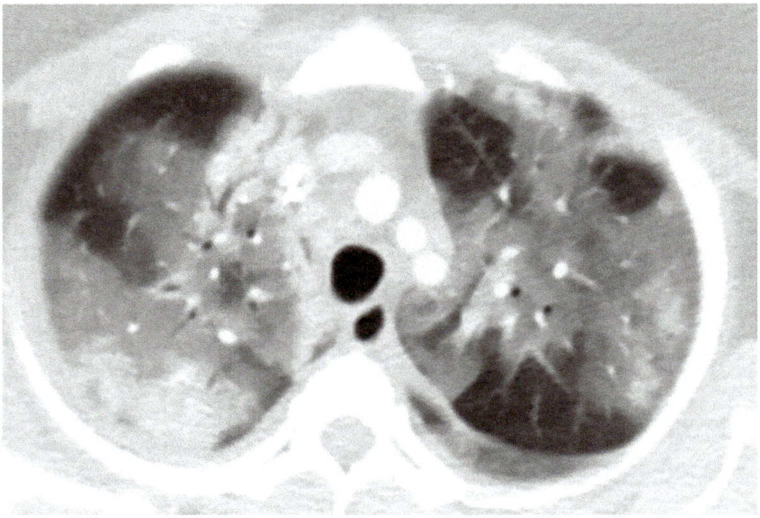

**Abb. 4.6** CT-Thorax der jungen Frau, transversale Schnittebene [T796]

4

## 4.2 Kegelfreunde mit Rückenschmerzen

### Anamnese

Zwei Patienten stellen sich in Ihrer allgemeinmedizinischen Sprechstunde vor. Sie klagen über Rückenschmerzen, die teilweise in letzter Zeit deutlich zunehmen und sie beim gemeinsamen Kegelsport arg behindern. Die „üblichen Spritzen in den Po" verhelfen nur vorübergehend zur Linderung. Aktuell haben sie keine neurologischen Ausfälle. Sie lassen von beiden Patienten Übersichtsaufnahmen der LWS anfertigen (➤ Abb. 4.7, ➤ Abb. 4.8).

**HILFESTELLUNG**

Einige Veränderungen an der Wirbelsäule können in der CT oder MRT übersehen werden, andere werden auf konventionellen Aufnahmen sicher genug erkannt, daher sollten immer zuerst Röntgen-LWS-Aufnahmen angefertigt werden – auch schon aus Kostengründen.

### Fragen und Antworten

**Welche Diagnose sehen Sie in ➤ Abb. 4.7, welche in ➤ Abb. 4.8?**

➤ Abb. 4.7: Spondylolisthesis vera von L5/S1; ➤ Abb. 4.8: Pseudospondylolisthesis von L4/L5.

**Wie misst man die Ausprägung und welche liegt jeweils vor?**

Der sagittale Durchmesser der unteren Deckplatte wird geviertelt. Man unterscheidet nach Meyerding vier Schweregrade. Der **Meyerding-Grad** richtet sich danach, über welchem dieser Viertel I–IV die Hinterkante des oberen Wirbels steht.

In ➤ Abb. 4.7 liegt ein Meyerding II, in ➤ Abb. 4.8 ein Meyerding I vor.

**Welche Ursachen kennt man für beide Diagnosen?**

- **Spondylolisthesis vera:** kongenital oder posttraumatisch:
  - Beidseitige Spaltbildung in der Pars interarticularis des Wirbelkörpers
  - Bis zu 4 % der Bevölkerung betroffen, Beschwerden schon bei jungen Menschen
- **Pseudospondylolisthesis:** degenerativ, Gefügestörung bei Älteren:
  - Intervertebralgelenkarthrose
  - Osteochondrose der Bandscheibe

**Wie unterscheidet man beide Entitäten im Seitenbild?**

Die **Spondylolisthesis vera** zeigt eine Ventralverschiebung des Wirbelkörpers, ohne dass sich der dazugehörige, jedoch abgetrennte Processus spinosus mitbewegt: Die Gefügestörung ist daher ventral eine Stufe tiefer als dorsal (➤ Abb. 4.9).

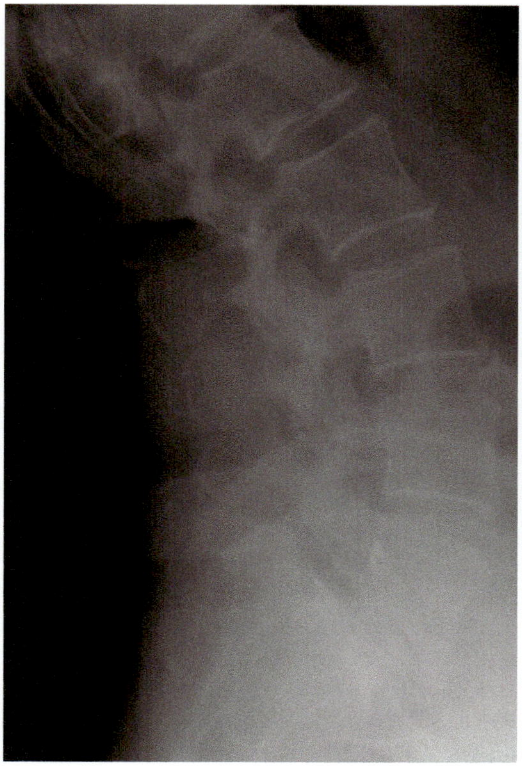

**Abb. 4.7** Röntgen LWS, seitlicher Strahlengang. Patient 1. [T796]

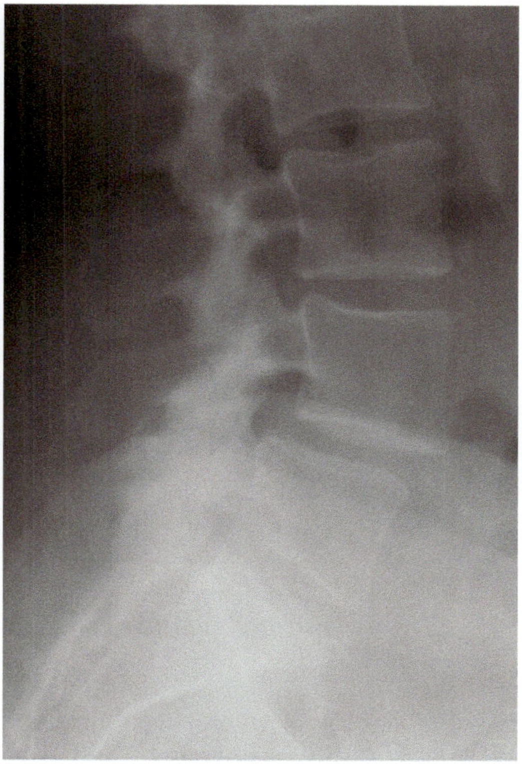

**Abb. 4.8** Röntgen LWS, seitlicher Strahlengang. Patient 2. [T796]

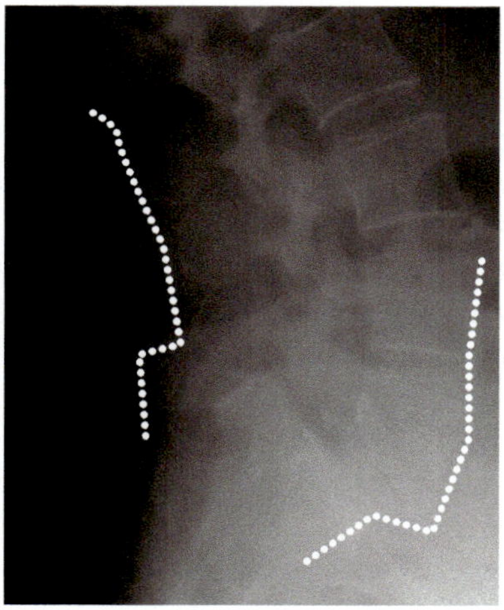

**Abb. 4.9** Röntgen LWS, seitlicher Strahlengang. Spondylolisthesis vera. [T796]

Die **Pseudospondylolisthesis** zeigt eine Ventralverschiebung des gesamten Wirbelkörpers inkl. Processus spinosus in den Intervertebralgelenken und der Bandscheibe: Die Gefügestörung ist daher ventral und dorsal auf einer Stufe (➤ Abb. 4.10).

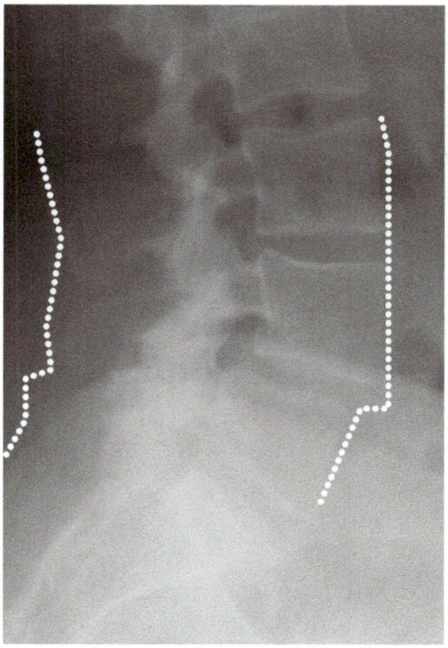

**Abb. 4.10** Röntgen LWS, seitlicher Strahlengang. Pseudospondylolisthesis. [T796]

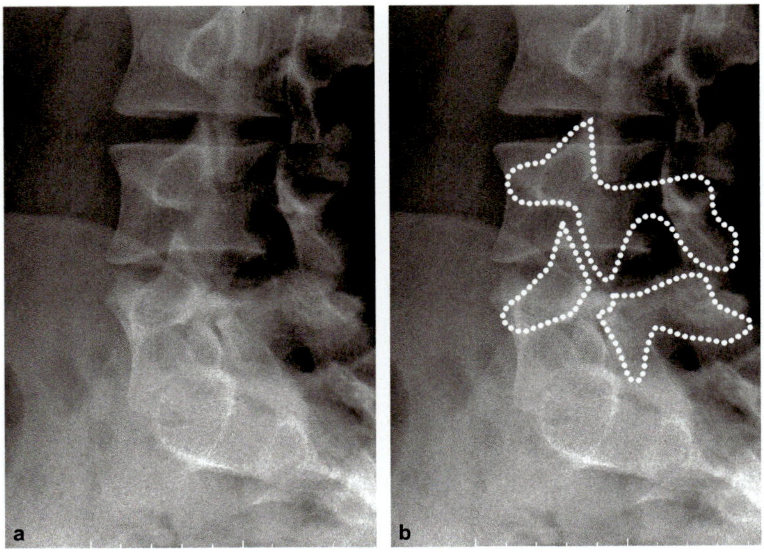

**Abb. 4.11** Röntgen LWS, Schrägaufnahme, bei Spondylolisthesis: a) ohne Markierungen, b) mit Markierungen [T796]



**Welche Zusatzaufnahmen könnte man zur Verifizierung anfertigen?**

Schrägaufnahmen zeigen den defekten Wirbelbogen aufgedreht (➤ Abb. 4.11a). Eine **Hundefigur** oder ein „Scottie Dog“ wird erkennbar (➤ Abb. 4.11b). Der obere Gelenkfortsatz ist das Ohr, der untere die vordere Tatze. Der Defekt bei der Spondylolisthesis vera entspräche dem Hundehalsband des unteren Hundes.

**ZUSAMMENFASSUNG**

Die Spondylolisthesis vera tritt kongenital oder posttraumatisch auf, die Pseudospondylolisthesis ist hingegen eine degenerative Gefügestörung bei älteren Menschen.

## 4.3 Eine Unterredung im Eisstadion

### Anamnese

Ein junger Mann kommt in Begleitung seiner Freundin vom Eisstadion direkt in Ihre neue chirurgische Praxisklinik. Auf dem Eis kam es unglücklich zu einem Zusammenstoß mit einer Gruppe alkoholisierter Schlittschuhläufer und zu einer folgenden Rangelei. Dabei wurde dem jungen Mann ins Gesicht geschlagen und er fiel unglücklich auf den Ellenbogen. Das Gesicht des Patienten ist aufgequollen und voller Einblutungen. Eine Schädel-CT wurde bereits durchgeführt und zeigte keine intrakranielle Blutung. Die NNH-CT (➤ Abb. 4.12) wird gemacht, um das Mittelgesicht zu beurteilen. Eine Aufnahme des Ellenbogens in zwei Ebenen haben Sie ebenfalls anfertigen lassen (➤ Abb. 4.13).

### Fragen und Antworten

**Welche Befunde erheben Sie in ➤ Abb. 4.14?**

- Stufe im Orbitaboden rechts (➤ Abb. 4.14, schwarzer Pfeil) und der lateralen Wand des Sinus maxillaris rechts (vgl. den Normalbefund jeweils links)
- Sprengung der rechten Sutura frontozygomatica (➤ Abb. 4.14, Kreis, vgl. auch normale Gegenseite)
- Homogene Verschattung des Sinus maxillaris rechts (➤ Abb. 4.14, schwarzer Doppelpfeil)
- Weichteilemphysem rechte Wange und Orbita

**Auf welche Struktur deutet der Pfeil in ➤ Abb. 4.12 und was tritt hier durch?**

Foramen infraorbitale; Durchtritt des N. infraorbitalis, ein Endast des N. maxillaris.

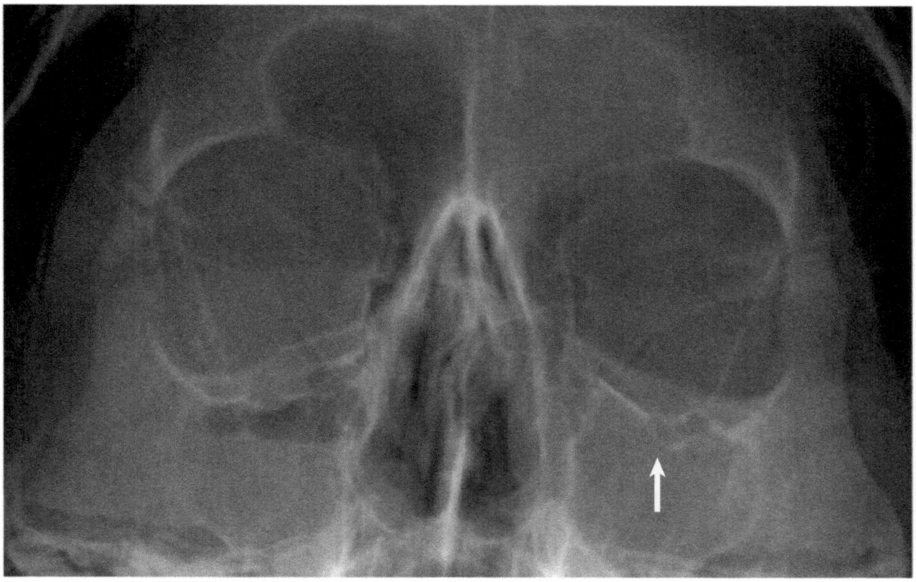

Abb. 4.12 CT, koronare Schnittebene, NNH des Patienten [T796]

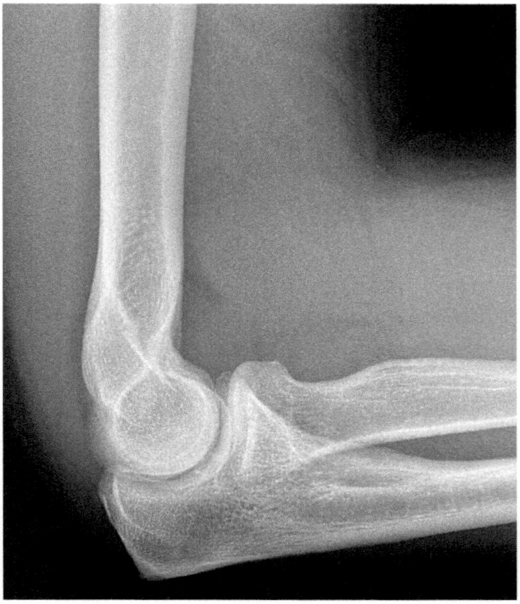

Abb. 4.13 Röntgen des Ellenbogens, seitlicher Strahlengang [T796]

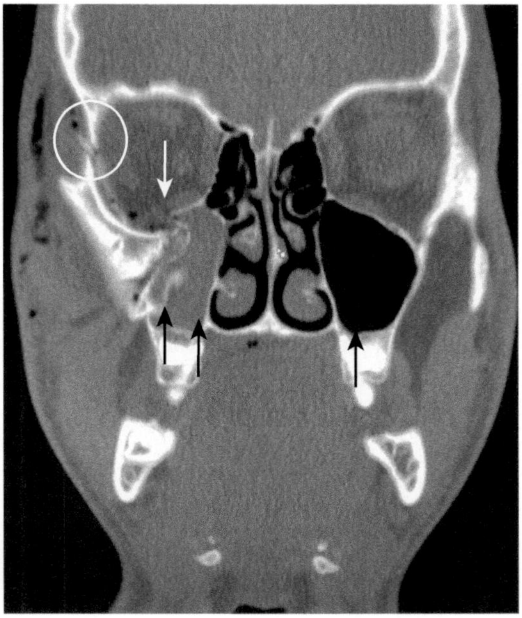

Abb. 4.14 CT, koronare Schnittebene, NNH. Komplexe Mittelgesichtsfraktur rechts mit Orbitabodenfraktur (weißer Pfeil), Sprengung der Sutura frontozygomatica (Kreis), Einblutung Sinus maxillaris (zwei schwarze Pfeile). [T796]

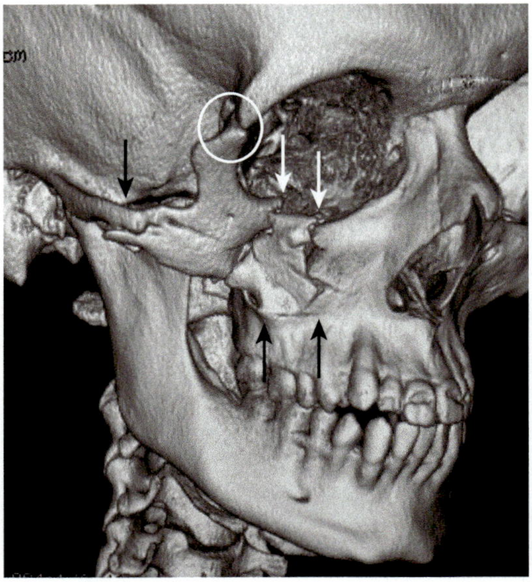


**Abb. 4.15** 3D-Rekonstruktion des Gesichtsschädels. Typische Konfiguration einer Tetrapod-Fraktur mit Beteiligung des Orbitabodens (weißer Doppelpfeil), der Sutura frontozygomatica (weißer Kreis), der Sinus-maxillaris-Wand (schwarzer Doppelpfeil) und des Arcus zygomaticus (schwarzer Pfeil). [T796]

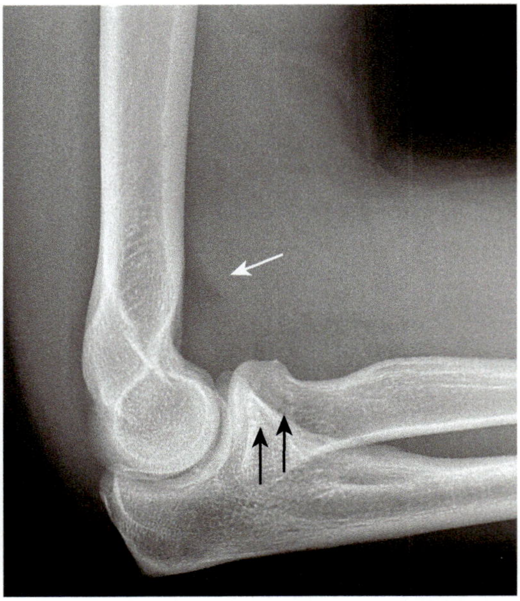

**Abb. 4.16** Röntgen des Ellenbogens, seitlicher Strahlengang. Radiusköpfchenfraktur (schwarzer Doppelpfeil) mit Fettpolsterzeichen (weißer Pfeil) als Hinweis auf Gelenkerguss. [T796]

### Was ist Ihre Diagnose? Welche weitere Diagnostik ist erforderlich?

Es liegt eine komplexe Mittelgesichtsfraktur rechts vor.

Weitere Diagnostik: Erstellung einer 3D-Rekonstruktion (➤ Abb. 4.15).

### Welche Verletzung liegt in ➤ Abb. 4.16 vor?

Typische **Radiusköpfchenfraktur** (➤ Abb. 4.16, Kreis).

**TIPP**

Bei V.a. Radiusköpfchenfraktur Bild vergrößern und fenstern sowie optimale Raumbeleuchtung sicherstellen! Bei radiologischem Normalbefund und Symptomatik: CT.

### Welches typische Zeichen für einen Gelenkerguss liegt vor und wie ist es zu erklären?

**Ventrales Fettpolsterzeichen** oder **Fat Pad Sign** (➤ Abb. 4.16, schwarzer Pfeil): In den Fossae coronoideae und olecrani des Humerus liegen Fettpolster, die als Stoßdämpfer der Ellenbogenbewegung dienen. Sie sind an der Gelenkkapsel befestigt und „klappen" bei Auffüllung der Kapsel durch Blut oder Erguss nach außen.

### Welche andere Ellenbogenverletzung geht mit einer Luxation des Radius einher und welche Verletzung stellt dessen Spiegelbild am distalen Unterarm dar?

- Ellenbogenverletzung: der **Monteggia-Komplex,** der aus einer Luxation des Radiusköpfchens und einer Fraktur der proximalen Ulna besteht
- Spiegelverletzung am Unterarm: der **Galeazzi-Komplex,** der aus einer distalen Radiusfraktur und einer Luxation des Ulnaköpfchens besteht

**KOMMENTAR**

**Mittelgesichtsfrakturen**

Bei Hinweisen auf entsprechende Verletzungen schließt sich die CT des Mittelgesichts direkt an das Kopf CT zum **Ausschluss kranialer Blutungen** an. Vor operativen Versorgungen sollte eine 3D Rekonstruktion erfolgen.

**Radiusköpfchenfrakturen**

Die **Radiusköpfchenmeißelfraktur,** so genannt, weil ein Teil des Köpfchens durch den Epicondylus radialis des Humerus „abgemeißelt" wird, ist die häufigste Fraktur am Ellenbogen. **Stauchungsfrakturen** des Radiusköpfchens können leicht übersehen werden, wenn man allein auf das Köpfchen achtet. Sie gehen aber meist mit einem Gelenkerguss oder einer Einblutung einher. Nach dem **Fettpolsterzeichen** sollte man daher beim Ellenbogen immer bewusst suchen, da es auf eine hohe Frakturwahrscheinlichkeit hinweist. Wenn Klinik und Röntgenbefund nicht zusammenpassen, sollte niederschwellig eine CT des Ellenbogengelenks durchgeführt werden.

**ZUSAMMENFASSUNG**

In diesem Fall werden zwei typische Verletzungsmuster der Notaufnahme dargestellt: die komplexe Mittelgesichtsfraktur und die Radiusköpfchenfraktur.

## 4.4 Mit Luftnot in der Notaufnahme

### Anamnese

Die Röntgenaufnahme des Thorax eines Patienten wird Ihnen in der Notaufnahme vorgelegt (➤ Abb. 4.17). Auf dem Anforderungsbogen hat der Kollege von der vorherigen Schicht Folgendes notiert: „Atemnot. Stauung, Lungenembolie?".

4

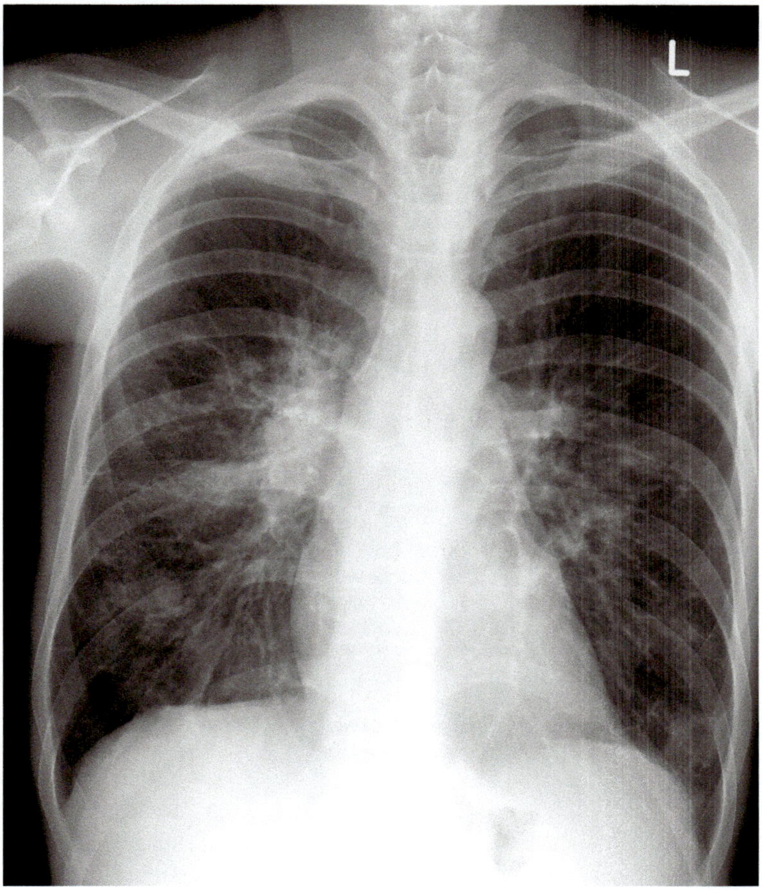


**Abb. 4.17** Röntgen-Thorax, p.a.-Strahlengang [T796]

**HILFESTELLUNG**

Für die Diagnose einer Stauung, einer Pneumonie oder eines Tumors als Grund der Atemnot ist die Röntgenaufnahme des Thorax erst einmal ausreichend. Eine Lungenembolie kann man so aber nie ausschließen. Das kann nur die Kontrastmittel-CT der Pulmonalgefäße. Bei hinreichendem Verdacht auf eine Embolie muss diese Untersuchung also sowieso folgen.

Kriterien für die Auswahl einer Bildgebungsmodalität sind die Aussagekraft in der speziellen Fragestellung, die Verfügbarkeit, die Schnelligkeit sowie die Kosten und das mit der Untersuchung einhergehende Patientenrisiko – auch mit Blick auf das Alter der zu untersuchenden Person (besonders bei jüngeren Patient*innen möchte man eine Strahlenexposition möglichst vermeiden).



## Fragen und Antworten

### Beschreiben Sie die Befunde in ➤ Abb. 4.18!

- Vergrößerung/Verplumpung des rechten Hilus (➤ Abb. 4.18, Markierung)
- Vermehrte interstitielle Zeichnung und einzelne Fleckschatten rechts im Mittelfeld (➤ Abb. 4.18, Kreis), links weniger deutlich

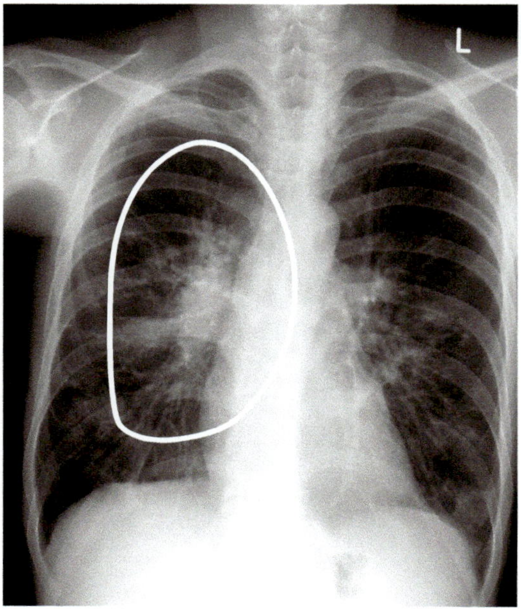


**Abb. 4.18** Röntgen-Thorax, p.a.-Strahlengang. Lungenkarzinom mit Lymphabflussstau: Vergrößerung/Verplumpung des rechten Hilus, vermehrte interstitielle Zeichnung und einzelne Fleckschatten rechts im Mittelfeld (Kreis). [T796]

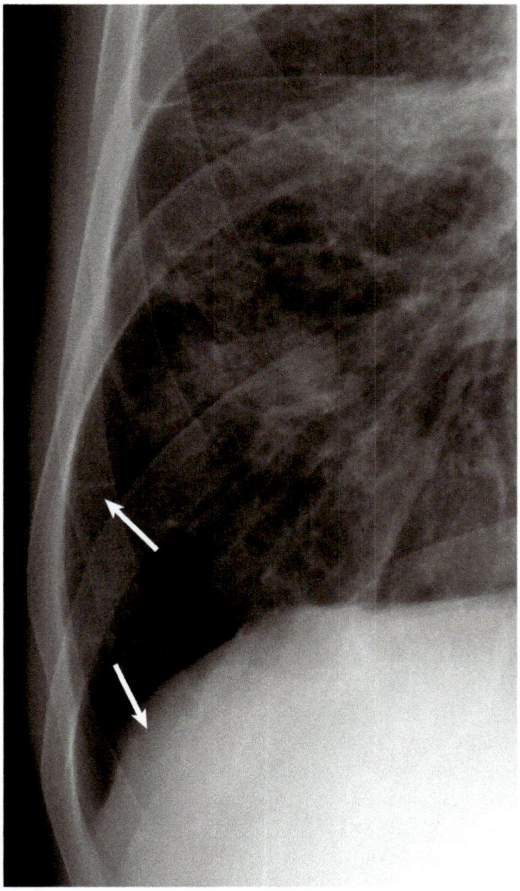

**Abb. 4.19** Ausschnitt eines Röntgen-Thorax, seitlicher Strahlengang. Kerley-B-Linien rechts basal (Pfeile). [T796]

- Kerley-B-Linien rechts basal (➤ Abb. 4.19, Pfeile)

### Welche häufigsten Differenzialdiagnosen müssen Sie erwägen?

- Hilusvergrößerungen bei Sarkoidose, Tuberkulose, Lymphom, Lungenkarzinom, vaskulär bei pulmonaler Hypertonie
- Interstitielle Veränderungen bei Lymphstau, auch bei Stauung, Sarkoidose, Miliartuberkulose, Lungenfibrosen, Pneumokoniosen (Silikose, Anthrakose, Asbestose) und Lymphangiosis carcinomatosa

### Welche Diagnose ist die wahrscheinlichste?

**Lungenkarzinom mit Lymphabflussstau** oder bereits Lymphangiosis carcinomatosa.

### Nach welchen Nebenbefunden müssen Sie schauen?

- Vergrößerung der Lymphknoten (aufgrund des Nodalstatus) im Azygoswinkel, aortopulmonalen Fenster und an der Carina
- Abstand des Tumors zur Carina (bezüglich der Resektionsmöglichkeit)

### Wie sieht die weiterführende Diagnostik aus?

- Bronchoskopie zur Gewebegewinnung oder CT-gestützte Biopsie des Herdes, wenn bronchoskopisch nicht möglich (➤ Abb. 4.20, Pfeile)
- CT des Thorax zur Dokumentation von Lage und Größe des Tumors, Lymphknotenstatus sowie etwaigen Nebennierenmetastasen
- CT des Kopfs bei neurologischen Symptomen

**KOMMENTAR**

Das Karzinom kann durch eine **Obstruktionspneumonie** klinisch auffällig werden – darin liegt eine besondere Gefahr. Erst der bildgebende Nachweis der kompletten Rückbildung der Pneumonie kann das Karzinom ausschließen. Das erfolgt in der Regel durch eine Kontrollaufnahme 6 Wochen nach der Pneumonie.

Besonders gefährlich in diesem Zusammenhang ist das **Alveolarzellkarzinom,** das wie eine Pneumonie aussehen kann und bei superimponierter Infektion für eine Zeit lang auch das klinische Bild imitieren kann. Bei therapieresistenten Pneumonien muss daher dringend die Bronchoskopie zur Gewebegewinnung angestrebt werden.

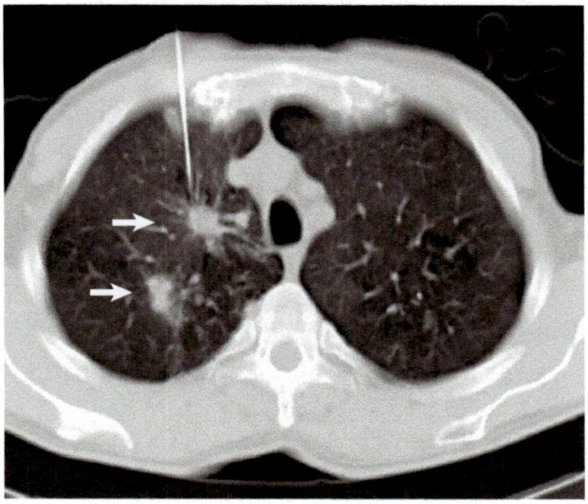

**Abb. 4.20** CT-Thorax, transversale Schnittebene. Karzinomherde (Pfeile). Die Biopsienadel liegt fertig zur Gewebenentnahme direkt vor einer Läsion. [T796]

**ZUSAMMENFASSUNG**

Symptomatische Lungenkarzinome sollten mit einer Röntgenaufnahme des Thorax diagnostizierbar sein. Bei Patient*innen mit besonders hohem Risiko – langjährigem Rauchen etwa – sollte man eine Thorax-CT anstreben, wenn das Röntgenbild normal erscheint.

## 4.5 Schmerzen beim Gehen

### Anamnese

Eine 65-jährige Patientin stellt sich bei Ihnen mit einem geschwollenem Knie vor. Die Beschwerden beim Gehen nähmen immer mehr zu. Sie lassen Röntgenaufnahmen des Kniegelenks anfertigen (➤ Abb. 4.21).

Ihr Enkel ist gleich mitgekommen. Er hat auch Beschwerden im Kniegelenk: Geschwollen ist es häufig, gelegentlich blockiert das Gelenk komplett. Auch von seinem Knie fordern Sie Röntgenaufnahmen an (➤ Abb. 4.22).

**HILFESTELLUNG**

Hier gilt wie überall in der Medizin: Das Alter ist wichtig. Wenn man die Person nicht vor sich sieht, ist der Blick aufs Geburtsdatum daher besonders wichtig.

### Fragen und Antworten

#### Welche Befunde erheben Sie in ➤ Abb. 4.21?

- Medial verringerter Gelenkspalt
- Osteophytäre Anbauten an der Tibiakonsole, der Eminentia intercondylaris und der Femurkondyle (➤ Abb. 4.23, ➤ Abb. 4.24, weiße Pfeile)
- Feine Verkalkungen im Knorpel (➤ Abb. 4.23, Kreis)
- Osteophytäre Ausziehungen an der Ober- und der Unterkante der Patella (➤ Abb. 4.24, schwarze Pfeile)

#### Wie lauten Ihre Diagnosen?

Es sind folgende degenerative Veränderungen des Kniegelenks festzustellen:

- Medial betonte **Gonarthrose**
- Geringe **Retropatellararthrose**
- **Chondrokalzinose**

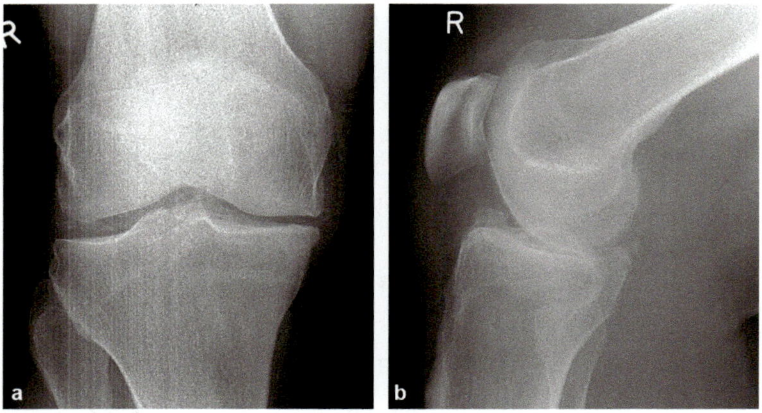


**Abb. 4.21** Röntgen des Kniegelenks der älteren Dame: a) a. p.-Strahlengang, b) seitlicher Strahlengang [T796]

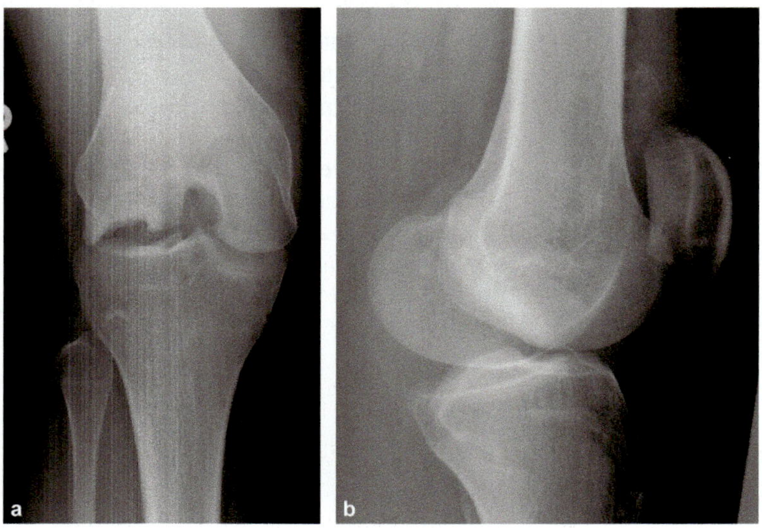


**Abb. 4.22** Röntgen des Kniegelenks ihres Enkels: a) a. p.-Strahlengang, b) seitlicher Strahlengang [T796]

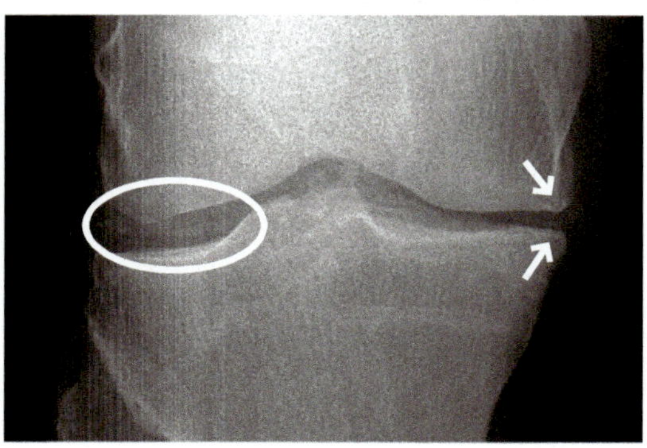

**Abb. 4.23** Ausschnittsaufnahme Röntgen des Kniegelenks, a. p.-Strahlengang: Die Pfeile weisen auf die degenerativen Anbauten medial. Der Kreis markiert die feinen Verkalkungen in Knorpel und Meniskus. [T796]

## Welche Vorbefunde begünstigen diese Diagnosen?

- Eine Varusfehlstellung begünstigt die mediale Gonarthrose.
- Chronische Niereninsuffizienz, Sklerodermie und Dermatomyositis begünstigen die Chondrokalzinose.

## Welche Befunde erheben Sie in ➤ Abb. 4.22?

- Großer Defekt in der Gelenkfläche der lateralen Femurkondyle (➤ Abb. 4.25, Pfeile)
- Ausgeprägte Sklerosierung/Verdichtung um den Defekt herum
- Großes Knochenfragment (➤ Abb. 4.26, weiße Pfeile) in der Bursa suprapatellaris
- Kleineres Fragment im dorsalen Gelenk (➤ Abb. 4.26, schwarzer Pfeil)

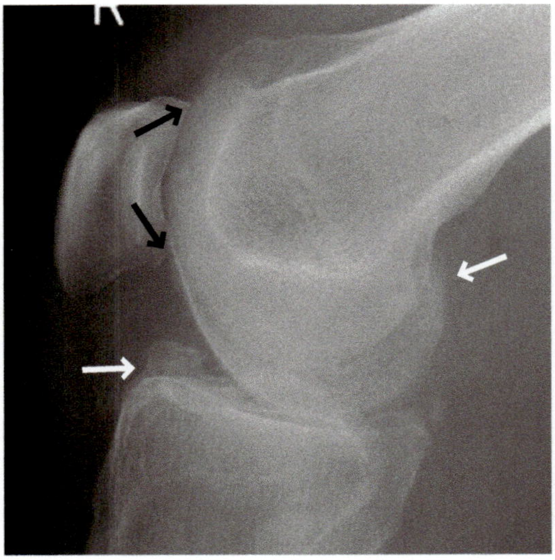

**Abb. 4.24** Ausschnittsaufnahme Röntgen des Kniegelenks, seitlicher Strahlengang: Die weißen Pfeile weisen auf degenerative Anbauten an der Tibiavorderkante und den Kondylen des Femurs, die schwarzen Pfeile auf die degenerativen Ausziehungen der Patella. [T796]

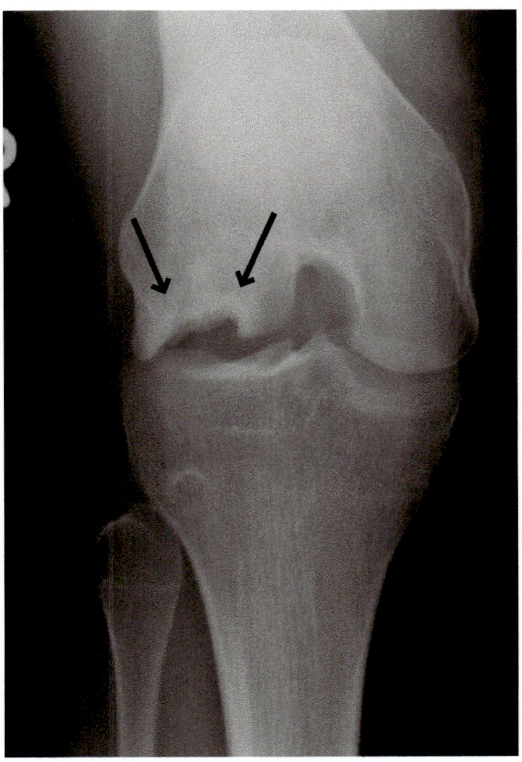

**Abb. 4.25** Röntgen des Kniegelenks, a. p.-Strahlengang. Großer Defekt im lateralen Kondylus (Pfeile). Das fehlende Knochenfragment ist hier nicht zu sehen. [T796]

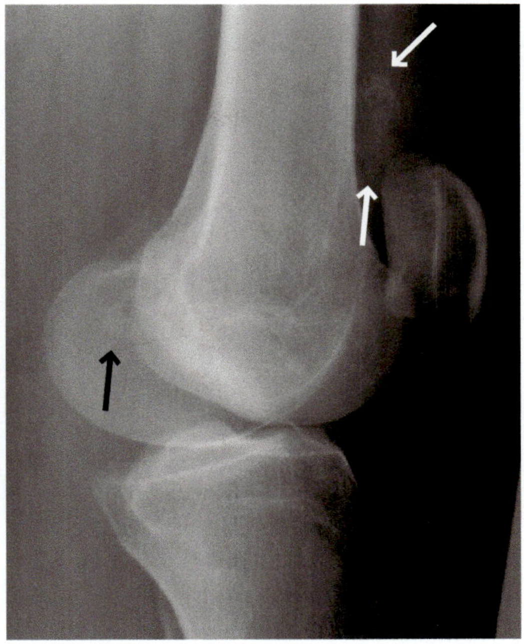

**Abb. 4.26** Röntgen des Kniegelenks, seitlicher Strahlengang. Disloziertes Fragment in der Bursa suprapatellaris (weiße Pfeile) sowie ein kleineres Fragment (schwarzer Pfeil) in einem dorsalen Gelenkrecessus. [T796]



## Was sind Ihre Diagnosen? Erklärung der Symptomatik?

- **Osteochondrosis dissecans** (OD), eine Osteonekrose
- Fragmente klemmen ein und führen so zur Bewegungsunfähigkeit.

## Welche Untersuchung zeigt die Veränderung früh und umfassend?

Die MRT stellt sämtliche Stadien dar.

### KOMMENTAR

Die OD ist eine eher in jungen Jahren auftretende Erkrankung, die vor allem das Kniegelenk betrifft. Bei dieser Erkrankung kommt es zu einem knorpelnahen Knochensterben. Die MRT zeigt die wesentlichen Stadien der OD. Im Frühstadium ist auch in der MRT ein separates Fragment noch nicht zu erkennen. Später erkennt man ein Fragment, welches in seiner Umgebung noch fest verankert ist. Im weiteren Verlauf erreicht die synoviale Flüssigkeit den Grund des „Mausbettes". Schließlich verlässt die „Maus" ihr „Bett" und findet sich im Gelenkbinnenraum wieder.

**ZUSAMMENFASSUNG**

Dieser Fall beschreibt jeweils eine typische Kniegelenkerkrankung des älteren Menschen – die Gonarthrose – sowie des jüngeren Menschen – die Osteochondrosis dissecans.

## 4.6 Mit Hemiparese aufgefunden

### Anamnese

Direkt aus ihren Wohnungen hat man diese Patienten in Ihre Notaufnahme gebracht. Alle drei sind um die 65, wesentliche Krankheiten sind nicht bekannt. Keiner nimmt regelmäßig Medikamente. Alle drei sind entweder nicht ansprechbar oder können keine zuverlässigen Angaben über den Hergang geben. Schauen Sie sich die repräsentativen Schnitte der drei CTs an (➤ Abb. 4.27, ➤ Abb. 4.28, ➤ Abb. 4.29) und bilden Sie sich eine Meinung.

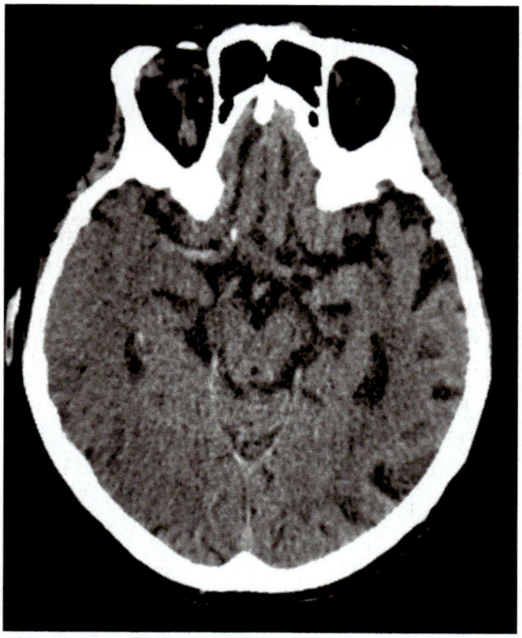

**Abb. 4.27** CCT, transversale Schnittebene. Patient 1. [T796]

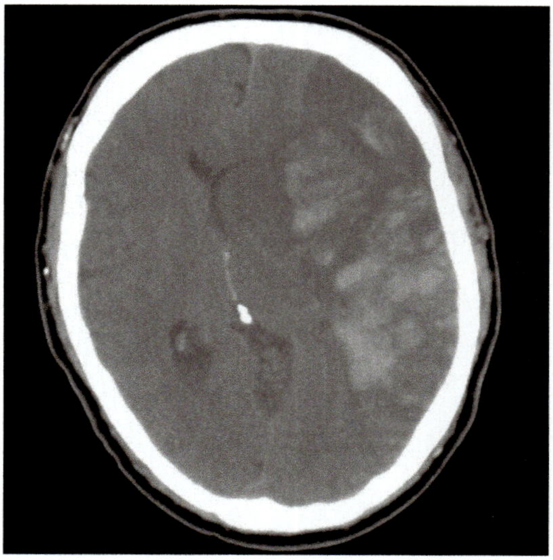

**Abb. 4.28** CCT, transversale Schnittebene. Patient 2. [T796]

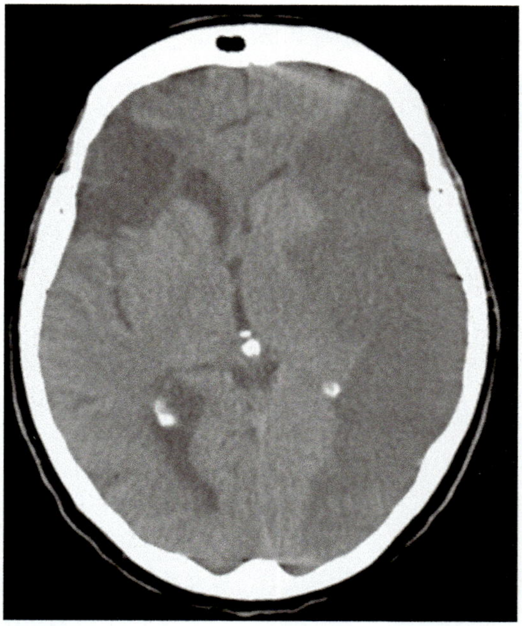

**Abb. 4.29** CCT, transversale Schnittebene. Patient 3. [T796]

**HILFESTELLUNG**

Das **Alter eines Hirninfarkts** ist von größter Wichtigkeit für die Entscheidung **zur Thrombolyse oder zu mechanischer Rekanalisation.** Deren Risiken sind enorm und müssen genau abgewogen werden. Bei manchen Patientengruppen ist das Risiko eindeutig zu hoch. Die Blutung in den Infarkt, wenn sie denn eintritt, ist meist letal. Zudem macht die Eröffnung von Gefäßen in einem funktionslos gewordenen Territorium keinen Sinn. Viele Patient*innen erreichen die Stroke Unit zu spät und häufig ergeben die Anamnese oder die Angaben der Verwandten keine eindeutigen Hinweise auf den Zeitpunkt des Infarkts. Die Bestimmung des Infarktalters ist zwar auch mit der MRT möglich – das extrem enge Zeitfenster für die Therapie lässt dafür aber selten Zeit.

## Fragen und Antworten

**Warum führt man immer erst eine CT des Kopfes ohne Kontrastmittel durch?**

Koaguliertes Blut hat in CT-Aufnahmen des Kopfes eine ähnliche Dichte wie kontrastmittelangereichertes Blut und Gewebe.

**Welchen Befund erheben Sie in ➤ Abb. 4.27? Wie lange ist das auslösende Ereignis her? Wie erkennt man die Größe?**

Es ist das **Zeichen der dichten A. cerebri media** oder Dense Media Sign links (➤ Abb. 4.30, Pfeil, vgl. Normalbefund, Kreis) zu sehen. Das entspricht einem frischen Thrombus im Gefäß, da das Dense Media Sign unmittelbar nach Eintritt des Ereignisses auftritt. Die Perfusionsmessung mit Kontrastmittel in der CT zeigt das Infarktgebiet in seiner vollständigen Ausdehnung (➤ Abb. 4.31).

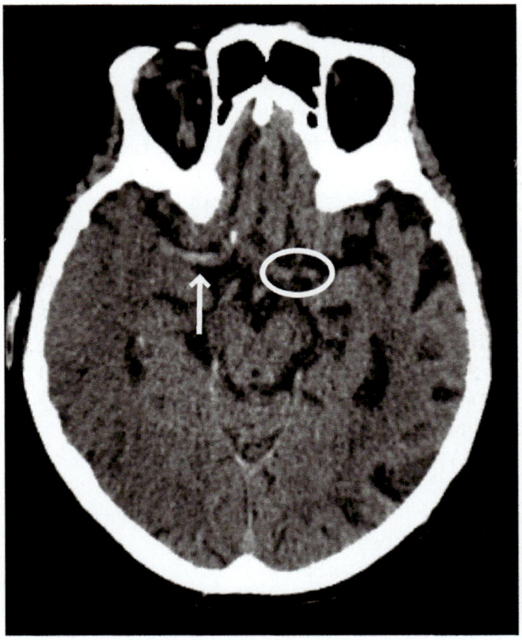

**Abb. 4.30** CCT, transversale Schnittebene. Der Pfeil zeigt auf das dichte Material in der A. cerebri media rechts. Zum Vergleich die normal dichte A. cerebri media links (Kreis). Beim Dense Media Sign sieht man das Koagel, das den Infarkt ausgelöst hat. Das Zeichen tritt also sofort auf. [T796]

**Welche Befunde erheben Sie in ➤ Abb. 4.28? Wie lange ist das auslösende Ereignis her?**

- Hämorrhagischer Territorialinfarkt der A. cerebri media links
- Ausgeprägtes Ödem in der gesamten linken Konvexität mit Masseneffekt
- Mittellinienverlagerung zur Gegenseite um > 1,5 cm (gepunktete Linie = Mittellinie, ➤ Abb. 4.32)

Der Infarkt ist gut demarkiert und muss daher mindestens 12 h her sein.

**Welche Befunde erheben Sie in ➤ Abb. 4.29? Wie lange sind die auslösenden Ereignisse her?**

- Gut demarkierter Territorialinfarkt der A. cerebri media links (Pfeile, ➤ Abb. 4.33)
- Zusätzlich Infarkt im vorderen Territorium der A. cerebri media rechts (Kreis, ➤ Abb. 4.33)

Der Befund links ist noch raumfordernd – der Infarkt hat vor Tagen bis wenigen Wochen stattgefunden. Der Befund rechts ist in der Abräumphase (Vorderhorn wird weit, Dichte des Infarkts nähert sich Liquor an); Infarkt vor Monaten.

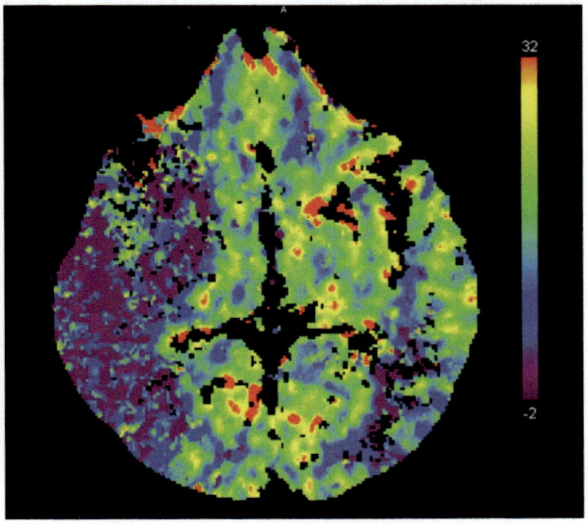


**Abb. 4.31** Das errechnete Parameterbild der Perfusions-CT zeigt die verminderte Perfusion (blau/violett) im Territorium der A. cerebri media rechts. [T796]

4

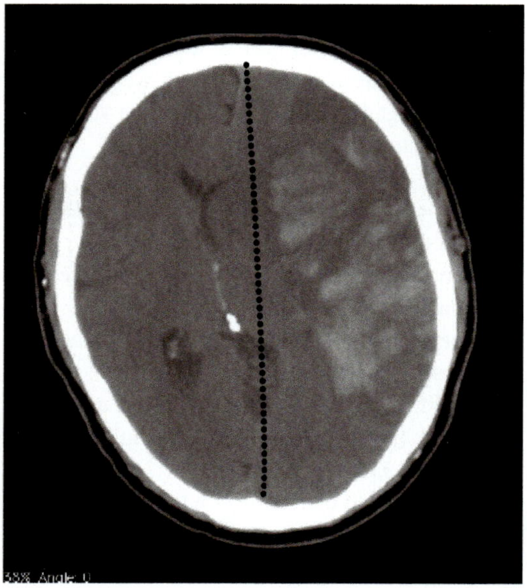

**Abb. 4.32** CCT, transversale Schnittebene. Die markierte normale Mittellinie unterstreicht den enormen Versatz des Septum pelucidum nach rechts als Folge des Ödems links. [T796]

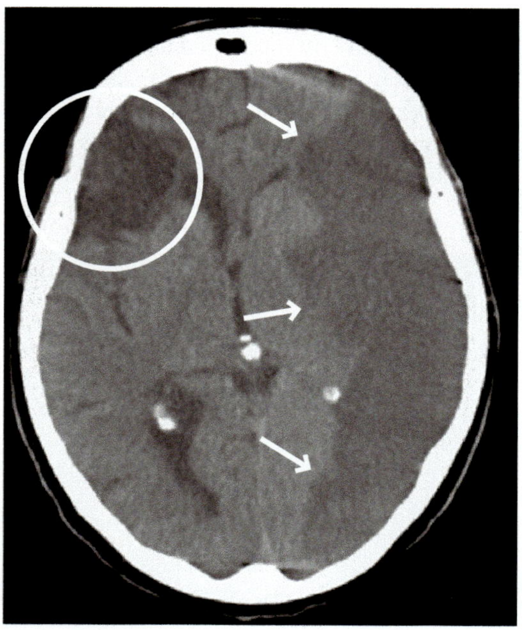

**Abb. 4.33** CCT, transversale Schnittebene. Zwei Infarkte unterschiedlichen Alters sind hier zu sehen: Der mit Pfeilen markierte Infarkt links hat noch eine raumfordernde Wirkung und ist demzufolge jünger als der Infarkt rechts frontal (Kreis), der abgeräumt und mit Liquor aufgefüllt ist. Das Vorderhorn ist sogar etwas vergrößert – dilatatio ex vacuo. [T796]

### Welche der Patienten eignen sich für die Thrombolyse? Welche Risiken muss man bedenken?

Nur der Patient in ➤ Abb. 4.27 könnte noch im Zeitfenster von ca. 6 h sein. Der Patient in ➤ Abb. 4.28 liegt außerhalb des Zeitfensters und ist auch wegen der Hämorrhagie nicht thrombolysierbar. Jede Thrombolyse erhöht das Risiko einer fatalen Blutung in den Infarkt.

## KOMMENTAR

Mehrere **Bedingungen** müssen erfüllt sein, um Patient*innen zu thrombolysieren bzw. mechanisch zu rekanalisieren:

- Klinische Diagnose eines ischämischen Hirnschlags
- Neurologisches Defizit zum Zeitpunkt der Untersuchung
- Intervall zwischen Symptom- und Therapiebeginn von 0–4,5 h für intravenöse und von 0–6 h für intraarterielle Thrombolyse oder mechanische Rekanalisation (bei Verschlüssen der A. basilaris auch bis 12 h)
- Alter ≥ 18 Jahre
- Ausschluss einer akuten intrakraniellen Blutung mittels CT oder MRT

**Kontraindikationen** (KI) für die Thrombolyse (intravenös oder intraarteriell) oder mechanische Rekanalisation (kombiniert mit intravenöser Thrombolyse):

- Symptombeginn nicht eruierbar
- Rasche und spontane Regredienz der Symptome, sodass Patient*innen bei Behandlungsbeginn ohne relevantes neurologisches Defizit sind
- Ischämischer Hirnschlag oder Schädel-Hirn-Trauma in den letzten 3 Monaten (relative KI)
- Sehr schwerer Infarkt (NIH Stroke Scale Score > 25) und mit ausgedehnten Infarktfrühzeichen (relative KI)
- Frühere intrakranielle Blutung
- Symptome oder Zeichen einer Subarachnoidalblutung
- Medikamentös nicht senk- und kontrollierbarer Blutdruck von > 185/110 mmHg bei Therapiebeginn
- Schwere Komorbidität
- Blutzucker von < 2,7 oder > 22,21 mmol/l (relative KI)
- Thrombozytopenie von < 100.000/mm$^3$
- INR von > 1,7 oder aPTT > Normalbereich
- Infektiöse Endokarditis (in Einzelfällen kann eine intraarterielle Thrombolyse und eine mechanische Rekanalisation erwogen werden)
- Epileptischer Anfall bei Symptombeginn (relative KI)
- Schwangerschaft (relative KI)
- Intrakranielle Tumoren (relative KI)
- CT oder MRT: Zeichen einer ausgedehnten irreversiblen Ischämie (relative KI)
- CT oder MRT: Hinweis auf eine intrakranielle arteriovenöse Malformation oder ein Aneurysma (relative KI)

**Kontraindikationen** nur für eine **intravenöse Thrombolyse:**

- Dringender Verdacht auf Aortenaneurysma oder Perikarditis
- Intestinalblutung oder Harnwegsblutung in den letzten 21 Tagen
- Größere Operationen in den letzten 14 Tagen
- Lumbalpunktion in den letzten 7 Tagen
- Traumatische oder länger als 10 min dauernde Reanimation in den letzten 21 Tagen
- Punktion einer nicht komprimierbaren Arterie in den letzten 7 Tagen

## 4.7 Sturz von der Haushaltsleiter

### Anamnese

Beim Bugsieren einer Vase in das oberste Fach des Küchenschranks ist diese Patientin von der Haushaltsleiter auf eine Tischkante und dann auf den Boden gefallen. Glücklicherweise hat sie ihr Lebensgefährte sofort gefunden. Sie ist komatös und musste intubiert werden. Zunächst ist zur Kontrolle des Tubus eine Röntgenaufnahme des Thorax angefertigt worden. Jetzt gerade laufen eine Kopf-CT und eine Traumaspirale. Der Tubus sitzt gut auf der Aufnahme. Aber Ihr junger Kollege weist Sie auf die linke untere Thoraxapertur hin (➤ Abb. 4.34). Als die CT-Bilder auf dem Monitor erscheinen (➤ Abb. 4.35, ➤ Abb. 4.36), erkennen Sie ein weiteres Problem. Vier Tage später wird Ihnen eine Kontroll-CT des Kopfes gezeigt (➤ Abb. 4.37).

**HILFESTELLUNG**

Bei allen Frakturen der unteren Thoraxapertur müssen Weichteilverletzungen im Abdomen ausgeschlossen werden. Mit ausreichender Sicherheit erfolgt dies mittels Kontrastmittel-CT. Ein Ultraschall reicht für den Ausschluss einer gedeckten Milzruptur nicht aus. Steht eine CT nicht zur Verfügung, sollten Kontroll-Ultraschalluntersuchungen eingeplant werden. Für den Ausschluss eines Pneumothorax reicht eine Röntgenaufnahme des Thorax im Stehen in der Regel aus. Man muss sich klarmachen, welche Energien bei der Fraktur einer bis zum Bersten gebogenen Rippe frei werden und welche Organe sich im Augenblick der Fraktur in der Nachbarschaft befinden.

Die Milz ist das weichste Organ im Abdomen und gleichzeitig extrem gut mit Blut versorgt. Auch nach Reanimationen werden Rippenfrakturen und Organverletzungen beobachtet.

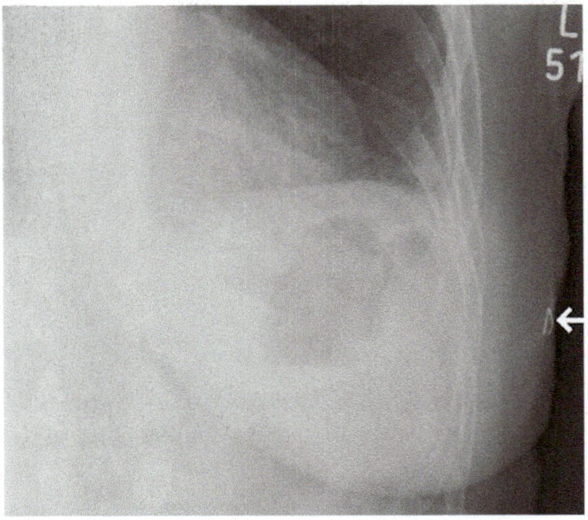


**Abb. 4.34** Ausschnitt eines Röntgen-Thorax, p. a.-Strahlengang, untere linke Thoraxapertur [T796]

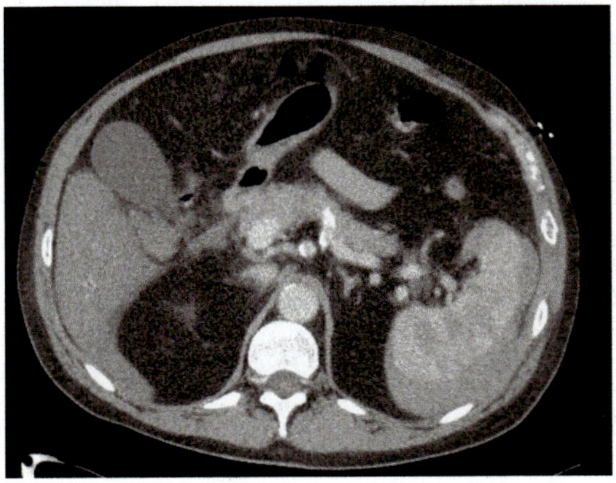

**Abb. 4.35** CT Oberbauch, transversaler Schnitt. Traumaspirale. [T796]

### Fragen und Antworten

**Welchen Befund sehen Sie in ➤ Abb. 4.34?**

- Stückfraktur der neunten (➤ Abb. 4.38, drei Pfeile) und Einfachfraktur der achten Rippe links (➤ Abb. 4.38, Einzelpfeil)
- Kein Pneumothorax erkennbar, aber von einem Milztrauma ist bei dieser Fraktur auszugehen.

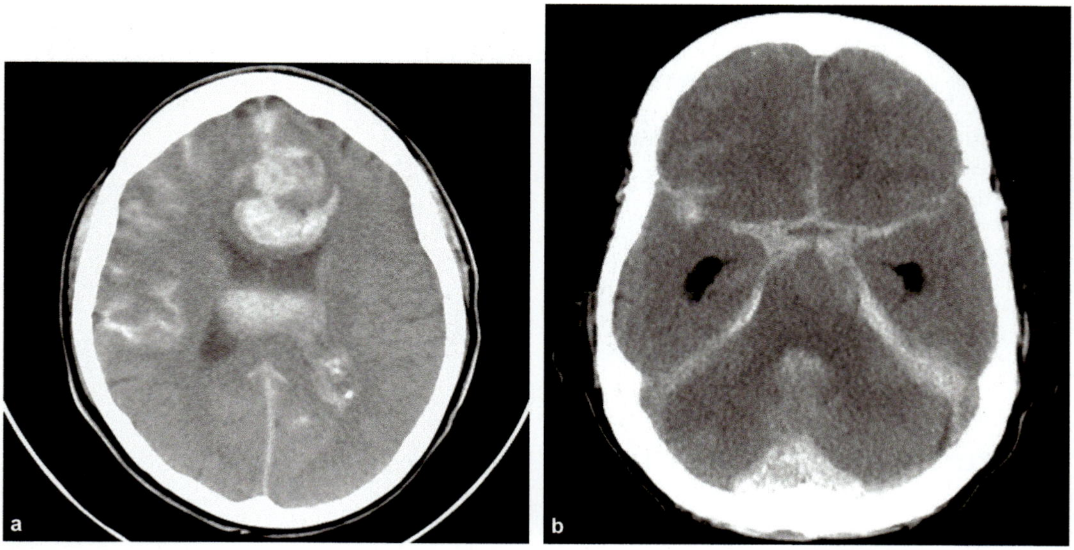


**Abb. 4.36** CCT nativ, transversaler Schnitt. Aufnahme vor der Traumaspirale: Bild a und b. [T796]

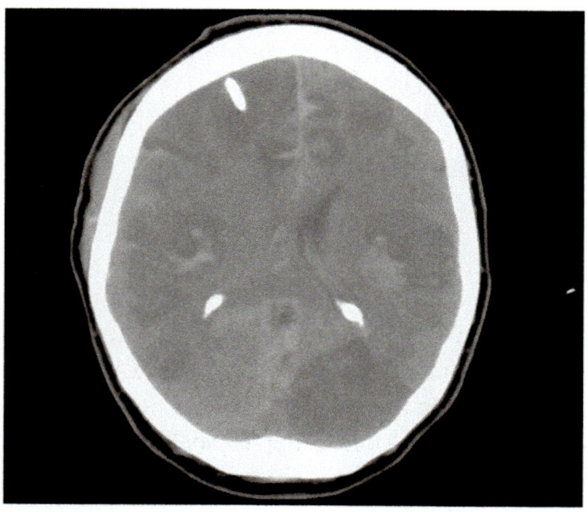

**Abb. 4.37** CCT nativ, transversale Ebene. Aufnahme 4 Tage später. [T796]

### Was muss dringlich erfolgen?

- Ultraschall des Abdomens
- CT des Abdomens – läuft glücklicherweise schon im Rahmen der Traumaspirale

### Welchen Befund sehen Sie in ➤ Abb. 4.35?

- Freie Flüssigkeit/Blut im Abdomen (➤ Abb. 4.39, Doppelpfeil)
- Milzruptur, offen oder gedeckt (➤ Abb. 4.39, inhomogene Milz mit Flüssigkeitssaum)

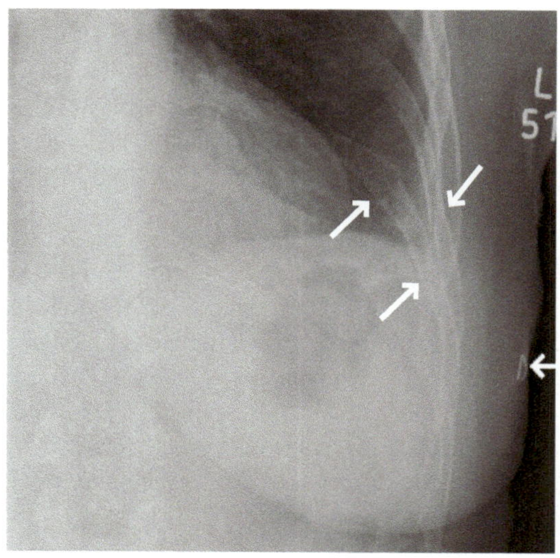

**Abb. 4.38** Ausschnitt des Röntgen-Thorax. Stückfraktur der neunten (drei Pfeile) und Einfachfraktur der achten Rippe links (Einzelpfeil). [T796]

- Einfachfraktur der achten Rippe links (➤ Abb. 4.39, Einzelpfeil)

### Welchen Befund sehen Sie in ➤ Abb. 4.36? Wie lautet Ihre Diagnose?

- Dichtes Material in den Sulci/der Fissura Sylvii, den basalen Zisternen (➤ Abb. 4.40, weiße Pfeile; ➤ Abb. 4.41, schwarze Pfeile), entsprechend einer subarachnoidalen Blutung

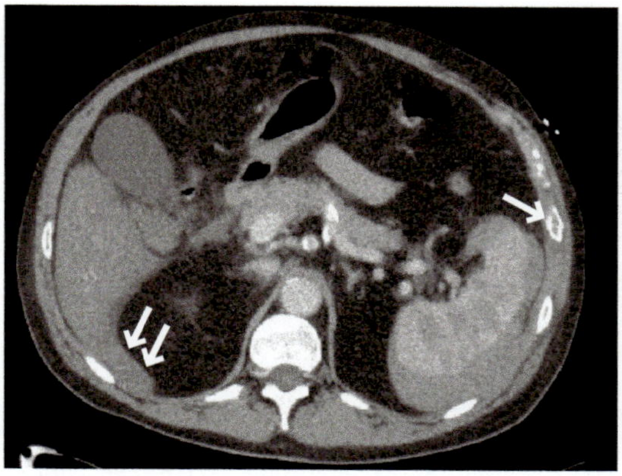

**Abb. 4.39** CT des Oberbauchs, transversale Schnittebene. Der Einzelpfeil zeigt eine Rippenfraktur, der Doppelpfeil freie Flüssigkeit dorsal der Leber. [T796]

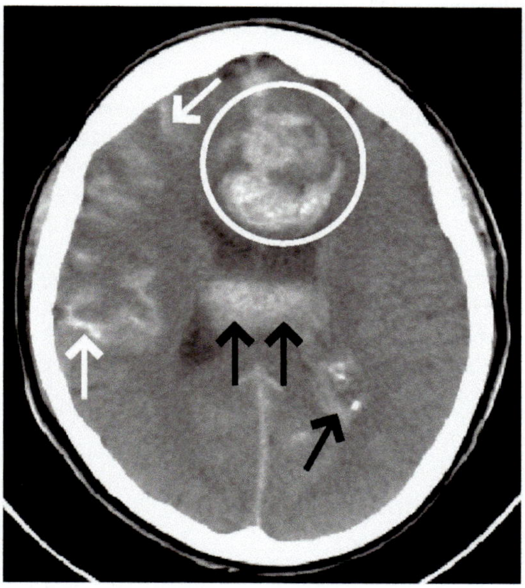

**Abb. 4.40** CCT supratentoriell, transversale Schnittebene. Die weißen Einzelpfeile zeigen subarachnoidales Blut. Der Kreis markiert eine Kontusionsblutung ins Frontalhirn. Die schwarzen Pfeile weisen auf intraventrikuläre Blutungen hin. [T796]

- Blutdichtes Material frontal intrazerebral (➤ Abb. 4.40, Kreis): Einblutung ins Hirn
- Blutdichtes Material in den Seitenventrikeln (➤ Abb. 4.40, schwarze Pfeile) und im vierten Ventrikel (➤ Abb. 4.41, weißer Pfeil), entsprechend einer Einblutung in das Ventrikelsystem

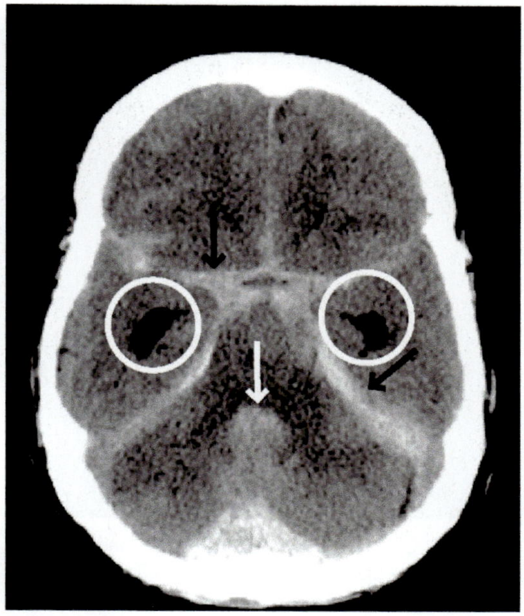

**Abb. 4.41** CCT infratentoriell, transversale Schnittebene. Die schwarzen Einzelpfeile zeigen subarachnoidales Blut. Die Kreise markieren die aufgestauten Temporalhörner bei Hydrozephalus. Der weiße Einzelpfeil weist auf die Blutung in den vierten Ventrikel. [T796]

- Aufhebung der Rinden-Mark-Differenzierung (gut zu sehen frontal in ➤ Abb. 4.41)
- Aufgeweitete Ventrikel (➤ Abb. 4.41, weiße Kreise), einem Hydrozephalus entsprechend

**Diagnose: subarachnoidale Blutung** (SAB). SABs dieser Ausprägung beruhen auf der Ruptur eines Aneurysmas der Arterien der Schädelbasis.

### Welche Komplikationen müssen erwartet werden? Was muss dringlich erfolgen?

Komplikationen:

- Akut: Parenchymblutung, Ventrikeleinblutung, obstruktiver Hydrozephalus wegen Verlegung des Aquädukts, Ödem
- Subakut: Gefäßspastik mit Infarzierungen
- Spät: Verklebung des subarachnoidalen Raums bzw. der Pacchioni-Granulationen mit der Folge des aresorptiven Hydrozephalus

Nächste Maßnahme: schnelle Angiografie zur Detektion des Aneurysmas vor chirurgischem Klippen oder radiologischem Coiling.

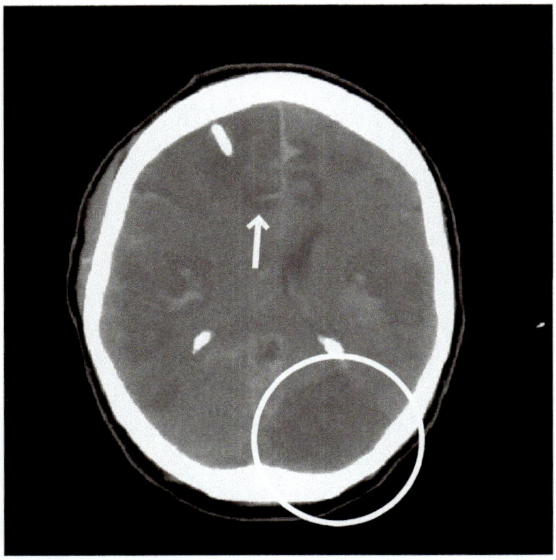

**Abb. 4.42** CCT supratentoriell, transversale Schnittebene. Der weiße Einzelpfeil zeigt subarachnoidales Blut. Der Kreis markiert einen Infarkt als Folge der SAB-assoziierten Gefäßspastik. Eine eingelegte Ventrikeldrainage ist rechtsfrontal zu erkennen. [T796]

**Welche Komplikation zeigt ➤ Abb. 4.37?**

Infarzierungen aufgrund einer Gefäßspastik im Rindenbereich (➤ Abb. 4.42, weißer Pfeil) und in der linken zerebellären Hemisphäre (➤ Abb. 4.42, weißer Kreis).

**KOMMENTAR**

Zur Ruptur der meist kongenital angelegten Aneurysmen kommt es durch Blutdruckerhöhungen, wie z. B. koital, bei forcierter Defäkation oder anderen Kraftanstrengungen. Nach der Diagnose SAB muss sofort die Kopf-Angiografie erfolgen, um das Aneurysma zu lokalisieren. Je nach Lage und Größe wird neurochirurgisch der Hals des Aneurysmas geklippt oder das Aneurysma interventionell-radiologisch mit Spiralen aufgefüllt. Bei Verzögerungen drohen Rezidivblutung und Gefäßspastik, die weitere Interventionen unmöglich machen. Häufig kommt es zum obstruktiven Hydrozephalus, da Blut ins Ventrikelsystem gelangt. Dafür muss oft eine Drainage eingelegt werden (➤ Abb. 4.42, frontal) – unabhängig von der weiteren Therapie des Aneurysmas.

**ZUSAMMENFASSUNG**

Ein gar nicht so seltenes Verletzungsmuster wird hier geschildert: Ein unklarer Fall mit Folgeverletzungen. Bei einer Fraktur der unteren linken Thoraxapertur muss die Milzruptur mit einer CT sicher ausgeschlossen werden.

Die SAB ist hier nicht Folge, sondern Auslöser des Sturzes und wurde durch ein geplatztes Aneurysma verursacht. Ihre Komplikationen sind die Ventrikeleinblutung und der subsequente Hydrozephalus.

## 4.8 Zunehmende Luftnot

### Anamnese

Das Röntgen-Thorax-Bild einer 45-jährigen Patientin, die von ihrem Hausarzt akut eingewiesen wurde, wird Ihnen als Stationsärztin auf der Aufnahmestation vorgelegt (➤ Abb. 4.43). Die Patientin klagt seit vorgestern über zunehmende Dyspnoe.

**HILFESTELLUNG**

Als Raumforderung wird eine unphysiologische Volumenzunahme einer Struktur im Körperinneren bezeichnet. Geht eine Raumforderung mit einem Trauma einher, handelt es sich in der Regel um eine Blutung aus einem großen Gefäß. Eine Kontrastmittel-CT des Thorax ist dann dringlich, z. B. um ein traumatisches Aneurysma zu diagnostizieren. Ursachen für Raumforderungen ohne Trauma können bösartige Neoplasien, kongenitale und gutartige Tumoren (etwa Zysten) oder entzündliche Prozesse (etwa Abszesse) sein. Eine schnell zunehmende Symptomatik erfordert eine umgehende Klärung des Prozesses.

### Fragen und Antworten

**Beschreiben Sie die Pathologie!**

- Es ist eine mehrfach bogig begrenzte Raumforderung (➤ Abb. 4.44, großer Kreis) zu sehen, die sich weder von der Aorta noch dem oberen linken Herzrand eindeutig abgrenzen lässt.
- Die Raumforderung befindet sich also eher im vorderen Mediastinum.
- Der Azygoswinkel (rechts tief paratracheal, Pfeil in ➤ Abb. 4.44) ist normal.
- Es ist eine normale Carina (Trachealbifurkation, kleiner Kreis in ➤ Abb. 4.44) zu sehen.
- Die Trachea ist verlagert, jedoch nicht eingeengt.
- Die Lungenfelder sind frei.
- Ein Erguss ist nicht sichtbar.

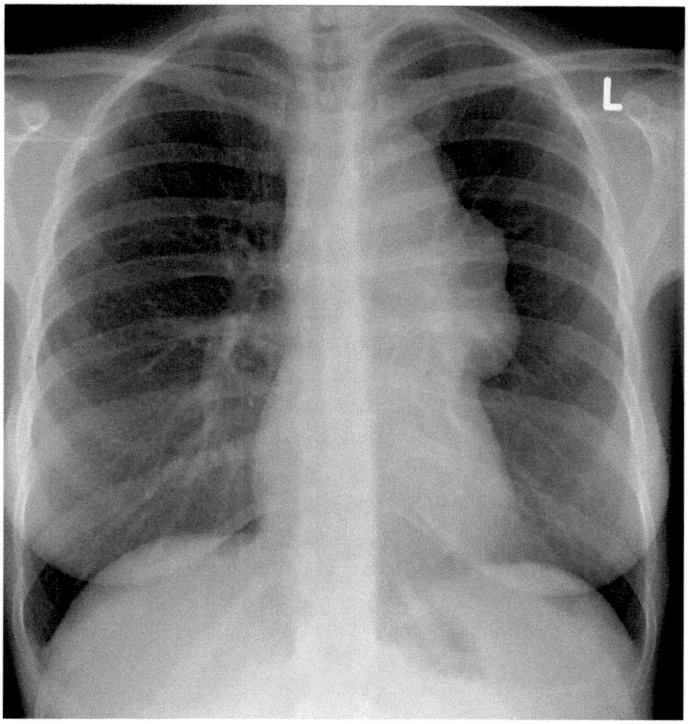


**Abb. 4.43** Röntgen-Thorax, p. a.-Strahlengang [T796]

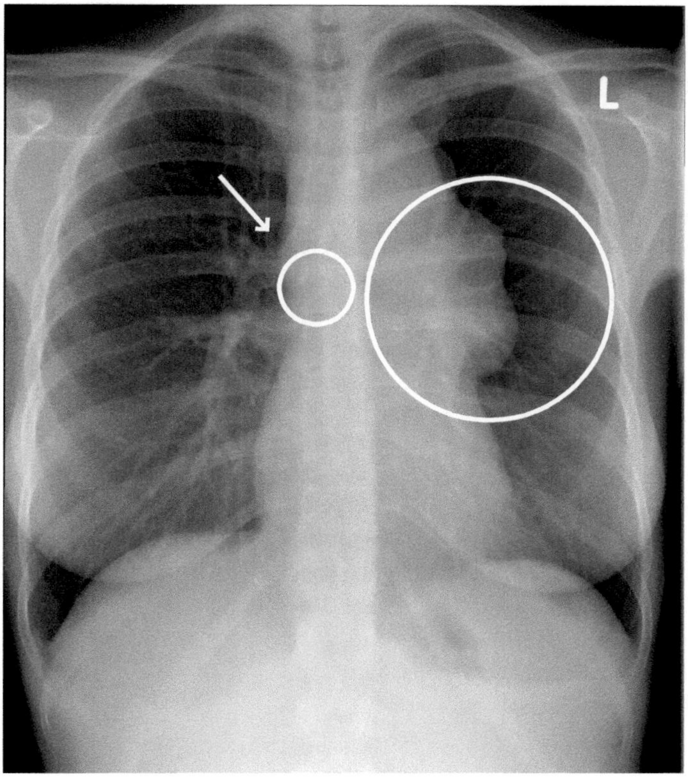


**Abb. 4.44** Röntgen-Thorax, p. a.-Strahlengang. Raumforderung im Mediastinum (großer Kreis), normaler Azygoswinkel (Pfeil), normale Carina (kleiner Kreis). [T796]

4

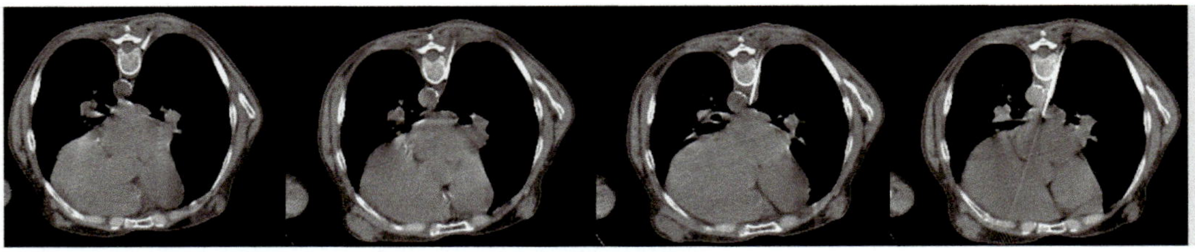

**Abb. 4.45** CT-Thorax, transversale Schnittebene. Kochsalztunnel-Technik. [T796]



### Welche Differenzialdiagnosen müssen Sie bedenken?

- Zu beachten sind die klassischen **vier englischen Ts** bei Raumforderungen des vorderen Mediastinums:
  - Thyroid (Schilddrüsenstruma)
  - Thymoma
  - Teratoma
  - Terrible Lymphoma
- Eine typische **Struma** läge weiter kranial und verlagert/stenosiert typischerweise die Trachea.
- **Thymom** und **Teratom** sind eher selten und zeigen typischerweise keine akute Symptomatik.
- Außerdem sind **Aneurysmen** des Aortenbogens zu beachten, die ebenfalls eher keine akute Symptomatik zeigen. Ausnahme ist das akute Trauma.
- Die wahrscheinlichste Diagnose ist das **Lymphom,** das einer schnellen Therapie bedarf.

### Welche weitere Bildgebung, welche weitere Diagnostik ist akut erforderlich?

- Die sofortige Thorax-CT dokumentiert die gesamte Ausdehnung der Raumforderung.
- Das CT-Bild zeigt mögliche Zugangswege für die perkutane Biopsieentnahme (➤ Abb. 4.45).
- Eine CT-gestützte Biopsie kann im Anschluss erfolgen.

### Welche Bedingungen müssen vor einer Intervention erfüllt sein?

Die Punktion des Mediastinums birgt die Gefahr der Blutung, der Gefäßverletzung und des Pneumothorax. Die Gerinnungswerte sollten also ausreichend für einen tiefen Eingriff sein:

- Thrombozyten nicht unter 50.000/µl
- Quick-Wert (TPZ) nicht unter 50 %
- Keine Aspirineinnahme für eine Woche
- Keine respiratorische Insuffizienz, da kurzzeitig Pneus toleriert werden müssen

**KOMMENTAR**

Die genaue histologische **Klassifikation der Lymphome** bedarf der Analyse relativ großer und repräsentativer Biopsien. Die Zytologie ist keinesfalls ausreichend. Wünschenswert ist die Entnahme multipler großkalibriger Zylinder durch eine Biopsienadel, die durch eine Führungsnadel mehrfach in den Tumor vorgeführt werden kann. Dabei besteht im Bereich des Mediastinums sowohl die Gefahr eines Pneumothorax als auch einer Verletzung der großen Gefäße. Eine einfache Prozedur hilft, diese Komplikationen zu vermeiden – die **Saline-Tunnel-** oder **Kochsalztunnel-Technik** (➤ Abb. 4.45, von links nach rechts). Dabei wird durch ein Kochsalzpolster die Pleura oder das Gefäß zur Seite gedrängt, sodass eine Führungsnadel gefahrlos bis an den Tumor vorgeschoben werden kann. Dann wird die eigentliche Biopsienadel durch die Führungsnadel in die Läsion geschoben, um dort mehrere Gewebezylinder zu gewinnen.

Ist eine Chemotherapie eines Lymphoms abgeschlossen, bedarf das Mediastinum besonderer Aufmerksamkeit. Der Thymus schrumpft bei Stress, also auch bei Chemotherapie. In der Erholungsphase wird er wieder größer – diesen Thymus-Rebound muss man von einem Rezidiv unterscheiden.

**ZUSAMMENFASSUNG**

Eine akute symptomatische Raumforderung im Mediastinum wird häufig durch ein Lymphom bedingt. Die Diagnostik muss beim Lymphom zügig und therapieorientiert erfolgen! Eine CT-Punktion sollte sofort angestrebt werden.

## 4.9 Fieber, Müdigkeit, Gewichtsverlust

### Anamnese

Sie sind als Betriebsärztin eines großen Flugzeugherstellers auch zuständig für die pulmologische Spezialambulanz. Drei Angestellten haben Sie nach der klinischen Untersuchung eine Röntgenaufnahme der Lunge verordnet (➤ Abb. 4.46, ➤ Abb. 4.47, ➤ Abb. 4.48). Alle klagen über leichte Dyspnoe, gelegentliche subfebrile Temperaturen sowie leichten Gewichtsverlust. Ernsthaft krank fühlen sie sich aber nicht.

### Fragen und Antworten

**Beschreiben Sie die Befunde in ➤ Abb. 4.46. Wie lautet Ihre Diagnose?**

- In beiden Lungenfeldern diffuse feinnoduläre Zeichnungsvermehrung, perihilär betont (➤ Abb. 4.49, Ausschnittvergrößerung von ➤ Abb. 4.46)
- Hila nicht evident vergrößert
- Bild passend zu **Sarkoidose Stadium III**

**Beschreiben Sie die Befunde in ➤ Abb. 4.47. Wie lautet Ihre Diagnose?**

- Hila beidseits evident vergrößert (➤ Abb. 4.50, Ausschnittvergrößerung von ➤ Abb. 4.47)
- Parenchym der Lungenfelder regelrecht
- Bild passend zu **Sarkoidose Stadium I**

**Beschreiben Sie die Befunde in ➤ Abb. 4.48. Wie lautet Ihre Diagnose?**

- In beiden Lungenfeldern grobnetzige Zeichnungsvermehrung mit Verziehungen der Lungenstruktur (➤ Abb. 4.51, Ausschnittvergrößerung von ➤ Abb. 4.48)
- Hila nicht evident vergrößert
- Bild passend zu **Sarkoidose Stadium IV**

**Was sind die Differenzialdiagnosen?**

- Für die Lungenveränderungen:
  - Miliartuberkulose (feinnodulär)
  - Lungenfibrosen
  - Pneumokoniosen (Silikose, Kohlenstaublunge)
  - Mukoviszidose

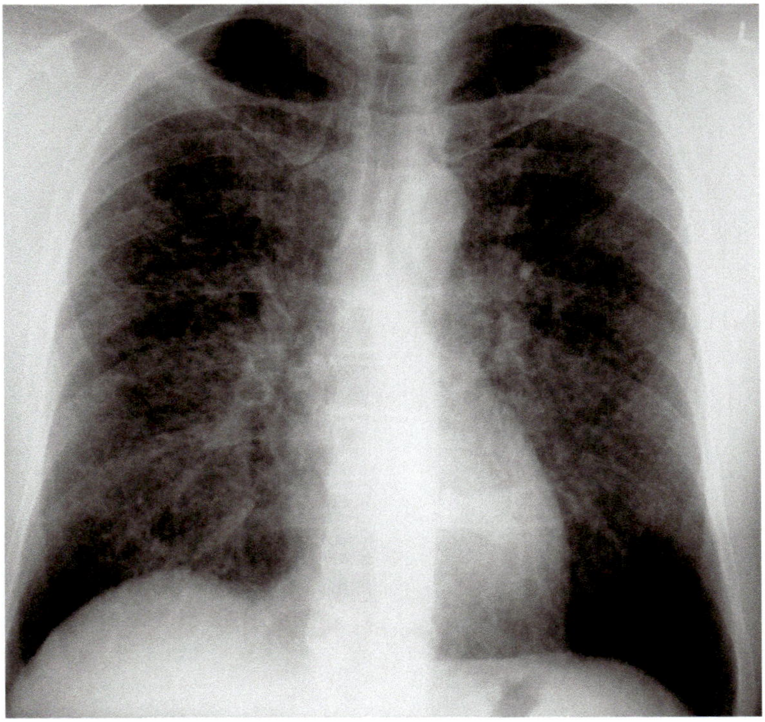

**Abb. 4.46** Röntgen-Thorax, p.a.-Strahlengang. Patient 1. [T796]

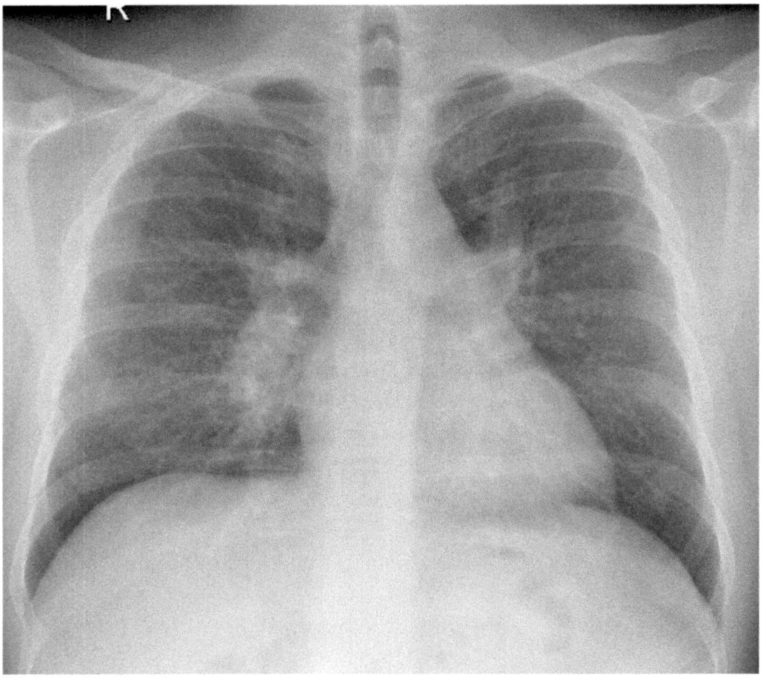

**Abb. 4.47** Röntgen-Thorax, p. a.-Strahlengang. Patient 2. [T796]

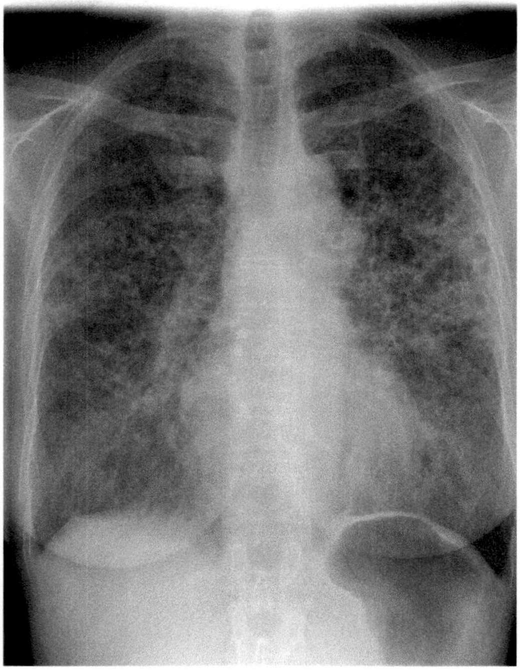

**Abb. 4.48** Röntgen-Thorax, p. a.-Strahlengang. Patientin 3. [T796]

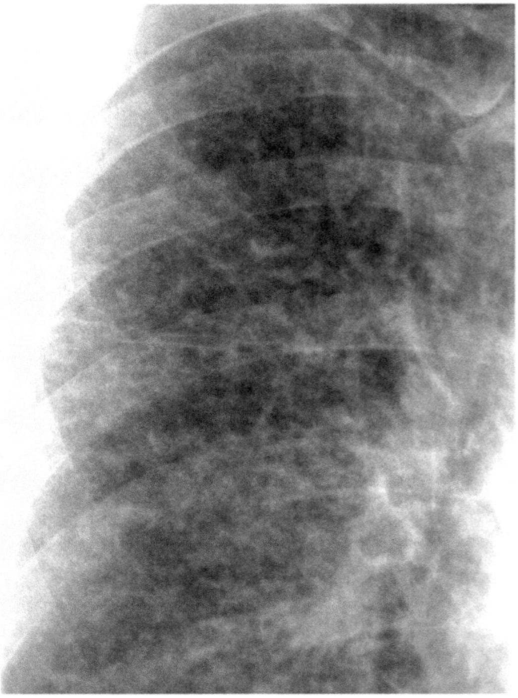

**Abb. 4.49** Ausschnitt Röntgen-Thorax, p. a.-Strahlengang. Feinknotig-netziges Muster im Lungenkern bei der Sarkoidose Stadium III. [T796]

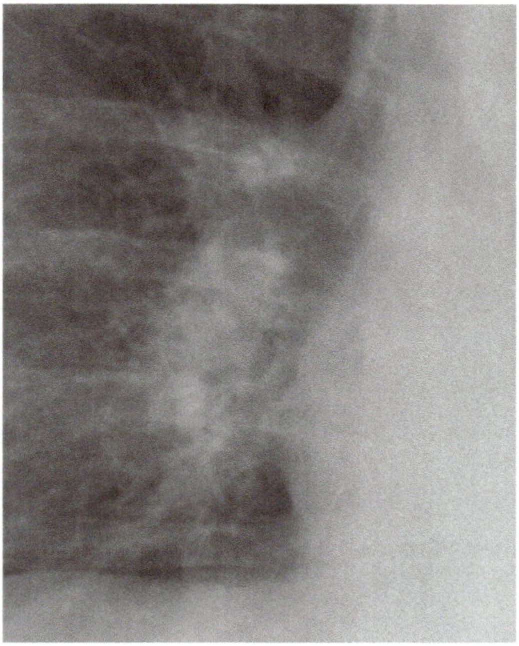

**Abb. 4.50** Ausschnitt Röntgen-Thorax, p. a.-Strahlengang. Hilusverplumpung durch Lymphknotenvergrößerungen bei Sarkoidose mit normaler Lunge Stadium I [T796]

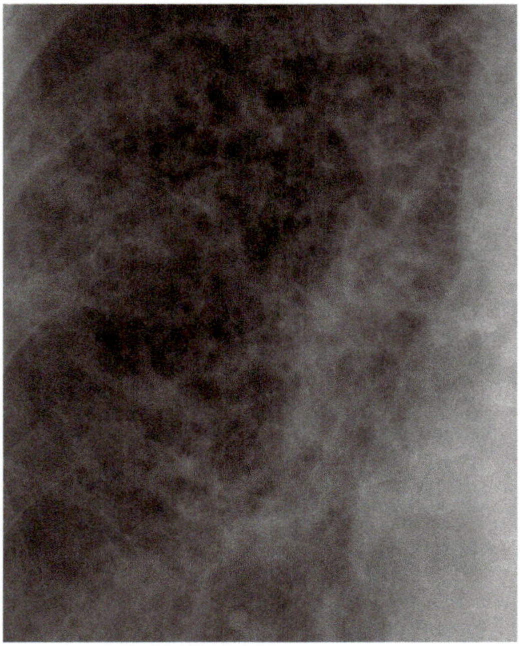

**Abb. 4.51** Ausschnitt Röntgen-Thorax, p. a.-Strahlengang. Grobnetzige Veränderung der Lungenstruktur in der Art einer fortgeschrittenen Lungenfibrose (Honeycombing). [T796]

  - Lymphangiosis carcinomatosa
- Für die Hilusveränderungen:
  - Lymphom
  - Tuberkulose
  - Pulmonalarterielle Hypertonie

**Welche Untersuchung veranlassen Sie zur genaueren Klassifizierung und Differenzierung? Welche Befunde erwarten Sie?**

Hochauflösende CT des Lungenparenchyms:
- Stadium I: nur Lymphknotenvergrößerungen
- Stadium II: Lymphknotenvergrößerungen und feinnoduläre Veränderungen des Parenchyms (➤ Abb. 4.52, Normalbefund in ➤ Abb. 4.53)
- Stadium III/IV: Parenchymveränderungen oder Lungenfibrose (Spätfolge: **Honigwabenmuster)**

**Welche Diagnose müssten Sie bei Patient 1 bedenken, wenn Sie in New Orleans praktizierten?**

Histoplasmose. Diese ist in Teilen der USA, besonders dem Mississippi-Tal, endemisch.

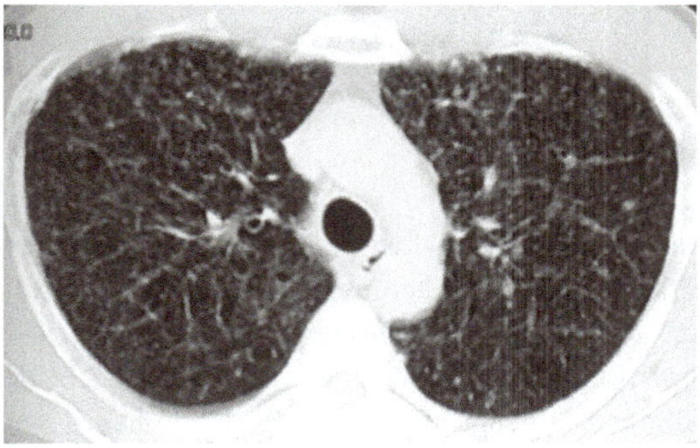

**Abb. 4.52** Hochauflösende CT des Lungenparenchyms, transversale Schnittebene: Lymphknotenvergrößerungen und feinnoduläre Veränderungen des Parenchyms bei Sarkoidose Stadium II [T796]

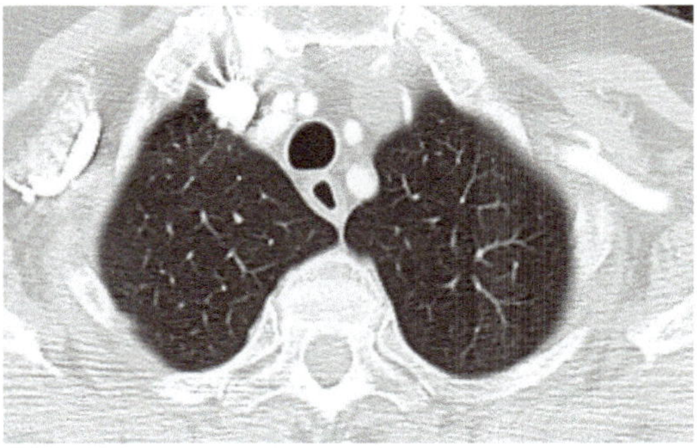

**Abb. 4.53** Hochauflösende CT des Lungenparenchyms, transversale Schnittebene: Normalbefund [T796]

4

**KOMMENTAR**

Die Sarkoidose tritt am häufigsten in der Lunge auf; weitere Manifestationsorte sind Gelenke, Knochen, Leber, Milz, die Augen und Meningen sowie die Haut (Erythema nodosum).

**Stadieneinteilung:**

- Stadium 0: normale Lunge, anderes Organ befallen
- Stadium I: Lymphknotenvergrößerung bilateral, Lungengewebe regelrecht
- Stadium II: Lymphknotenvergrößerung bilateral, Granulome diffus im Lungengewebe
- Stadium III: Lungenmanifestation ohne Lymphknotenvergrößerung
- Stadium IV: Fibrose, Funktionsverlust der Lunge – Honeycombing

**ZUSAMMENFASSUNG**

Bei jungen Menschen mit großen Hila und Knötchen in der Lunge muss man an die Sarkoidose denken. Atypische Formen der Sarkoidose können aber auch große Tumoren simulieren. Die einfachen Formen behandelt dieser Fall.

## 4.10 Geteiltes Leid

### Anamnese

Im Wartezimmer Ihrer allgemeinmedizinischen Praxis sitzen zwei ältere Freundinnen, die zum ersten Mal bei Ihnen erscheinen, weil ihr langjähriger praktischer Arzt ins Altersheim gekommen ist. Beide kommen gebeugt in Ihr Sprechzimmer, haben seit geraumer Zeit Rückenschmerzen und können vor Schmerzen kaum noch schlafen. Röntgenaufnahmen haben sie auch dabei (➤ Abb. 4.54, ➤ Abb. 4.55), allerdings haben sie den Befund verlegt.

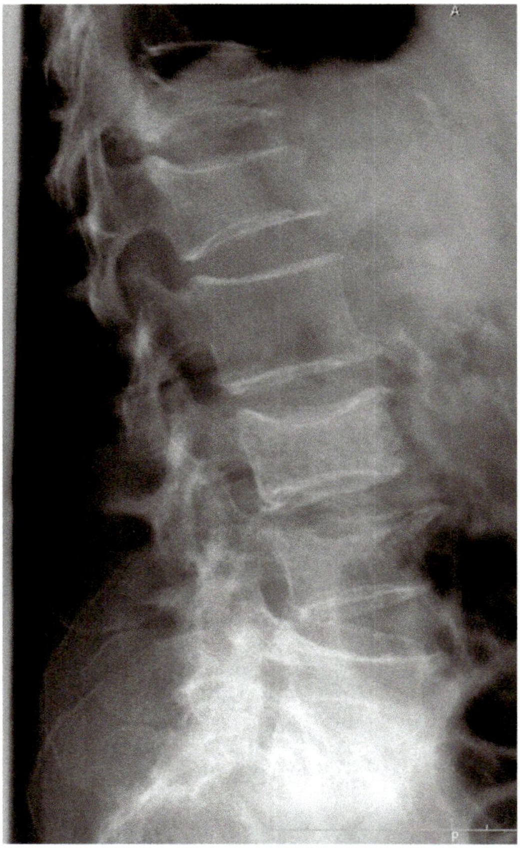

**Abb. 4.54** Röntgen LWS, seitlicher Strahlengang, der einen älteren Dame [T796]

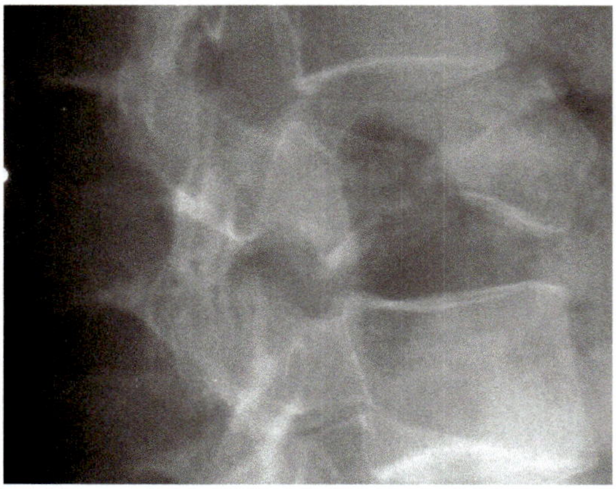

**Abb. 4.55** Ausschnitt Röntgen der LWS, seitlicher Strahlengang, der anderen älteren Dame [T796]

### Fragen und Antworten

**Beschreiben Sie den Befund in ➤ Abb. 4.54 und ➤ Abb. 4.55! Wie lautet Ihre Diagnose?**

- Strähnige Grundstruktur und deutliche Dichteminderung der Wirbelkörper
- Höhenminderungen; Einbrüche der Deck- und Grundplatten (➤ Abb. 4.56, Markierung)
- Diagnose: schwerste **Osteoporose** mit pathologischen Wirbelkörpersinterungen

### Wie nennt man diese Wirbelkörperveränderung und warum ( ➤ Abb. 4.57)?

Wirbelkörper mit Grund- und Deckplattenbruch werden **Fischwirbel** genannt, da die Wirbelkörper von Fischen muldenförmige Endplatten haben.

### Welche Diagnosen müssen Sie bei Rückenschmerzen im Allgemeinen erwägen?

- Osteochondrose, Intervertebralarthrose, Spondylose, Morbus Baastrup (Kissing Spine Disease)
- Degenerative und kongenitale Spinalkanalstenose, Skoliose

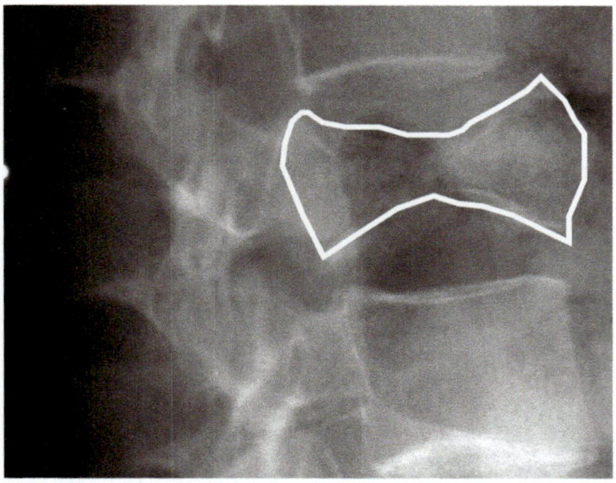

**Abb. 4.56** Ausschnitt Röntgen LWS, seitlicher Strahlengang. Osteoporose mit pathologischen Wirbelkörpersinterungen (Markierung). [T796]

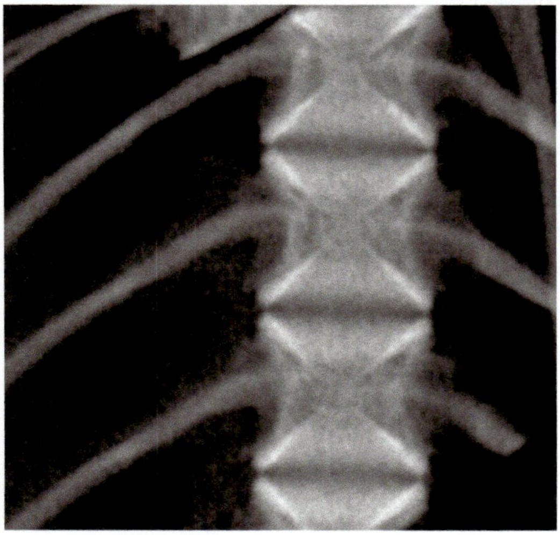

**Abb. 4.57** Röntgen der Wirbelkörper eines Fisches [T796]

- Kongenitale Gefügestörung (Spondylolisthesis vera)
- Degenerative Gefügestörung (Pseudospondylolisthesis)
- Bandscheibenvorfall
- Pathologische Frakturen (Osteoporose, Metastasen, Osteomalazie)
- Metastasen
- Spondylodiszitis

### Welche Diagnostik ist zur Quantifizierung der Erkrankung wünschenswert? Welche sollte vorgezogen werden?

Zur Quantifizierung des Osteoporosegrades sollte eine Osteodensitometrie durchgeführt werden. Wegen einer niedrigen Strahlendosis ist die DXA (Dual Energy X-ray Absorptiometry) erste Wahl. Die CT-Osteoabsorptiometrie verlangt zwar eine höhere Dosis, ist jedoch eher verfügbar. Beide Methoden ermitteln die Abweichung vom Altersmittel.

### Welche Ursachen kann die Erkrankung haben?

Osteoporose kann idiopathisch auftreten. Ursächlich können aber auch Kortikosteroidmedikation, Morbus Cushing, gonadale Insuffizienz, Leberzirrhose, Hyperthyreoidismus oder Diabetes mellitus sein.

**KOMMENTAR**

Bei der CT-Densitometrie wird die Absorption der lumbalen Wirbelkörperspongiosa (Messfelder im Wirbelkörperzentrum in ➤ Abb. 4.58) im Vergleich zu einem unter dem Patienten positionierten Referenzkörper gemessen (Messfelder im Referenzkörper in ➤ Abb. 4.58). Auf der Auswertungsgrafik (➤ Abb. 4.59) markiert der breite mittlere Streifen den Normbereich in der Bevölkerung über das gesamte Alter. Ab einem Alter von 40 Jahren fällt die Knochendichte physiologisch ab. Die hier exemplarisch untersuchte 67-jährige Patientin ist durch das Kreuz markiert: Ihre Knochendichte liegt mit ca. 112 mg/Ca-HA/ml im Normbereich für ihr Alter. Die Ergebnisdarstellung der DXA folgt den gleichen Grundsätzen.

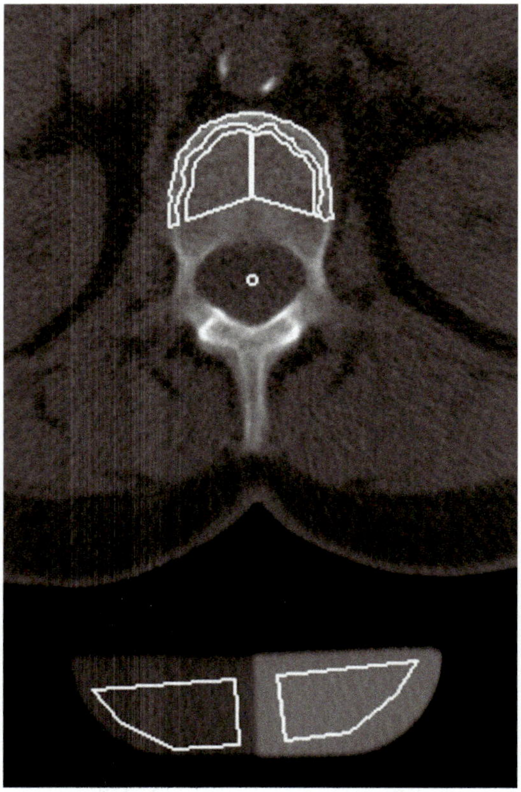

**Abb. 4.58** CT-Densitometrie [T796]

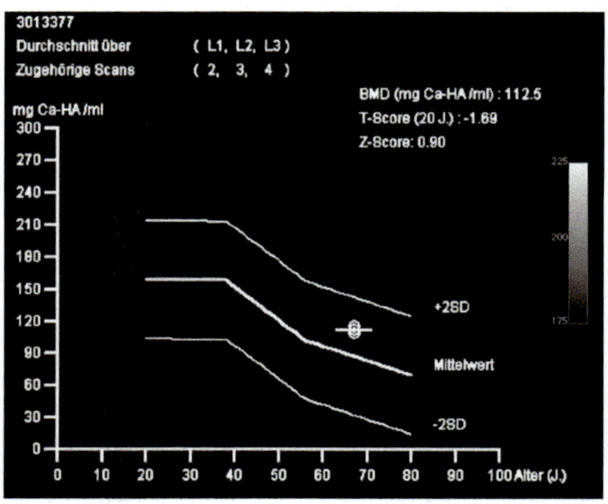


**Abb. 4.59** Auswertungsgrafik der CT-Densitometrie [T796]

**ZUSAMMENFASSUNG**

Mit einer älter werdenden Bevölkerung werden die Osteoporose und ihre Komplikationen immer wichtiger für die klinische Versorgung. Die Quantifizierung der Osteoporose sowie Sinterungsfrakturen der Wirbelsäule als wichtigste Komplikation werden in diesem Fall besprochen.

# 4.11 Die Finger schmerzen

## Anamnese

Zwei ältere Damen kommen zusammen aus der Seniorenresidenz „Waldblick" in Ihre allgemeinmedizinische Praxis. Thekla N. fällt es immer schwerer, für ihre gerade geborene Enkelin die kleinen Wollsöckchen zu stricken. Isolde R. hat das schon vor Jahren aufgeben müssen. Nach der ersten Vorstellung in Ihrer allgemeinmedizinischen Praxis haben Sie für beide Patientinnen Röntgenaufnahmen der Hand angefordert (➤ Abb. 4.60, ➤ Abb. 4.61).

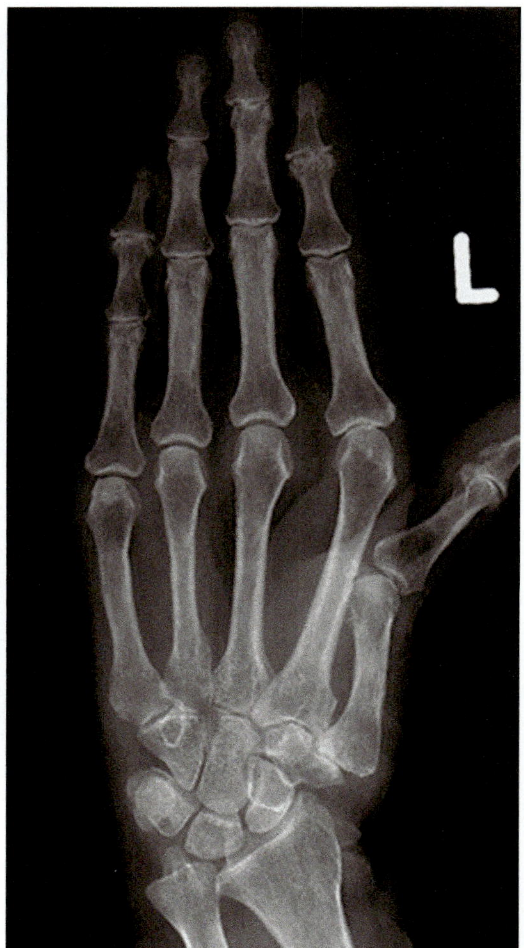


**Abb. 4.60** Röntgen der Hand, a. p.-Strahlengang. Patientin Frau N. [T796]

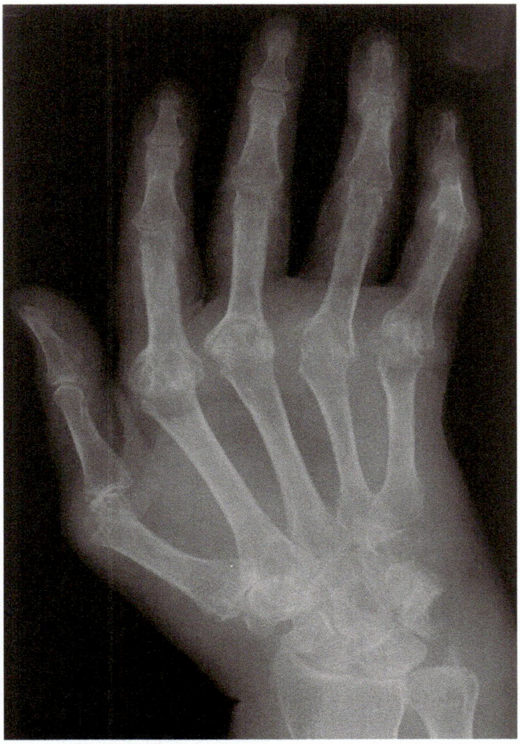

**Abb. 4.61** Röntgen der Hand, a. p.-Strahlengang. Patientin Frau R. [T796]

## Fragen und Antworten

### Beschreiben Sie die Befunde in ➤ Abb. 4.60!

- Schwalbenschwingenförmige Deformierungen der Fingerendgelenke (➤ Abb. 4.62, Kreis)
- Verschmälerung des karpometakarpalen Gelenkspalts D1 (➤ Abb. 4.63, Pfeil)
- Begleitende Sklerose
- Gelenknahe Sklerosierung
- Osteophytäre Anbauten
- Weichteilschwellung

### Wie lautet die Diagnose?

- **Rhizarthrose:** Arthrose des karpometakarpalen Gelenks D1
- **Heberden-Arthrose:** Arthrose der Fingerendgelenke

### Beschreiben Sie die Befunde in ➤ Abb. 4.61!

- Ulnardeviation der Finger
- Verschmälerung oder vollkommene Aufhebung des Gelenkspalts/Mutilation/Zerstörung der Fingergrundgelenke und der Karpalgelenke
- Subluxationen der befallenen Gelenke
- Usuren an den Metakarpalköpfchen (➤ Abb. 4.64, Pfeile) und am Processus styloideus ulnae, am Os capitatum und Os triquetrum (➤ Abb. 4.65, Markierungen)
- Weichteilschwellung
- Entkalkung des Handskeletts

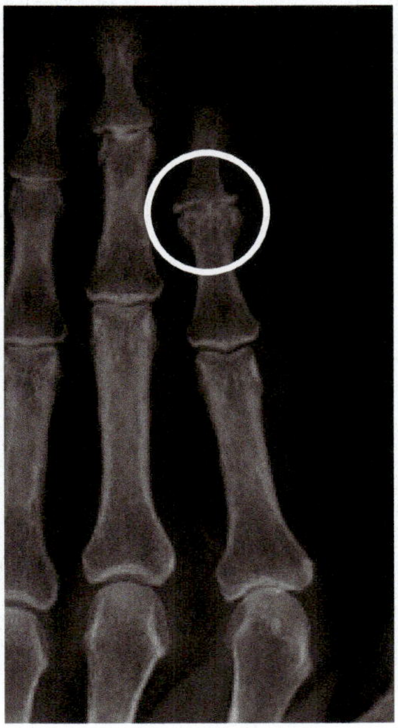

**Abb. 4.62** Röntgen der Finger, a. p.-Strahlengang. Heberden-Arthrose: schwalbenschwingenförmige Deformierungen der Fingerendgelenke (Kreis). [T796]

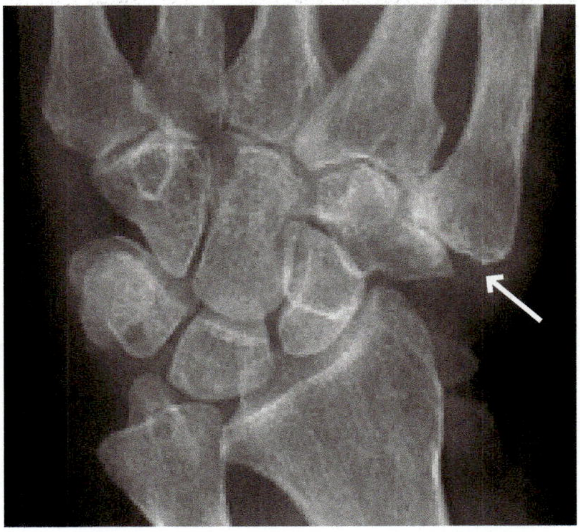

**Abb. 4.63** Röntgen des Handgelenks, a. p.-Strahlengang. Rhizarthrose: Verschmälerung des karpometakarpalen Gelenkspalts D1 (Pfeil). [T796]

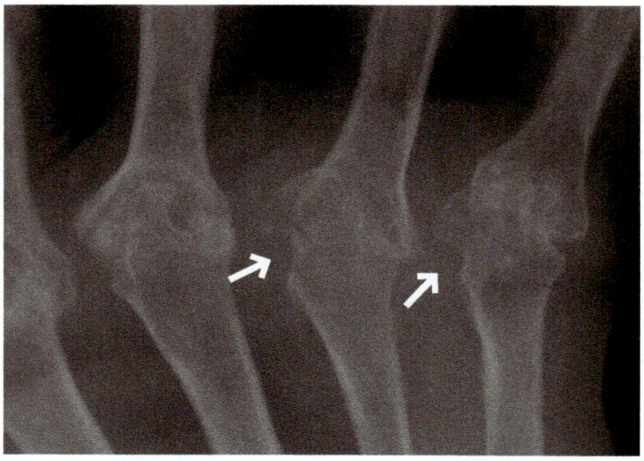

**Abb. 4.64** Röntgen der MCP-Gelenke, a. p.-Strahlengang. Rheumatoide Arthritis: Usuren an den Metakarpalköpfchen (Pfeile). [T796]



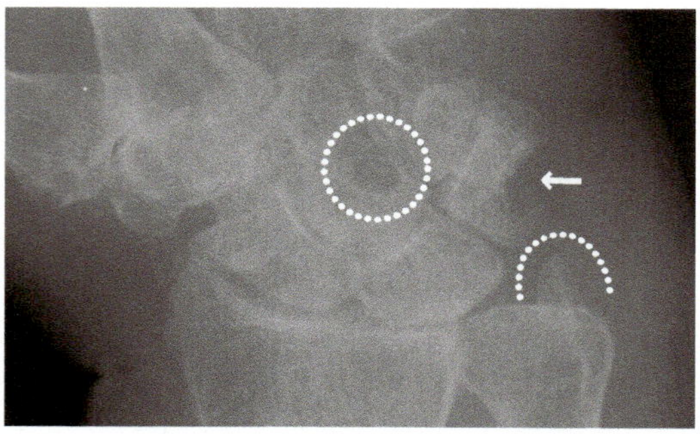

**Abb. 4.65** Röntgen des Handgelenks, a. p.-Strahlengang. Rheumatoide Arthritis: Usuren am Processus styloideus ulnae, am Os capitatum und Os triquetrum. [T796]

### Wie lautet die Diagnose?

Typischer Befall der Hand bei einer **rheumatoiden Arthritis.**

### Was sind die typischen Veränderungen bei degenerativen Gelenkprozessen?

- Osteophytäre Anbauten
- Gelenkspaltverlust in der Belastungszone/exzentrisch
- Geröllzysten periartikulär
- Sklerosierung des angrenzenden Knochens

### Welche typischen Veränderungen treten bei entzündlichen Gelenkprozessen auf?

- Usuren/Erosionen, beginnend in der Gelenkperipherie
- Gelenkspaltverlust generalisiert/konzentrisch
- Entkalkung des angrenzenden Knochens
- Subluxation
- Ankylosierung im Spätstadium

## KOMMENTAR

### Arthrose

Einzelne Gelenke sind deutlich häufiger von der Arthrose betroffen als andere: Das proximale **(Bouchard-Arthrose)** und das distale **(Heberden-Arthrose)** Fingergelenk sind wohl die häufigsten Manifestationsorte. Das Daumensattelgelenk etwa (➤ Abb. 4.63, Pfeil) ist bei älteren Menschen sehr oft arthrotisch. Im deutschen Sprachgebrauch nennt man die Degeneration hier **Rhizarthrose.** Das Großzehengrundgelenk, die Knie- und Hüftgelenke sind frequente Manifestationsorte am restlichen Körper.

### Rheumatoide Arthritis

Die rheumatoide Arthritis beginnt oftmals mit Usuren am Processus styloideus ulnae und greift dann auf den Karpus über. In den befallenen Gelenken kommt es zum **Verlust des Knorpels.** Aufgrund von Veränderungen des Kapsel-Band-Apparats subluxieren die Gelenke später. Schließlich können sie ankylosieren. Darüber hinaus sind besonders häufig die Metakarpophalangeal- und proximalen Interphalangealgelenke betroffen. Ebenso können das Metatarsophalangealgelenk oder größere Gelenke wie das Knie oder die Schulter betroffen sein. Heutzutage muss und sollte es jedoch gar nicht mehr zu ausgeprägten röntgenologischen Veränderungen kommen. Frühmanifestationen der periartikulären Weichteile können mittels MRT oder Sonografie detektiert und so eine frühzeitige Therapie eingeleitet werden.

Die tradierten Begriffe „Arthrose" und „Arthritis" dürfen nicht so verstanden werden, dass es bei der Arthrose keine Entzündung gibt und bei der Arthritis keine Gelenkabnutzung. Im angloamerikanischen Sprachgebrauch wird die Arthrose daher auch „Osteoarthritis" genannt. Es gibt entzündlich aktivierte Arthrosen. Und ausgeheilte Arthritiden sind selbstverständlich gute Gründe für eine folgende Arthrose.

## ZUSAMMENFASSUNG

In der radiologischen Gelenkdiagnostik entscheidet man sich erst einmal für eine von zwei Schubladen: entzündlich oder degenerativ. Die Kriterien dafür sind klar: Osteophytäre Anbauten, Sklerosierungen, Geröllzysten und exzentrischer Gelenkspaltverlust sprechen für die Degeneration, Erosionen/Usuren in der Gelenkperipherie, gelenknahe Entkalkungen, konzentrischer Gelenkspaltverlust und Subluxation eher für die Entzündung.

## 4.12 Akute Brustschmerzen und Dyspnoe

### Anamnese

Ein älterer Herr wird in die Notaufnahme gebracht. Er klagt seit einigen Stunden über Brustschmerzen und Atemnot, welche recht plötzlich eingetreten seien. Die Herzfrequenz ist mit 105/min erhöht. Der junge Internist vom Dienst hat Sie als erfahrene Kollegin zur Beurteilung des Thorax (➢ Abb. 4.66) hinzugebeten. Die Laborwerte sind noch ausstehend.

Der junge Kollege ergänzt, dass die EKG-Zeichen auf eine Lungenembolie hinweisen könnten. In der genaueren Anamnese hat sich zudem ergeben, dass der Patient in der Vorgeschichte schonmal eine Thrombose hatte, eine Immobilisation in den letzten 4 Wochen, eine Tumorerkrankung oder Hämoptysen werden verneint.

Gleich nach ihm wurde ein 35-jähriger Patient mit Dyspnoe von der Notfallrettung gebracht. Die Aufnahmeärztin hat eine Röntgenaufnahme des Thorax erbeten. Die Fragestellung auf dem Überweisungsschein lautet: „Infiltrate, Stauung, Pneu?" Sie sehen diese Aufnahme (➢ Abb. 4.67), ohne den Patienten untersucht zu haben.

Später erfahren Sie auf Rückfrage von der Aufnahmeärztin, dass es sich um einen HIV-positiven, nicht sesshaften Drogenabhängigen handelt.

### Fragen und Antworten

**An welche Diagnosen denken Sie zunächst bei dem älteren Herrn?**

Herzinfarkt, Pneumonie, Aortendissektion, Lungenembolie.

**Welche radiologischen Befunde würden Sie dabei erwarten? Welche können Sie jetzt erheben?**

**Zu erwartende Befunde:**

- Beim **Herzinfarkt** mit Atemnot könnte eine kardiogene Stauung zu sehen sein.
- Bei einer **Pneumonie** könnte man pulmonale Infiltrate und eventuell einen Erguss erwarten.
- Bei einer **Aortendissektion** sieht man häufig nichts. Die Aorta und das Mediastinum können verbreitert sein.

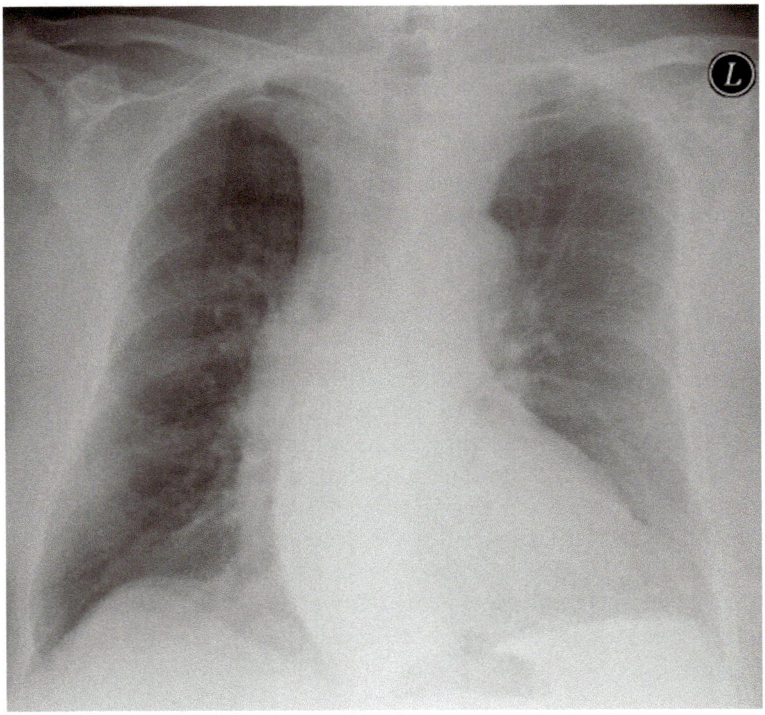


**Abb. 4.66** Röntgen-Thorax, p.a.-Strahlengang, des älteren Herrn [T796]

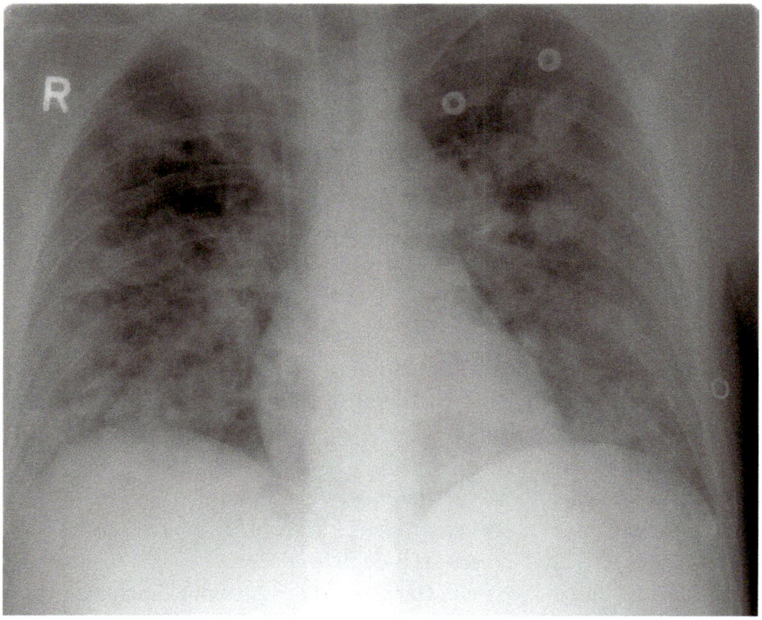


**Abb. 4.67** Röntgen-Thorax, p.a.-Strahlengang, des 35-jährigen Patienten [T796]

- Bei der **Lungenarterienembolie (LAE)** sieht man in der Regel nichts. Gelegentlich können subpleurale Infiltrate oder Minderperfusionen als Korrelate von Infarkten auftreten.

**Befunde in ➤ Abb. 4.66:**

- Man erkennt im Seitenvergleich eine Minderperfusion (kleinere und rarefizierte Gefäße) besonders im rechten Oberfeld (➤ Abb. 4.68, Kreise), die Hinweis auf eine **Lungenembolie** sein kann. Eine Stauung oder ein Infiltrat liegen nicht vor.
- Zudem ist die Aorta stark gekrümmt und dicht.
- Die vermehrte Dichte links ist am ehesten durch die Rotation des Patienten bedingt.

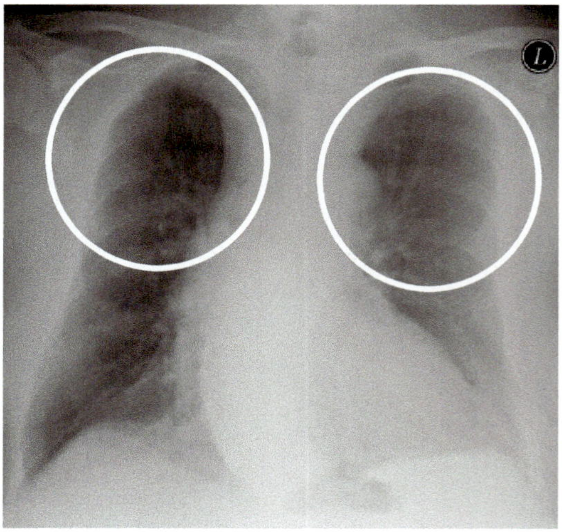


**Abb. 4.68** Röntgen-Thorax, p.a.-Strahlengang, des älteren Herrn: Minderperfusion (kleinere und rarefizierte Gefäße) besonders im rechten Oberfeld (Kreise) [T796]

## Welche Diagnostik empfehlen Sie zur Etablierung dieser Diagnose und weshalb?

Zur Bestätigung bzw. zum Ausschluss der Diagnose sollte eine **CT-Angiografie der A. pulmonalis** (auch LAE-CT genannt) durchgeführt werden. So beweist man die relevante Lungenembolie, indem sie die umflossenen Thromben in der A. pulmonalis zeigt (➤ Abb. 4.69, Pfeile) sowie den möglicherweise resultierenden Lungeninfarkt (➤ Abb. 4.70, Pfeile). Eine **CT-Venografie** kann in die Untersuchung integriert werden und die ursächliche Thrombose in den Oberschenkeln und im Becken (➤ Abb. 4.71, Pfeil) zeigen. Pneumonien, Aortendissektionen oder Tumoren, die eine ähnliche Symptomatik hervorrufen können, werden in derselben Untersuchung ausgeschlossen oder nachgewiesen.

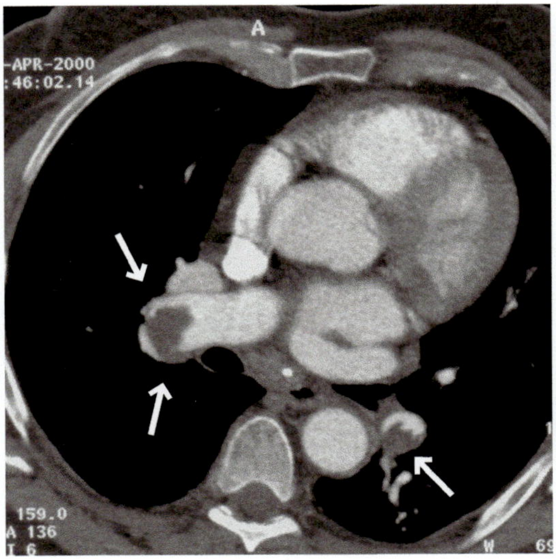


**Abb. 4.69** CT-Angiografie der A. pulmonalis, transversale Schnittebene: umflossene Thromben (Pfeile) [T796]

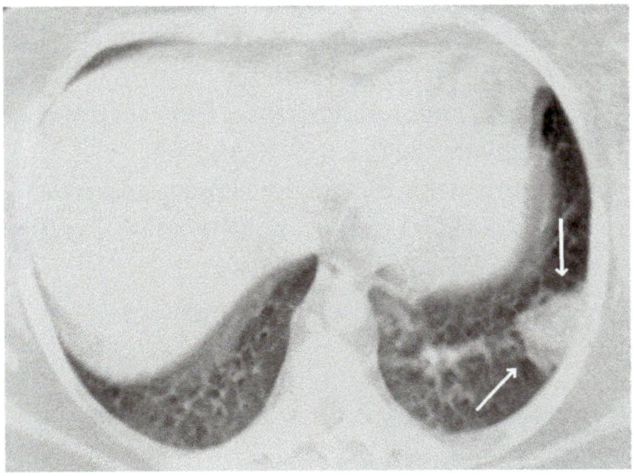

**Abb. 4.70** CT-Angiografie der Lunge, transversale Schnittebene: Lungeninfarkt (Pfeile) [T796]

## Beschreiben Sie die Befunde in ➤ Abb. 4.67! Welche Diagnosen erwägen Sie?

**Befunde:**

- Aufnahme im Liegen, ZVK in guter Position (➤ Abb. 4.72, Kreis), kein Pneu
- Multiple Herde in beiden Lungen (➤ Abb. 4.72, Pfeile), einige Herde mit zentraler Aufhellung (Zerfall; ➤ Abb. 4.72, gestrichelte Kreise)
- In der CT Nachweis ausgeprägter Kavernenbildung (➤ Abb. 4.73)
- Nebenbefund: Piercing linke Thoraxwand

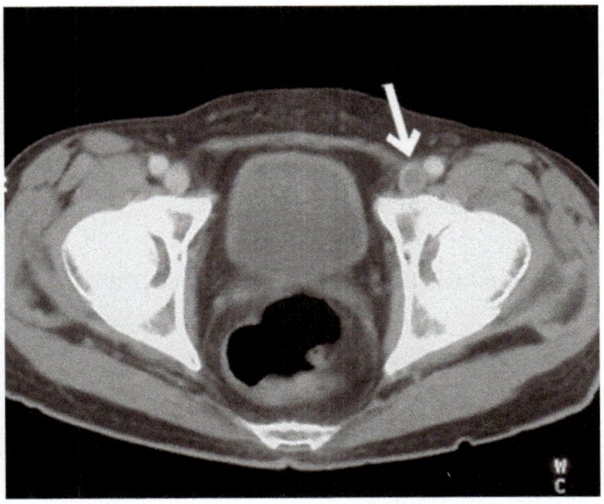

**Abb. 4.71** CT-Venografie, transversale Schnittebene: Thrombose in den Oberschenkeln und im Becken (Pfeil) [T796]

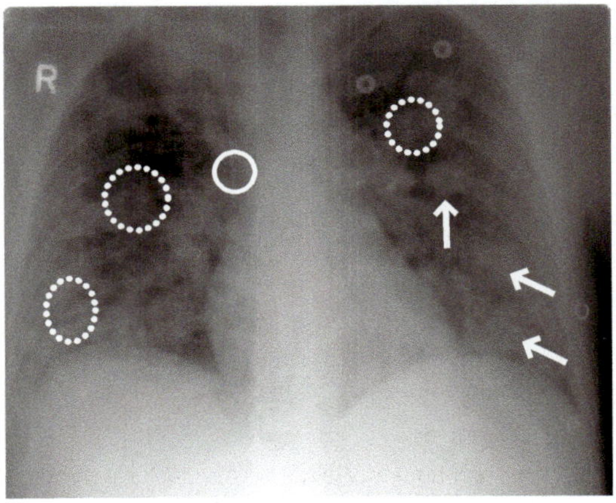


**Abb. 4.72** Röntgen-Thorax p. a.-Strahlengang des 35-Jährigen: multiple Herde (Pfeile), z. T. mit zentralem Zerfall (gestrichelte Kreise), ZVK (Kreis) [T796]

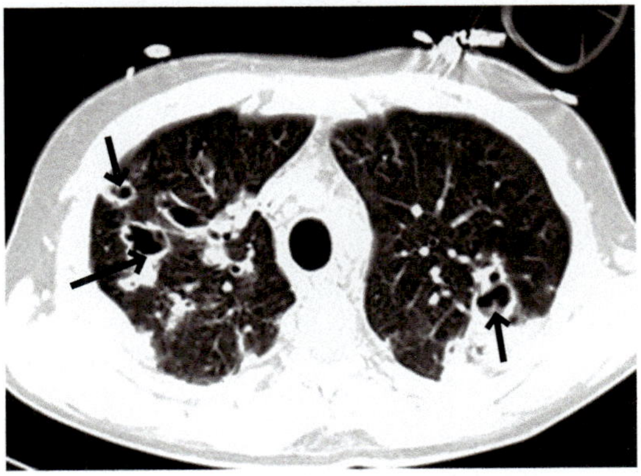

**Abb. 4.73** CT-Thorax, transversale Schnittebene des 35-Jährigen: Die resultierenden Kavernen (Pfeile) sind dickwandig, zentral nekrotisch und haben Anschluss an das Bronchialsystem gefunden. [T796]

Als **Diagnose** kommen alle Entitäten infrage, die zu multiplen, zentral zerfallenden Herden der Lunge führen: septische Embolien, bakteriell oder mykotisch; tuberkulöse Kavernen; zentral nekrotische Metastasen; Granulomatose mit Polyangiits; nekrotisierende Rheumaherde.

**Welches ist die wahrscheinlichste Diagnose?**
Septische Embolie bei intravenösem Drogenabusus (I. v.-Drug-Abuser-Lunge).

**Welche Diagnose wäre bei einem stark immunsupprimierten Patienten wahrscheinlich?**
Invasive Aspergillose.



**KOMMENTAR**

Wenn das Foramen ovale offen ist, können bei der Pulmonalembolie (septisch oder aseptisch) auch Herde im Körperkreislauf (ZNS-Infarkte!) auftreten.

**ZUSAMMENFASSUNG**

Zwei Typen von Embolien werden hier vorgestellt: Die Lungenarterienembolie ist sehr häufig, wird aber oft übersehen, die septische Pulmonalembolie ist selten, hat aber eine typische Anamnese.
Zerfallende Herde in der Lunge können viele Ursachen haben. Anamnese und Symptomatik weisen in den meisten Fällen den Weg.

## 4.13 Aus dem Notarztwagen

### Anamnese

In Ihrem zweiten Dienst steht die Notaufnahme kopf: Auf der Autobahn ist ein Bus gegen eine Brückenstütze geprallt. Eine ganze Flotte von Notarztwagen bringt mehrere Schwerverletzte in die Notaufnahme, die noch am Unfallort notärztlich behandelt wurden. Drei Patienten haben offensichtliche Probleme. Die Röntgen-Thorax-Aufnahmen liegen schon für Sie bereit (➤ Abb. 4.74, ➤ Abb. 4.75, ➤ Abb. 4.76).

### Fragen und Antworten

**Welche Aspekte sind bei einer Notfall- oder Intensivaufnahme besonders wichtig?**

- **Status der Intensivmaterialien:** Lage des Tubus, der zentralen Zugänge (auch Pulmonaliskatheter, ➤ Abb. 4.77), der Magensonde
- **Komplikationen stattgehabter Interventionen:**
  - Pneumothorax (nach ZVK-Anlage)
  - Pneumomediastinum, Atelektasen, exzessive Luft im Magen (nach komplizierter oder erfolgloser Intubation)
  - Überwässerung (nach Infusionsgabe)

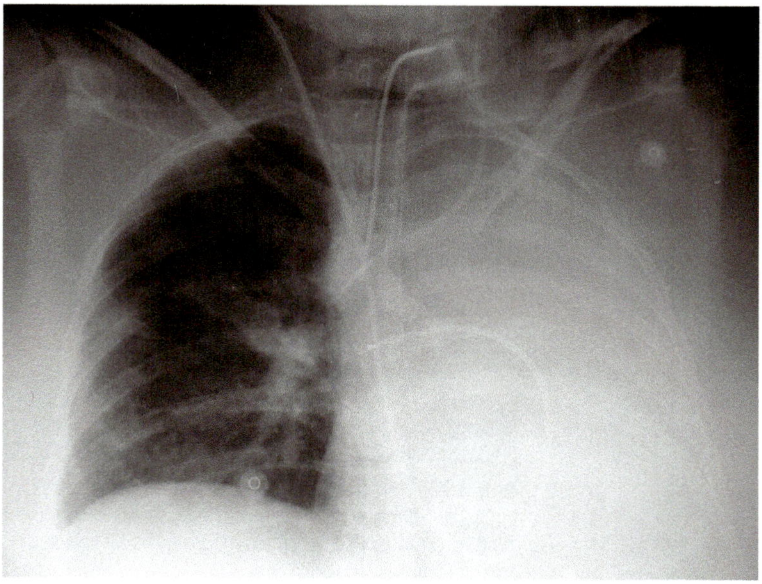

**Abb. 4.74** Röntgen-Thorax, p.a-Strahlengang. Patient 1. [T796]

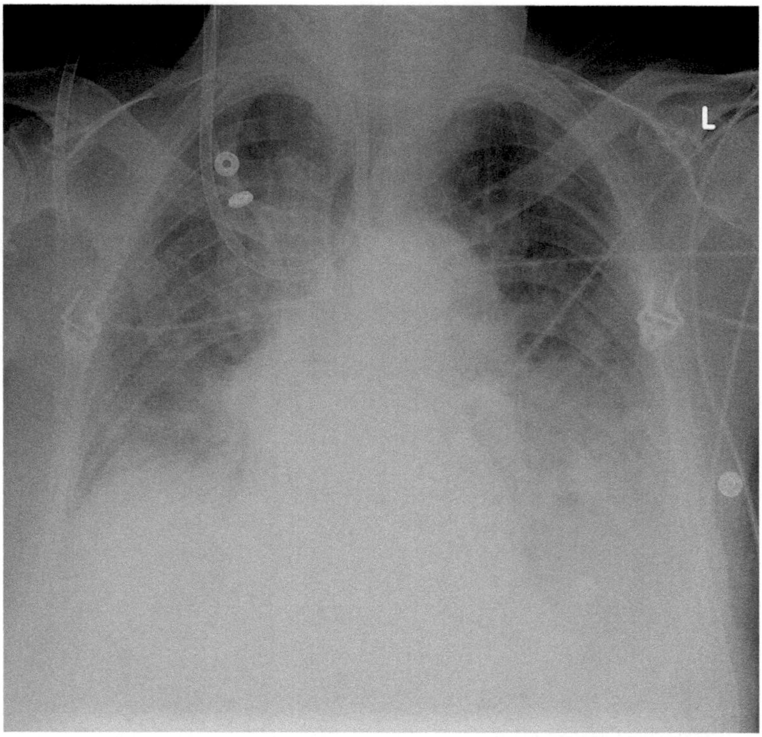


**Abb. 4.75** Röntgen-Thorax, p. a.-Strahlengang. Patient 2. [T796]

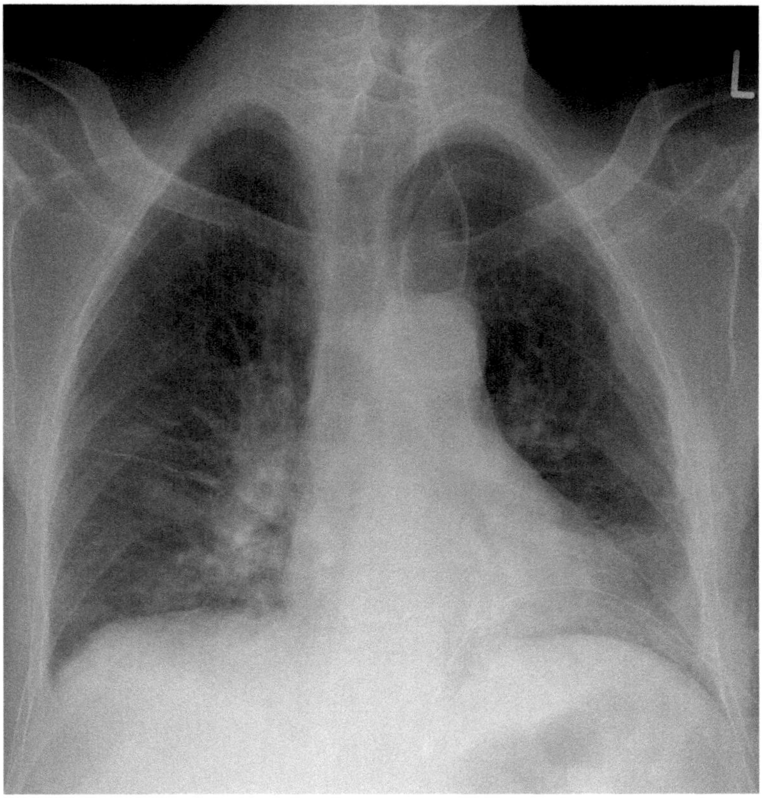


**Abb. 4.76** Röntgen-Thorax, p. a.-Strahlengang. Patient 3. [T796]

**Welche Befunde erheben Sie in ➢ Abb. 4.74? Welche Maßnahme muss sofort erfolgen?**

- Komplette Verschattung der linken Lunge
- Hinweise auf Mediastinalverlagerung nach links trotz Rotation nach links
- Intubation des rechten Hauptbronchus (➢ Abb. 4.77, Markierung der Trachealgrenzen und des Tubus)
- Sofortmaßnahme: Retraktion des Tubus und Lagekontrolle mittels Röntgen-Thorax

**Welche Befunde erheben Sie in ➢ Abb. 4.75? Welche Maßnahme muss sofort erfolgen?**

- EKG-Elektroden über dem Thorax, kein ZVK sichtbar, kein Tubus sichtbar
- Magensonde steckt mit der Spitze tief im linken Bronchialsystem (➢ Abb. 4.78).
- Sofortmaßnahme: Entfernen der Magensonde

**Welche Befunde erheben Sie in ➢ Abb. 4.76?**

- ZVK von linksjugulär in atypischer Lage (➢ Abb. 4.79 zeigt ein KM-Extravasat) – darf nicht genutzt werden, muss entfernt werden.

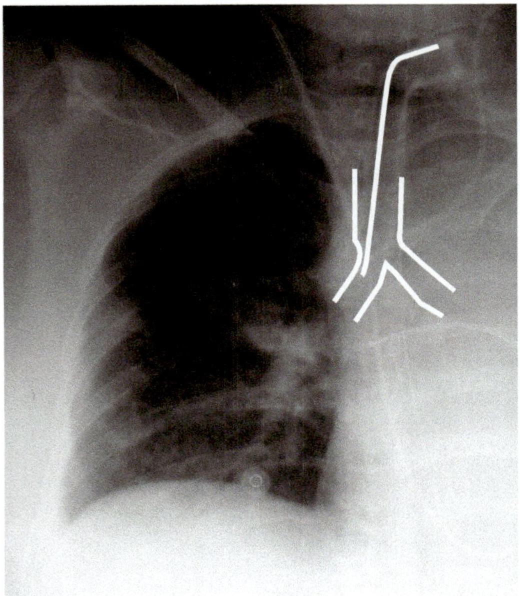

**Abb. 4.77** Ausschnitt Röntgen-Thorax. Die nachgezogene Begrenzung der Trachea und die Markierung des Tubus zeigen die tiefe Lage des Tubus im rechten Hauptbronchus. [T796]

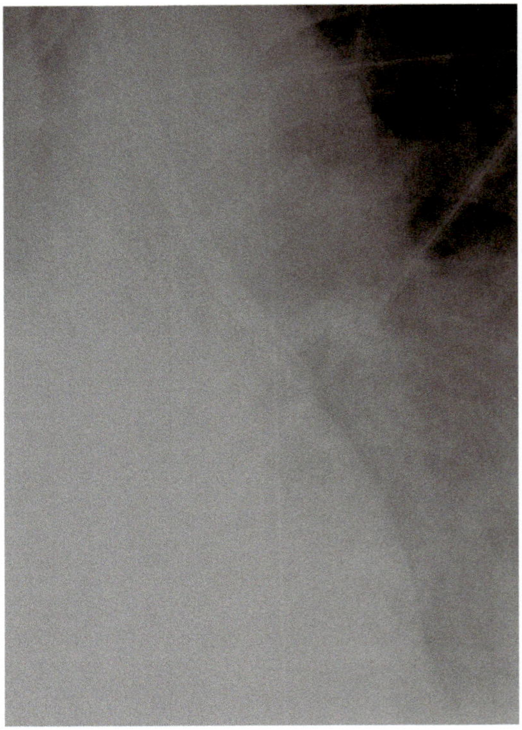

**Abb. 4.78** Ausschnittaufnahme des Herzschattens der ➢ Abb. 4.75. Die Spitze der Magensonde liegt sicher außerhalb des Ösophaguslagers. Sie liegt wahrscheinlich im linken Unterlappenbronchus – die Feststellung der atypischen Lage reicht jedoch für das weitere Vorgehen aus. [T796]

- Pneumothorax links, wohl interventionell bedingt
- Pleuradrainage linksbasal bereits gelegt, derzeit wohl ohne Sog oder ungünstig liegend, da Pneu substanziell. Die Reposition der Drainage ist zu erwägen.

**ZUSAMMENFASSUNG**

Die hier geschilderte Situation verdeutlicht, weshalb Sie sich mit Notfallaufnahmen unbedingt auskennen sollten. Die Diagnose muss sofort kommen und die Konsequenzen müssen schnellstmöglich gezogen werden.

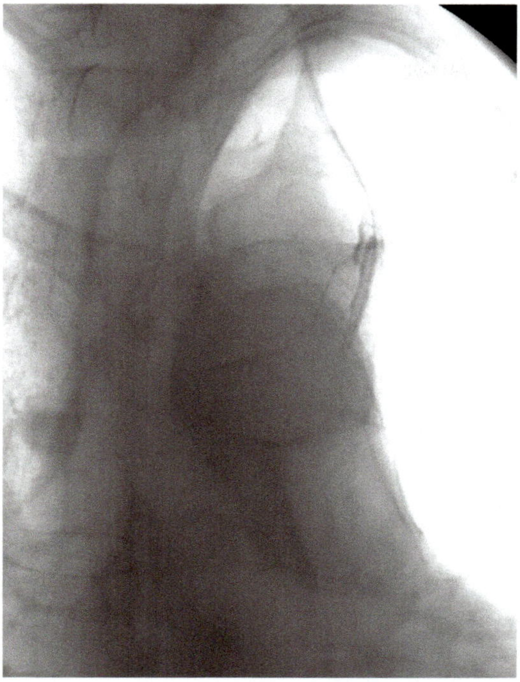

**Abb. 4.79** Durchleuchtung Thorax. Eine KM-Gabe – eigentlich nicht notwendig, wenn der Katheter wie hier so untypisch liegt – beweist die extravaskuläre Lage des ZVK. Das KM verteilt sich im mediastinalen Gewebe. [T796]

# 4.14 Zu Hause zusammengebrochen

## Anamnese

Dieser Patient hat beim Fernsehen in seinem Sessel plötzlich über Luftnot geklagt und ist dann beim Aufstehen auf den Teppich gesackt. Das EKG wird gerade geschrieben, Blut ist abgenommen. Der Patient liegt wach, aber röchelnd auf der Untersuchungsliege. Gerade erscheint die Lungenaufnahme auf dem Befundungsmonitor (➤ Abb. 4.80).

Ein weiterer Patient mit Dyspnoe wird Ihnen wenig später vorgestellt (➤ Abb. 4.81).



## Fragen und Antworten

**Welche Befunde erheben Sie in ➤ Abb. 4.80? Wie lautet die wahrscheinlichste Diagnose?**

Befunde:

- Global vergrößertes Herz
- Flächige alveoläre Verschattungen im Lungenkern beidseits unter Aussparung der Lungenperipherie

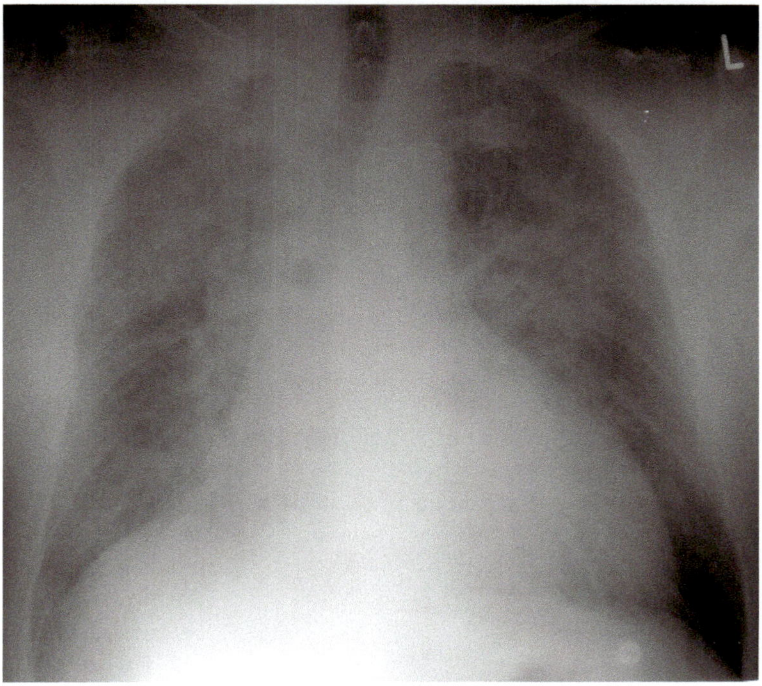


**Abb. 4.80** Röntgen-Thorax a. p.-Strahlengang. Patient 1. [T796]

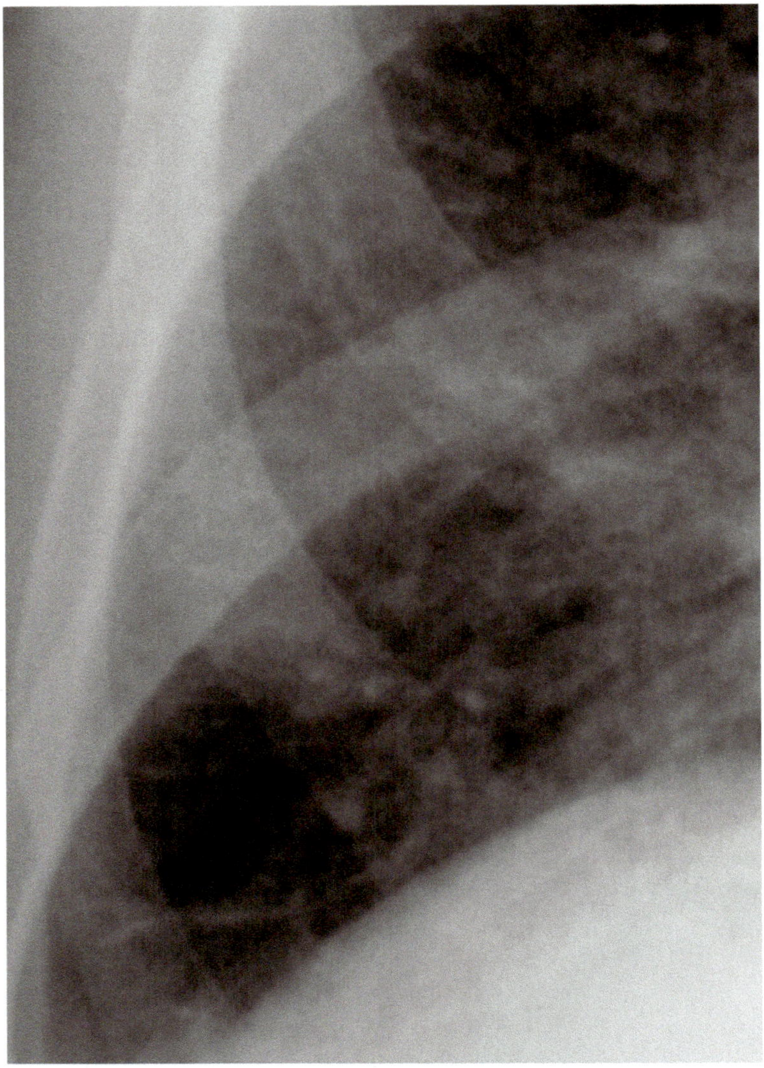

**Abb. 4.81** Ausschnitt Röntgen-Thorax. Patient 2. [T796]

im Sinne eines **Schmetterlingsmusters** (Butterfly Pattern, Overlay in ➤ Abb. 4.82)

Diagnose: durch Herzversagen bedingtes, fortgeschrittenes **alveoläres Ödem.**

### Welche Befunde erheben Sie in ➤ Abb. 4.81? Was ist die wahrscheinlichste Diagnose?

Befund: Feine Kerley-B-Linien im Sinne verdickter interlobulärer Septen (➤ Abb. 4.83, Pfeile).

Diagnose: **interstitielles Ödem.**

### Welche anderen Ursachen können die pulmonalen Veränderungen haben?

- Überwässerung bei Dialyse oder Überinfusion
- **Alveoläres Muster:** exogen-allergische oder toxische Lungenveränderungen
- **Interstitielles Muster:** virale, atypische, interstitielle Pneumonien, Lymphstau bei zentralen Tumoren

### Beschreiben Sie die zeitliche Reihenfolge der radiologischen Zeichen der Erkrankung!

Das hypertensive Lungenödem entwickelt sich im Verlauf eines Druckanstiegs im pulmonalen Kreislauf. Daraus ergeben sich auch alle radiologischen Manifestationen.

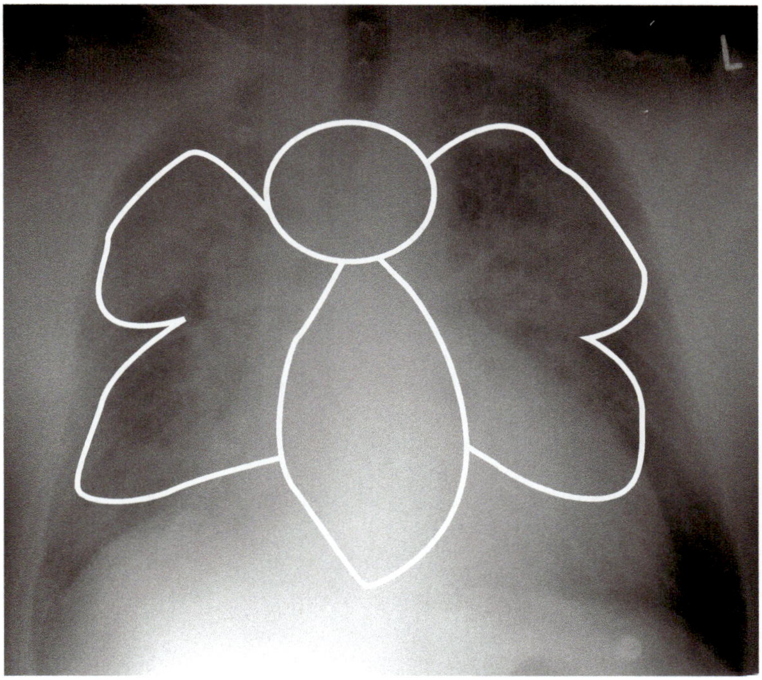

**Abb. 4.82** Röntgen-Thorax, a.p.-Strahlengang. Schmetterlingsödem: Die Peripherie der Lunge bleibt frei, die Fissuren werden angedeutet, Herz und Aortenknopf bilden den Körper des Insekts (vgl. ➤ Abb. 4.80). [T796]

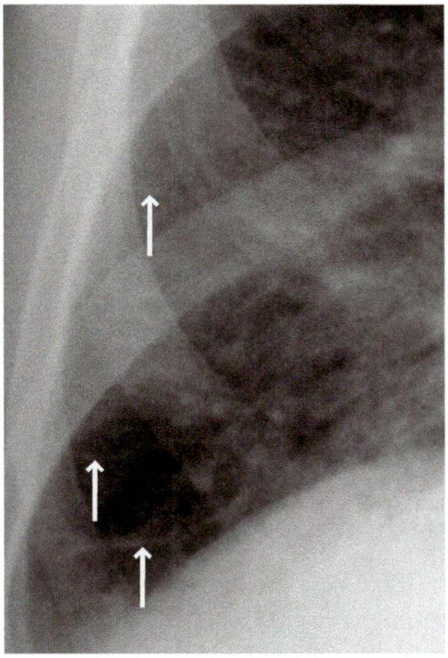

**Abb. 4.83** Röntgen-Thorax, a.p.-Strahlengang. Die Pfeile zeigen die verdickten Interlobulärsepten, – auch Kerley-Linien genannt. Es handelt sich jeweils um die Überlappung mehrerer verdickter Septen, die vom Röntgenstrahl orthograd getroffen werden. [T796]

KOMMENTAR

**Kranialisation**

Steigt der Druck signifikant an, füllen sich vermehrt die Gefäße in den Lungenoberfeldern. Die normale, durch den hydrostatischen Druck im Stehen bedingte, relative Minderperfusion der Lungenspitzen hebt sich auf – es kommt zur **Umverteilung** oder **Kranialisation.** Im gleichen Abstand zum Hilum wären Oberlappen- und Unterlappengefäße dann in etwa gleich dick. Dieses früheste Phänomen der Stauung ist nur auf Aufnahmen im Stehen zu beobachten, da der hydrostatische Druck nur im Stehen auf die Gefäße einwirkt. Im Liegen unterliegen die Lungenunter- und -oberfelder dem gleichen Druck.

**Interstitielles Ödem**

Steigt der Druck weiter, tritt Flüssigkeit aus den Gefäßen in den interstitiellen Raum aus. Dieser interstitielle Raum durchzieht zwar die gesamte Lunge, ist jedoch an ein paar Stellen viel besser zu erkennen und zu beurteilen als an anderen. Schwillt das Interstitium infolge des Flüssigkeitseinstroms an, kann man das zuerst dort erkennen, wo es gedoppelt abgebildet wird: In den **Lungenfissuren** (besonders der Fissura horizontalis oder minor) ist dies der Fall. Die Fissuren nehmen an Dicke zu und werden unscharf. Zwischen ihnen schwitzt außerdem das erste Pleuratranssudat aus. Eine weitere gut einsehbare interstitielle Struktur ist die **Bronchialmanschette,** die sich bei den orthograd abgebildeten Bronchien in

Hilusnähe als umgebender Ring darstellt. Überschreitet die Dicke des Rings 1–2 mm, ist dies ein Hinweis auf eine Schwellung des interstitiellen Raums. Die häufigste Manifestation des interstitiellen Ödems sind die berühmten **Kerley-Linien.** Es handelt sich um die interlobulären Septen, die radiologisch sichtbar werden, wenn sie verdickt sind. Als Erstes fallen sie dort auf, wo sie nicht mit Gefäßen verwechselt werden können – also in dem 1,5 cm breiten subpleuralen Parenchymstreifen. Dort sind die Gefäße so klein, dass sie radiologisch nicht zur Darstellung kommen. Die verdickten Septen werden sichtbar – und zwar zuerst basal an der Pleuragrenze. Es handelt sich um die **Kerley-B-Linien** (B für basal). Auch in der Lungenspitze sind diese Strukturen gelegentlich zu sehen. Hier heißen sie **Kerley-A-Linien** (A für apikal). **Kerley-C-Linien** sieht man beim Ödem selten. Es handelt sich dabei um ein netzartiges Muster im Lungenzentrum (C für z[c]entral), das eigentlich nur bei Lymphstau oder bei der Lymphangiosis carcinomatosa gefunden wird.

**Alveoläres Ödem**

Steigt der Druck im pulmonalen Kreislauf weiter und wird die Kapazität des Lymphabflusses aus dem Interstitium überschritten, tritt Flüssigkeit in die Alveolen über. Die resultierenden Verschattungen sind initial feinfleckig, konfluieren zu flächigen Verdichtungen besonders im Lungenkern. Da sie die Lungenperipherie aussparen, entsteht für den Betrachter mit einiger Fantasie das **Bild eines Schmetterlings** (Butterfly Edema, ➤ Abb. 4.82). Innerhalb der flächigen Verdichtungen können sich die luftgefüllten Bronchien vor dem Hintergrund der nun flüssigkeitsgefüllten Alveolen deutlich sichtbar abheben. Das entspricht dem bekannten **Bronchopneumogramm,** das in allen ausgedehnten alveolären Prozessen erscheint – seien es Pneumonien, Blutungen, Alveolarzellkarzinome oder Ödeme.

**ZUSAMMENFASSUNG**

Dieser Fall behandelt alle Phasen des hypertensiven Ödems der Lunge. „Ist der Patient gestaut?", ist eine häufige Frage. Die Antwort stützt sich auf klare Hinweise im Bild: die Umverteilung der Gefäße in der Stehendaufnahme als initiales Zeichen, die Kerley-B-Linien, die akzentuierte Fissur, die verbreiterte Bronchialmanschette in der interstitiellen Phase, danach in der alveolären Phase ein fleckiges Muster, das mit zunehmender Dichte das positive Bronchopneumogramm erzeugt. Schließlich das Extrem des „Schmetterlingsödems". Radiologie ist keine „schwarze Kunst"!

## 4.15 Das akute Abdomen

### Anamnese

Heute werden Ihnen zwei Patienten in der Notaufnahme vorgestellt. Der erste ist ein 53-jähriger Mann und stellt sich selbstständig vor. Er hat stärkste abdominale Schmerzen und kann sich kaum noch auf den Beinen halten. Solche Schmerzen kennt er noch nicht. Er beschreibt die Schmerzen eher im Oberbauch und diese seien heute plötzlich aufgetreten. Die Kollegin der ZNA hat bereits eine orientierende Sonografie des Abdomens durchgeführt. Leider kann sie den Darm und die Abdominalorgane nicht ausreichend beurteilen, da diese luftüberlagert sind. Daher meldet sie eine CT des Abdomens an.

Der zweite Patient ist ein 72-jähriger Mann. Er wird aus der Häuslichkeit mit dem RTW gebracht und klagt über Schmerzen im Mittelbauch und Übelkeit. Letzter Stuhlgang war vor 4 Tagen. Der Bauch ist schmerzhaft bei der körperlichen Untersuchung. Es wird sofort eine Abdomenübersicht angefertigt.

**HILFESTELLUNG**

Das akute Abdomen erfordert eine schnelle Diagnose ohne Verzögerung. Die **Sonografie** ergänzt regelhaft die körperliche Untersuchung, sie erkennt freie Flüssigkeit und dokumentiert Peristaltik und Morphologie der Darmschlingen. Die **Abdomenübersicht** als standardisierte und gut verfügbare Untersuchungsmethode hat ihre Berechtigung in der Detektion freier Luft, jedoch deckt die **Computertomografie** ein viel größeres Erkrankungsspektrum ab und ist inzwischen genauso schnell verfügbar. Sie ist strahlenschonender geworden und mit einer Vielfalt von Protokollen individuell an die Fragestellung anzupassen. Die CT dient somit auch gleichzeitig für die Planung einer möglichen OP.

### Fragen und Antworten

**Welche Diagnostik fordern Sie beim akuten Abdomen an und warum?**

- **Ultraschalluntersuchung** des Abdomens:
  - Allzeit verfügbare Methode, gut zum Überblick verschaffen, keine Strahlenexposition

- Ausschluss bzw. Nachweis freier Flüssigkeit (Blut, Aszites, Darminhalt)
- Beurteilung der Darmperistaltik über allen vier Quadranten (normal, vermehrt, aufgehoben, Pendelperistaltik)
- Beurteilung der Darmschlingen (Weite, Wanddicke, Darminhalt: Flüssigkeit, Luft]
- Beurteilung von abdominaler Aorta (Aneurysma, Dissektion), Gallenblase (Cholezystitis), Nieren (Stauung, Konkremente), Blase (Füllungszustand, Konkremente in der Uretermündung)

- **Ggf. Abdomenübersicht:**
  - Abhängig von klinischem Zustand der Patient*innen und Verfügbarkeit der CT
  - Summationsaufnahme mit eingeschränkter Detailaussagefähigkeit, insbesondere zur OP-Planung
  - Sicherer Nachweis freier Luft (Ruptur Magen, Darm), peristaltischer Störung/Ileus
  - Dokumentation typischer Luftverteilungsmuster (z. B. bei Sigmavolvulus)
  - Nachweis typischer Verkalkungen (z. B. bei chronischer Pankreatitis, Nieren- und Harnleiterkonkremente)
- **Ggf. Röntgen-Thorax:**
  - Vor allem zum Ausschluss freier subdiaphragmaler Luft, basaler Pneumonie, Stauung (bei Herzinfarkt)
- **CT des Abdomens:**
  - Bei akutem Abdomen insbesondere zur Frage nach Ileus, Darmischämie, Hohlorganperforation, Abszess, Blutung etc.
  - Meist mit intravenösem Kontrastmittel in mono- oder mehrphasiger Untersuchungstechnik. Jedoch in auch nativer Technik (z. B. bei ausgeprägter KM-Unverträglichkeit oder Niereninsuffizienz) viele Differenzialdiagnosen beurteilbar, z. B. freie Luft, Aszites, Ileus etc.
  - CT inzwischen in den meisten Notaufnahmen gut verfügbar und mit hoher Aussagekraft bezüglich der Ätiologie und Differenzialdiagnosen des akuten Abdomens sowie für die Therapieplanung inklusive möglicher OP

### Welchen Hauptbefund sehen Sie in ➤ Abb. 4.84 (Patient 1)?

- Massiv freie Luft intraabdominal, direkt unter der vorderen Bauchwand (lageabhängig) (➤ Abb. 4.85a, b)
- Erweiterte Darmschlingen, Spiegelbildungen (➤ Abb. 4.85c)

**Diagnose:** Hohlorganperforation, in erster Linie im Oberbauch (anhand der Luftverteilung einzugrenzen), in unserem Fall a. e. gastroduodenales Ulkus. Konsekutiv Darmpassageverzögerung.

### Welche Ursachen kennen Sie für dieses Krankheitsbild?

- Entzündungen oder Tumoren, die die Wand durchbrechen (z. B. *Helicobacter-pyloris*-Infektion, Perforation der Gallenblase [Cholezystitis)], Appendizitis, Magenulkus, Darmwandperforation (z. B. Perforation bei Divertikulitis oder Durchbruch bei Kolonkarzinom),
- Im postoperativen Verlauf (z. B. Nahtinsuffizienz nach Darmresektion) oder nach Polytrauma

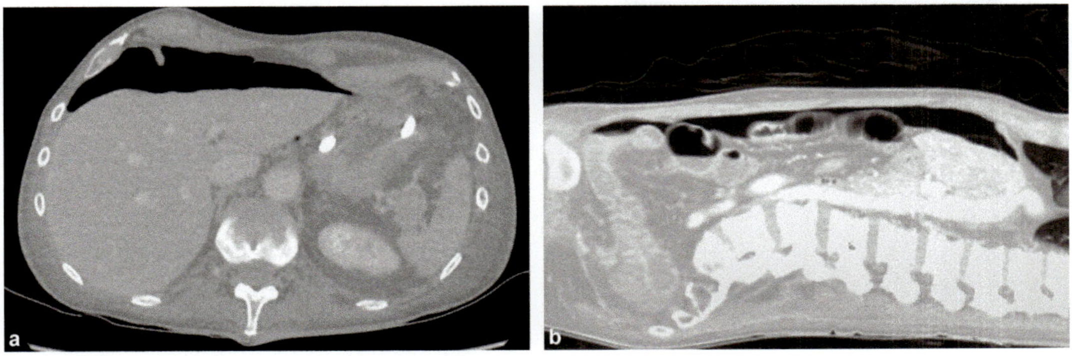


**Abb. 4.84** CT des Abdomens a) axial und b) in sagittaler Rekonstruktion. Patient 1. [T796]

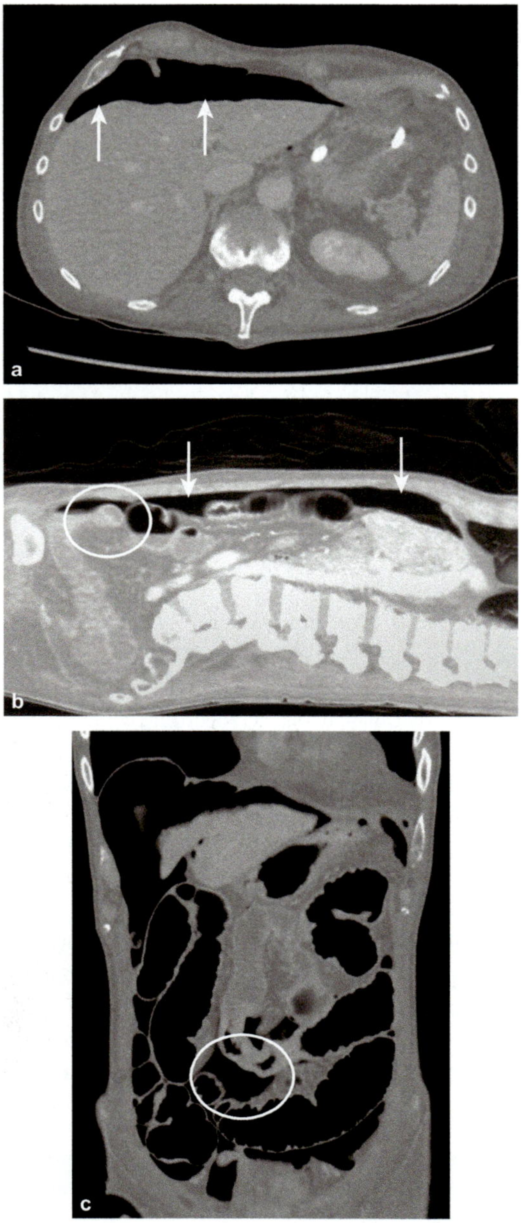

**Abb. 4.85** Patient 1: a) CT Abdomen, axiale Schnittebene: freie Luft prähepatisch (Pfeile). b) CT des Abdomens, sagittale Schnittebene: freie Luft unter der Bauchdecke (Pfeile); Spiegel (Kreis). c) CT Abdomen, koronare Schnittebene: weitgestellte Darmschlingen, freier Luft im Oberbauch und interenterisch (Kreis). [T796]



### Was ist bei der Aufnahmeanfertigung besonders zu beachten?

- **Sonografie:**
  - Untersuchung im Liegen, standardisierte Schnitte, gut im Notfallsetting durchzuführen
  - Unterschiedliche Schallbarkeit (z. B. Adipositas, Anasarka, Luftüberlagerungen)
  - Qualität sehr von Erfahrung des Untersuchers abhängig
  - Befunddokumentation nur fokussiert – retrospektive Beurteilung problematisch
- **Abdomenübersicht:**
  - Der Patient kann stehen: Untersuchung stehend zusammen mit Thorax posterior-anterior.
  - Der Patient kann nicht stehen: Untersuchung in Linksseitenlage.
  - Der Strahlengang ist jeweils horizontal.
  - Die Lage muss jeweils 5–10 min eingehalten werden, damit die Luft nach oben wandern und die Peristaltik die Spiegel in den Wächterschlingen verändern kann.
  - Die Aufnahme in Linksseitenlage muss insbesondere den rechten subphrenischen Raum zeigen.
- **CT des Abdomens:**
  - Untersuchung im Liegen
  - Meist Kontrastmittelgabe intravenös nötig (**Cave** Auch wenn selten: Unverträglichkeit, Schilddrüsenüberfunktion, Niereninsuffizienz!)
  - Konkrete Fragestellung mit klinischen Informationen nötig für die Auswahl des passenden Protokolls (Rücksprache mit ärztlichem/er Untersucher*in sinnvoll)

### Welche Befunde sehen Sie in ➤ Abb. 4.86 (Patient 2)?

- **Abdomenübersicht (➤ Abb. 4.86a):**
  - Weitgestellte Dünndarmschlingen, Spiegel (Pfeile) als Hinweis auf Ileus
  - Aerobilie (Kreis) hinweisend auf Gallenwegspathologie
  - Mechanisches Hindernis im rechten Unterbauch (Gallenblasenkonkrement, Doppelpfeil)
- **CT des Abdomens (➤ Abb. 4.86b):**
  - Weitgestellte Dünndarmschlingen (Pfeil)
  - Hungerdarm (Doppelpfeil)
  - Gallenstein im Ileum (Kreis)
  - Gut kontrastierte Darmwand, somit keine Darmischämie

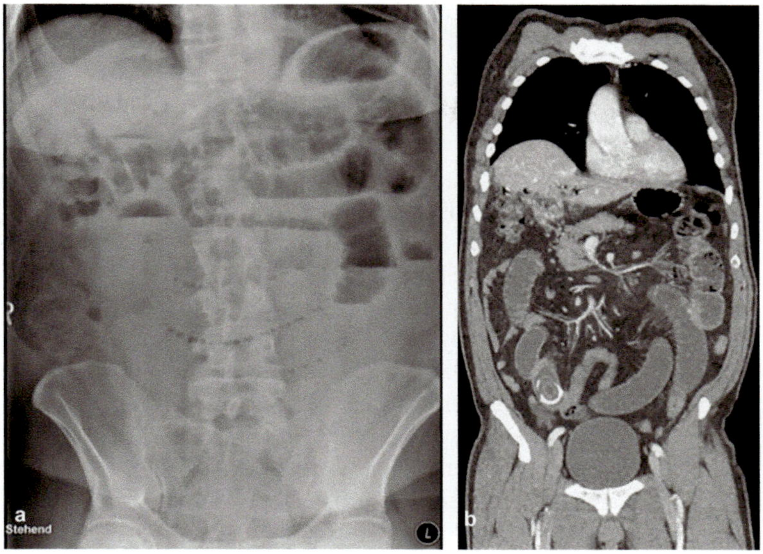


**Abb. 4.86** a) Röntgen Abdomenübersicht, koronarer Strahlengang. b) CT des Abdomens, koronarer Strahlengang. Patient 2. [T796]

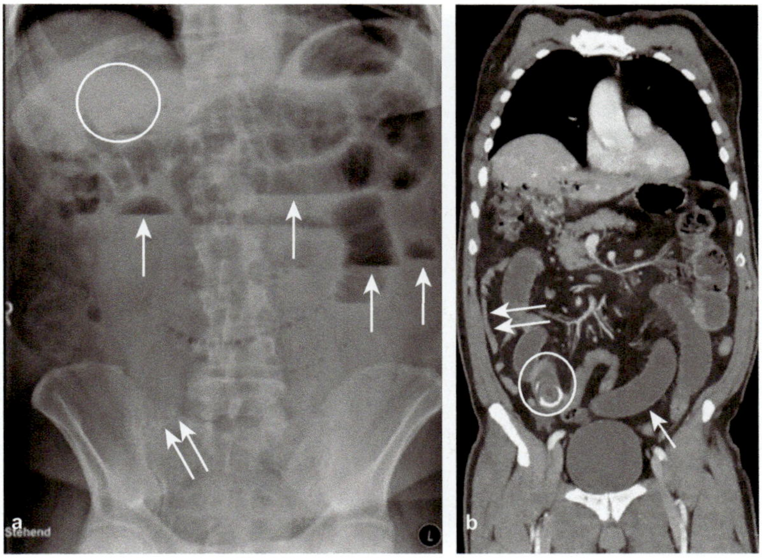


**Abb. 4.87** Patient 2: a) Röntgen Abdomenübersicht, p. a.-Strahlengang: weitgestellte Dünndarmschlingen, Spiegel (Pfeile), Aerobilie (Kreis), Gallenblasenkonkrement (Doppelpfeil). b) CT des Abdomens, koronare Schnittebene: weitgestellte Dünndarmschlingen (Pfeil), Hungerdarm (Doppelpfeil), Gallenstein im Ileum (Kreis). [T796]

### Welche Diagnose/Differenzialdiagnose erheben Sie?

- Bild eines mechanischen **Dünndarmileus**
- Keine freie Luft oder Aszites
- Ursächlich ist ein großes Gallenblasenkonkrement, das in den Dünndarm arrodierte, dabei eine bilio-intestinale Fistel schuf und schließlich im terminalen Ileum steckend zum Ileus führte.

### ZUSAMMENFASSUNG

Das akute Abdomen stellt eine Notfallsituation dar und bedarf einer strukturierten und schnellen Diagnose. Bei guter Verfügbarkeit wird regelhaft ein CT des Abdomens die Grundlage der lebensrettenden Operation bilden. Die Untersuchung wird umso wertvoller, je mehr das Untersuchungsprotokoll die spezifische Klinik und das Labor reflektiert.

## 4.16 Schmerzende Schwellung im Knie

### Anamnese

Sie haben gerade Ihre orthopädische Praxis eröffnet. Eine Mutter kommt mit ihrem Sohn. Seit 3 Wochen ginge die schmerzende Schwellung im Kniegelenk nicht mehr weg und sehr warm sei die Stelle auch, sagt der Sohn. Bei Ihrer klinischen Untersuchung erscheint besonders die proximale Tibia auffällig. Sie lassen eine Aufnahme anfertigen (➤ Abb. 4.88).

Ihr zweiter Patient ist ein junger Sportler. Er hat sich beim Volleyball gestoßen und eine schmerzhafte Schwellung am Knie entdeckt. Auch von seinem Knie lassen Sie eine Aufnahme anfertigen (➤ Abb. 4.89).



**HILFESTELLUNG**

Knochentumoren stellen bei jungen Menschen ein wesentliches Problem dar. Sie sind häufig, jedoch in der Regel gutartig. Die Unterscheidung zwischen gutartigen „Rühr-mich-nicht-an"-Läsionen und bösartigen Herden mit großer Konsequenz erfordert ein systematisches Vorgehen. Dabei hilft die **Lodwick-Skala:**

- **1A** Herd mit Sklerosesaum und scharfer Begrenzung, ohne Penetration der Kortikalis und Reaktion des Periosts
- **1B** Herd mit geringem oder ohne Sklerosesaum und unscharfer Begrenzung, auch mit Penetration der Kortikalis und Reaktion des Periosts
- **1C** Herd mit verwaschener Begrenzung, Penetration der Kortikalis und Reaktion des Periosts
- **2** Herd mit mottenfraßähnlicher Begrenzung, Penetration der Kortikalis und Abhebung des Periosts
- **3** Herd mit infiltrierendem, permeativem Wachstum ohne erkennbare Begrenzung, durchbrochener Periostreaktion und Weichteilanteil

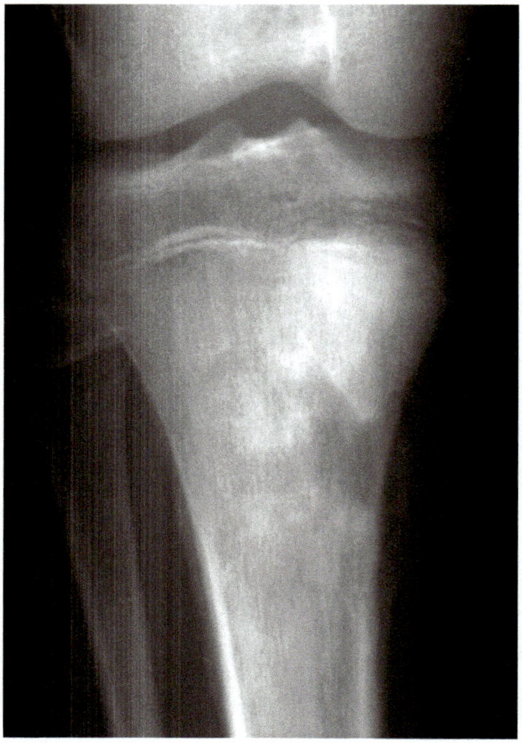

**Abb. 4.88** Röntgen des Kniegelenks des Sohns, a. p.-Strahlengang [T796]

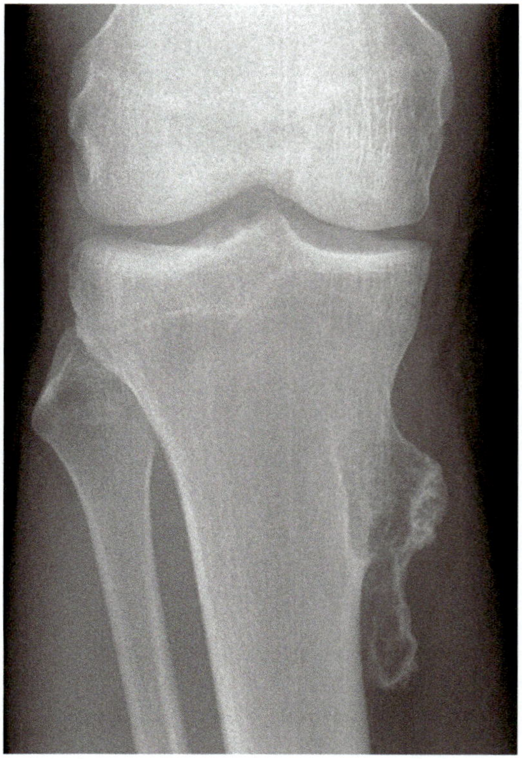

**Abb. 4.89** Röntgen des Kniegelenks des Sportlers, a. p.-Strahlengang [T796]

## Fragen und Antworten

**Auf wie alt schätzen Sie den Sohn anhand der ➤ Abb. 4.88?**
Die Epiphysenfugen sind noch nicht geschlossen: Das Wachstum ist noch nicht beendet. Die Fugen sind jedoch schon eng (➤ Abb. 4.90, schwarze Pfeile): Der Patient ist vermutlich 15–16 Jahre alt.

**Welche Befunde können Sie erheben?**
- Flächiger Befund in der Metaphyse der Tibia epiphysennah
- Inhomogene lokale Verdichtung des Knochens
- Teils gangförmig erscheinende Defekte
- Periostale Knochenneubildung lateral (➤ Abb. 4.90, weißer Pfeil linke Bildhälfte)
- Defekt in periostaler Reaktion medial **(Codman-Dreieck?,** ➤ Abb. 4.90, weiße Pfeile rechte Bildhälfte)

**Welche Diagnosen müssen Sie erwägen?**
Osteosarkom, Ewing-Sarkom, Osteomyelitis.

**Wie kommen Sie zur korrekten histologischen Diagnose?**
- Leukozytenszintigrafie zum Nachweis/Ausschluss der Entzündung
- MRT zum Nachweis/Ausschluss von Abszessen
- Operative Ausräumung
  Hier handelt es sich um eine **Osteomyelitis.**

**Welche Befunde erheben Sie in ➤ Abb. 4.89? Was ist die Diagnose, was die Differenzialdiagnose?**
Befunde:
- Blasiger, tropfenförmiger Knochenanbau mit teils glatter, teils unregelmäßiger Begrenzung (➤ Abb. 4.91, Pfeile)
- Kortex geht ohne Destruktion sanft in Tumor über (➤ Abb. 4.91, punktierte Linie)
- Weichteilauftreibung

4

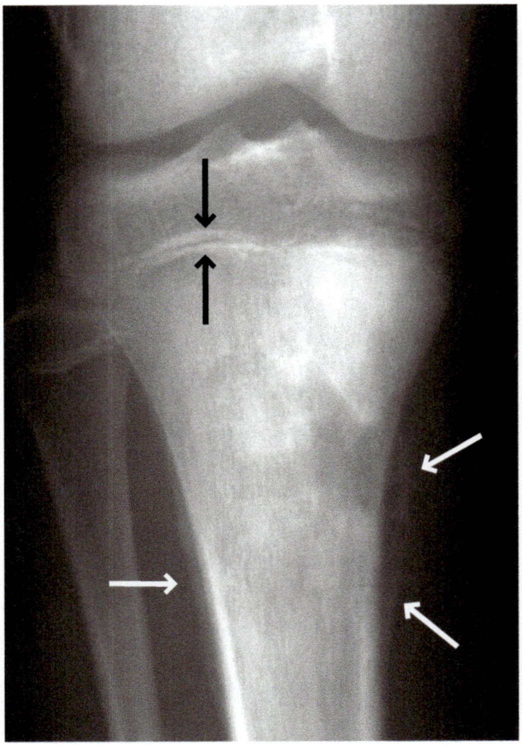

**Abb. 4.90** Röntgen Kniegelenk, a.p.-Strahlengang. Osteomyelitis: periostale Knochenneubildung lateral (weißer Pfeil linke Bildhälfte), Defekt in periostaler Reaktion medial (weiße Pfeile rechte Bildhälfte). [T796]

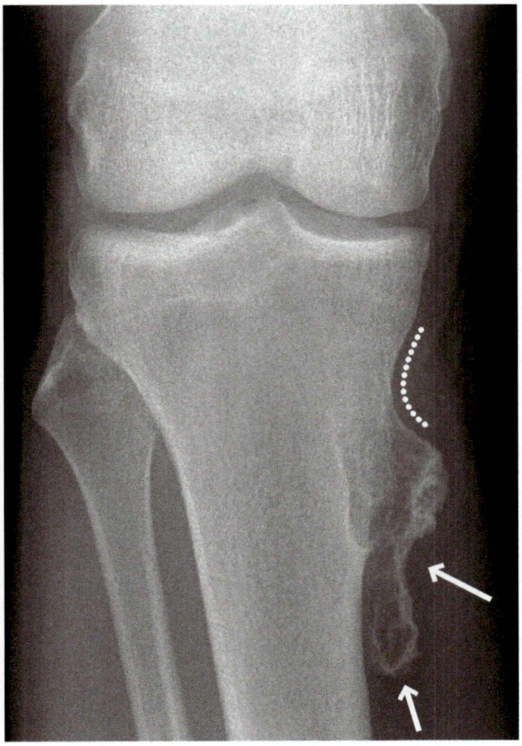

**Abb. 4.91** Röntgen des Kniegelenks, a.p.-Strahlengang. Osteochondrom: blasiger, tropfenförmiger Knochenanbau mit teils glatter, teils unregelmäßiger Begrenzung (Pfeile), der Kortex geht ohne Destruktion sanft in Tumor über (punktierte Linie). [T796]

Diagnose: typisches Bild einer **kartilaginären Exostose,** auch **Osteochondrom** genannt.
DD: typischer Manifestationsort für Osteosarkom.

### Wann muss der Tumor entfernt werden und weshalb?

Der Tumor wird entfernt bei Beschwerden, Größenzunahme nach der Pubertät und dicker Knorpelkappe bei Erwachsenen. Er kann in ein 1–20 % der Fälle entarten.

4

**KOMMENTAR**

**Osteomyelitis**

Osteomyelitis, Osteosarkom und Ewing-Sarkom sind lokale, sehr aggressive Prozesse, auf die der Knochen in vergleichbarer Weise reagiert. Die Leukozytenszintigrafie zeigt die hohe Granulozytendichte bei Osteomyelitis an. Das MRT-Bild zeigt zum einen den Abszess, wenn er im Rahmen der Osteomyelitis vorhanden ist, und ist zum anderen für das lokale Staging der Sarkome notwendig. Bei Osteomyelitiden müssen **Knochensequester** – von der normalen Gefäßversorgung abgehängte, lose Knochenstückchen mitten in der Infektion – ausgeschlossen werden. Sie werden chirurgisch exstirpiert. Im konventionellen Röntgen- und in der CT-Aufnahme sind sie in der Regel an ihrer hohen Dichte gut zu erkennen. Häufig liegen sie nekrotisch in einem eitergefüllten Bett, das deshalb auch **„Totenlade"** genannt wird.

**Osteochondrom**

Das Osteochondrom ist der häufigste kindliche Knochentumor. Disloziertes Epiphysenfugengewebe führt zu atypischem Knochenwachstum mit dicker Knorpelkappe im Kindesalter. Bei multiplen Herden steigt die Entartungswahrscheinlichkeit dabei an.

**ZUSAMMENFASSUNG**

In der Einschätzung eines lokalen Knochenprozesses geht es vor allem um seine biologische Aktivität. Je besser der Knochen die Läsion einkapseln kann, desto geringer ist die Aktivität. Je größer eine Läsion ist, desto aktiver/bösartiger ist der Knochenprozess in der Regel.

## 4.17 Akute Atemnot

### Anamnese

Ein Patient kommt mit plötzlicher Atemnot und Seitenstechen in Ihre Notaufnahme (➤ Abb. 4.92). Das Bild eines anderen, kaum ansprechbaren Patienten legt man Ihnen ebenfalls vor (➤ Abb. 4.93).

### Fragen und Antworten

#### Welche Befunde erheben Sie in ➤ Abb. 4.92?

Massiver **Sero-Spannungspneumothorax** links (➤ Abb. 4.94, weiße Pfeile) mit:

- Zwerchfelltiefstand,
- massiver Mediastinalverlagerung nach rechts (➤ Abb. 4.94, schwarzer Pfeil) sowie
- Ergussspiegel links.

#### Welche Maßnahme muss sofort erfolgen?

Sofortige Entlastung über eine Pleuradrainage oder großlumige Nadel (vorübergehend).

#### Wie stellen Sie sicher, dass der Patient gerade steht? Tut er es?

Sie suchen die Processus spinosi der Wirbelsäule auf und überprüfen deren Lage zu den medialen Klavikulaenden (➤ Abb. 4.94, Markierungen). Stehen sie mittig, steht der Patient gerade. Steht der Processus spinosus relativ nach rechts verschoben, ist die rechte Schulter vorn und vice versa. Dieser Patient steht ziemlich gerade.

#### Welchen Befund erheben Sie in ➤ Abb. 4.93?

**Hautfalte** (➤ Abb. 4.95, Pfeile):

- Die Lungengefäße laufen über die Linie hinweg – es kann also keine Lungengrenze/Pleura sein.
- Die Dichte steigt von zentral her zunächst langsam an und fällt dann plötzlich ab, wie bei einer Hautfalte typisch.

#### Liegt oder steht der Patient?

- Wichtige Frage bei diesem Patienten, da Hautfalten am Thorax im Stehen äußerst selten vorkommen
- Ein Flüssigkeitsspiegel in der Magenblase beweist die aufrechte Haltung des Patienten. Im Magen ist allerdings nicht immer Luft. Sieht man also

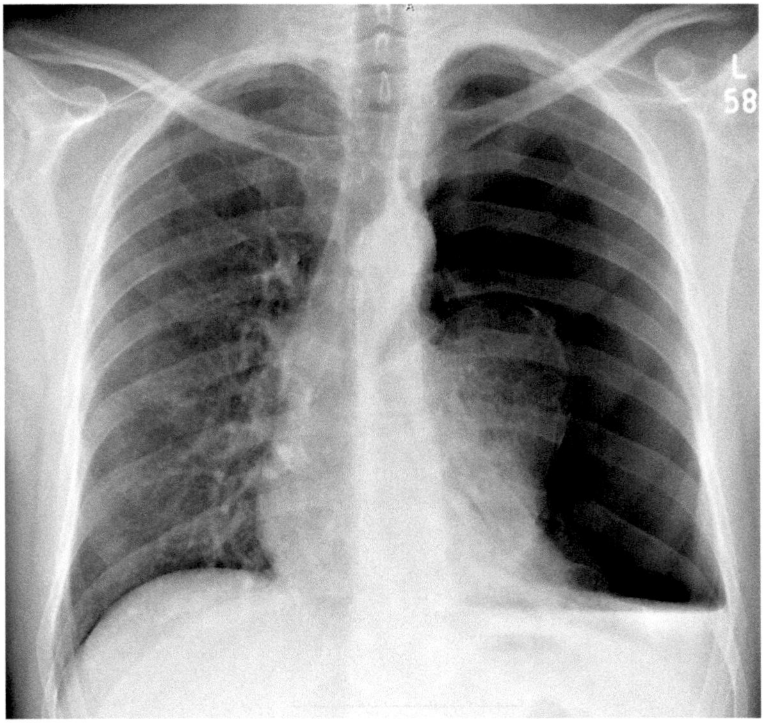


**Abb. 4.92** Röntgen-Thorax, p. a.-Strahlengang. Patient mit Atemnot. [T796]

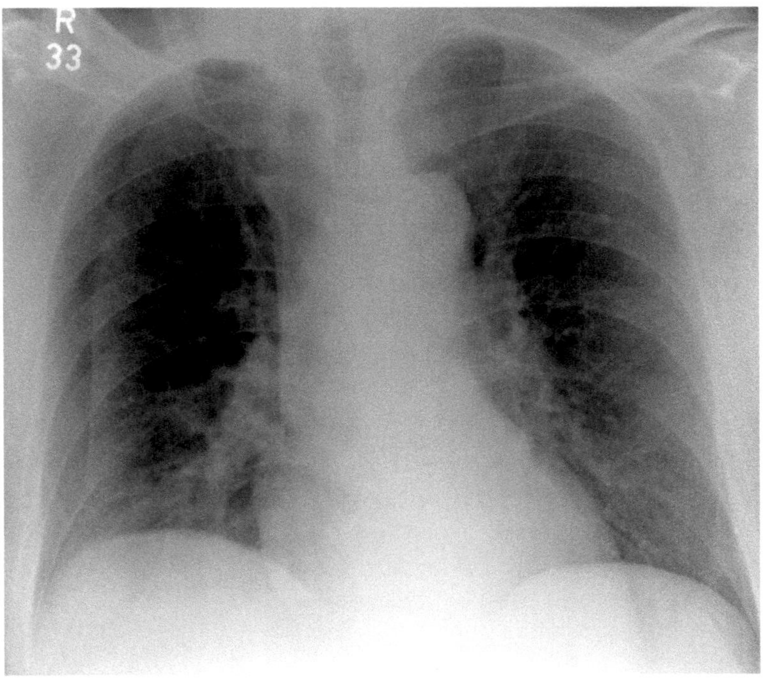


**Abb. 4.93** Röntgen-Thorax, a. p.-Strahlengang. Kaum ansprechbarer Patient. [T796]

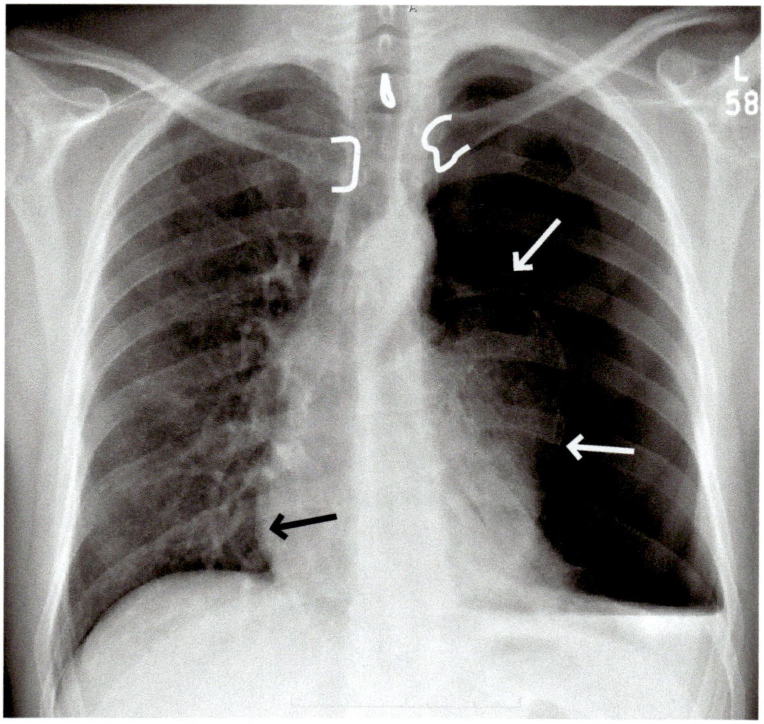


**Abb. 4.94** Röntgen-Thorax, p. a.-Strahlengang. Voll entwickelter, akut interventionspflichtiger Spannungspneumothorax links (weiße Pfeile) mit begleitendem Erguss – siehe basaler Spiegel. [T796]

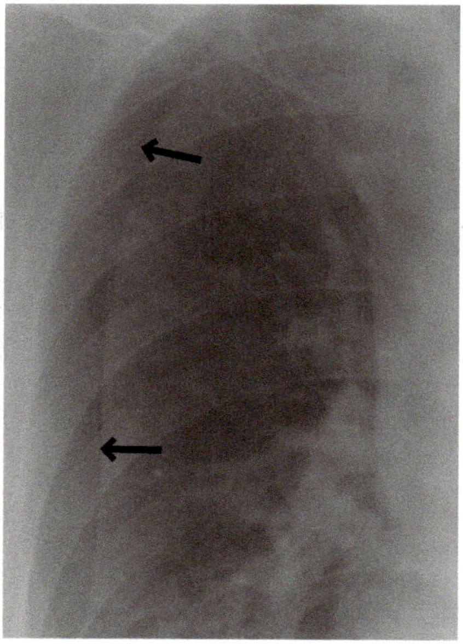

**Abb. 4.95** Ausschnitt Röntgen Thorax, a. p.-Strahlengang, mit Hautfalte (Pfeile; Ausschnitt aus ➢ Abb. 4.93) – Fissur und Gefäße überschreiten eindeutig die verdächtige Linie. [T796]

keinen Spiegel (wie in ➢ Abb. 4.93), könnte der Patient trotzdem stehen oder aufrecht sitzen – etwa im Rollstuhl oder im Bett.

- Projizieren sich die Schulterblätter außerhalb der Lungenfelder, hat der Patient die Schultern nach vorn gezogen, wie man es bei der Aufnahme im Stehen macht. Projizieren sich die Scapulae ins Lungenfeld, liegt der Patient oder bei der Aufnahme ist etwas schiefgegangen.
- Dieser Patient liegt.

### Welche anderen Fehlermöglichkeiten gibt es?

Katheter aller Art, Rippenkonturen und Tuchfalten können Pneus imitieren. Eine Wiederholungsaufnahme in Exspiration und/oder halb sitzend kann in Zweifelsfällen Gewissheit bringen.

**ZUSAMMENFASSUNG**

Baut sich positiver Druck im Pleuraraum auf, kommt es zum **Spannungspneumothorax.** Die akute Verschiebung des Mediastinums drosselt den venösen Rückstrom und kann tödlich sein. Auch ein kleiner Pneu kann sich zum Spannungspneumothorax entwickeln – daher sind die klinische Überwachung und Kontrolluntersuchungen wesentlich.

## 4.18 Schmerzen beim Laufen

### Anamnese

Sie sind Allgemeinarzt in einem Provinzstädtchen. Vor Ihnen sitzt eine 48-jährige Frau mit ihrer 25-jährigen Tochter. Eine Freundin der Mutter ist auch mitgekommen. Die Mutter hat schon seit Jahren Hüftschmerzen, jedoch nie Zeit, sich ärztlich untersuchen zu lassen. Außerdem habe die Großmutter das auch schon gehabt. Erst nachdem ihre Tochter auch über Schmerzen beim Gehen klagte, hat sie beschlossen, sich in ärztliche Behandlung zu begeben. Die 65-jährige Freundin der Mutter hat diese Beschwerden schon lange. Sie hat vor 20 Jahren einen Oberschenkelbruch erlitten und leidet außerdem an einem Lupus erythematodes. Nach einer ersten orientierenden Untersuchung haben Sie alle Frauen zu einer radiologischen Praxis geschickt (➤ Abb. 4.96, ➤ Abb. 4.97, ➤ Abb. 4.98).

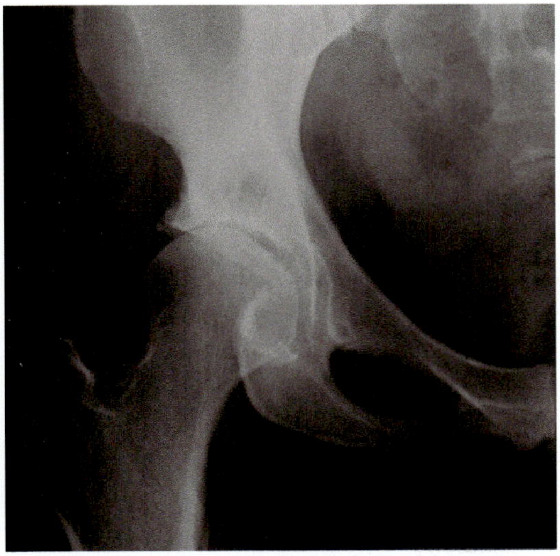

**Abb. 4.96** Röntgen der rechten Hüfte der Mutter, a. p.-Strahlengang [T796]

### Fragen und Antworten

**Welche Befunde erheben Sie in ➤ Abb. 4.96? Wie lautet die Diagnose?**

- Exzentrische Verminderung des Gelenkspalts (in der Tragzone, schwarzer Pfeil in ➤ Abb. 4.99)
- Osteophytäre Anbauten am Pfannendach-Erker (➤ Abb. 4.99, Kreis)
- Gelenknahe Sklerosierung des Acetabulums
- Zyste im Acetabulum (➤ Abb. 4.99, weißer Pfeil)
- Verminderte Überdachung des Hüftkopfes

Diagnose: typische **Coxarthrose,** kongenitale Hüftdysplasie als mögliche Genese.

**Welche Befunde erheben Sie in ➤ Abb. 4.97? Was ist die Diagnose?**

- Auswanderung beider Hüftköpfe nach kranial, links mehr als rechts (vgl. jeweils Normalbefund in ➤ Abb. 4.100)
- Aufbrauchung/Abflachung beider Hüftköpfe
- Kompletter Verlust des Gelenkspalts in der Tragzone

Diagnose: **Coxarthrose** nach schwerer Hüftdysplasie.

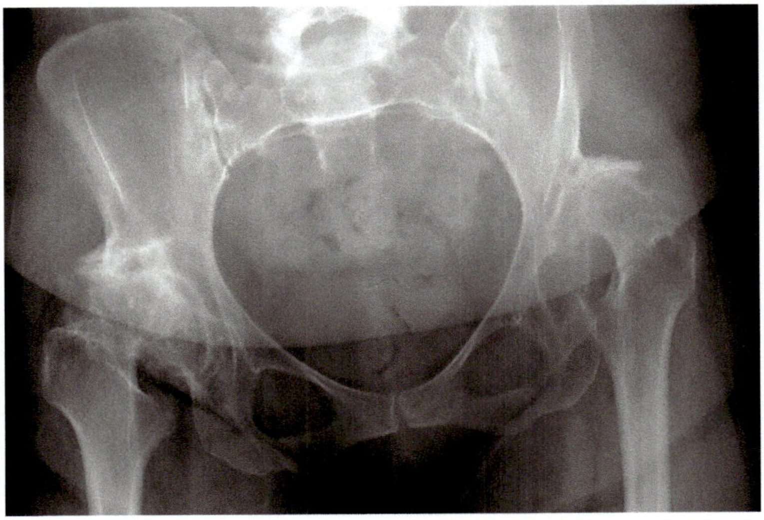

**Abb. 4.97** Röntgen der Hüfte der Freundin der Mutter, a. p.-Strahlengang [T796]

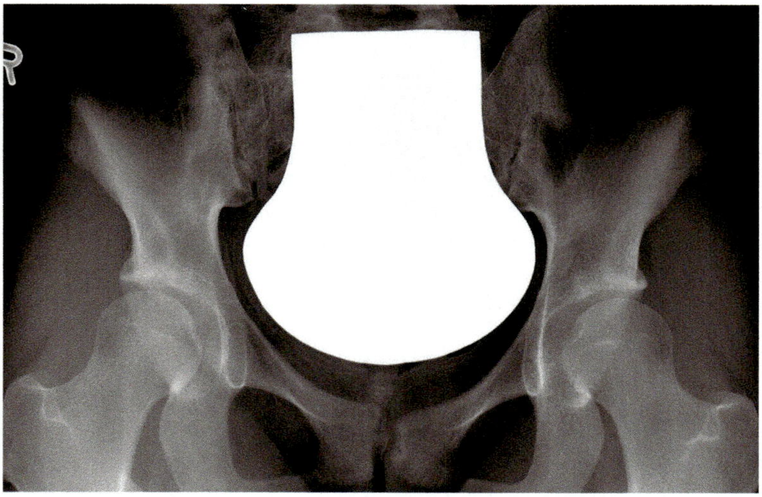


**Abb. 4.98** Röntgen der Hüfte der Tochter, a.p.-Strahlengang [T796]



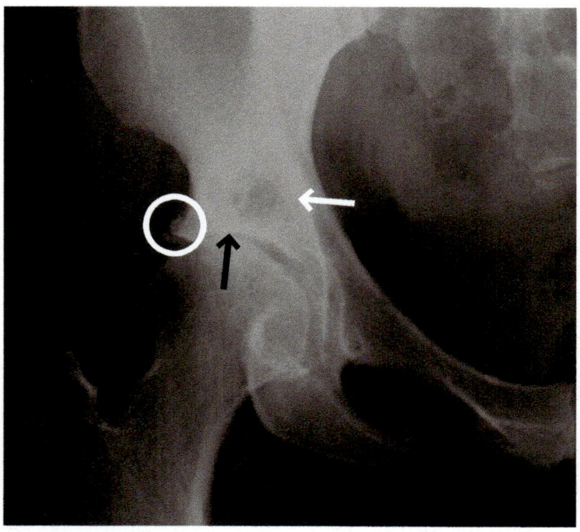

**Abb. 4.99** Röntgen der Hüfte der Mutter, a.p.-Strahlengang mit Geröllzyste [T796]

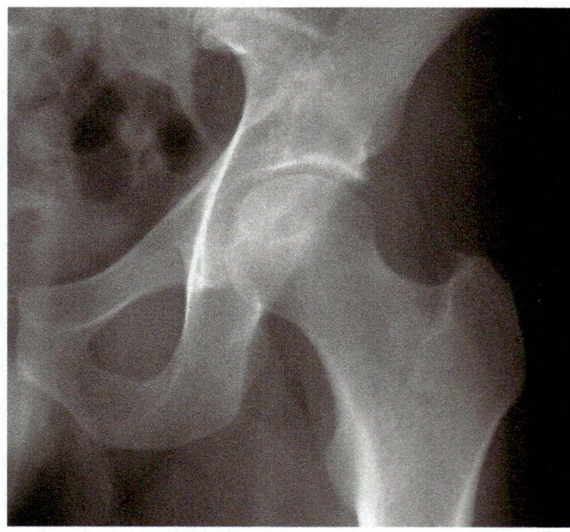

**Abb. 4.100** Röntgen Hüfte, a.p.-Strahlengang. Normalbefund [T796]

### Welche Befunde erheben Sie in ➢ Abb. 4.98? Wie lautet die Diagnose?

- Ungenügende Deckung des Hüftkopfs beidseits (vgl. Normalbefund in ➢ Abb. 4.100)
- Sehr steile Hüftpfanne beidseits
- Steil stehende Schenkelhälse beidseits (Coxa valga)

Diagnose: **Hüftdysplasie.**

### Welche Präarthrosen gibt es?

Neben der Hüftdysplasie die kindliche Epiphysiolyse und den Morbus Perthes (kindliche Hüftkopfnekrose). Die Hüftkopfnekrose des Erwachsenen tritt häufiger bei Kortikosteroidgabe (z. B. wegen des Lupus bei der Freundin), Alkoholismus, Diabetes mellitus, nach Transplantationen und bei Chemotherapien auf.

### Wie gelingt die frühe Erkennung der Erkrankung von Mutter und Tochter?

- Ultraschalluntersuchung der Hüftgelenke
- Röntgenuntersuchung nur, wenn Ultraschalluntersuchung nicht eindeutig
- Funktionsuntersuchung direkt postpartal nach Ortolani ist obsolet und nicht ungefährlich.

**Welche kindlichen Hüftgelenkerkrankungen gibt es?**
Drei kindliche Erkrankungen können letztendlich in eine Coxarthrose münden:
- Die Epiphysiolysis capitis femoris des 10.–14. Lebensjahres ist bei Jungen dreimal häufiger als bei Mädchen.
- Der Morbus Perthes (kindliche Hüftkopfnekrose) des 5.–9. Lebensjahres ist bei Jungen viermal häufiger als bei Mädchen.
- Die angeborene Hüftdysplasie ist bei Mädchen sechsmal häufiger als bei Jungen.

**KOMMENTAR**

Die **Coxarthrose** ist eine Massenkrankheit mit erheblichen Auswirkungen auf das Gesundheitssystem als Ganzes. Die Schmerzen können immens und kaum beherrschbar sein. Wird sie im Endstadium mit einer Totalendoprothese (TEP) versorgt, tickt die Uhr zum Prothesenersatz nach 12–15 Jahren. Ziel der Diagnostik muss es daher sein, alle **Präarthrosen** rechtzeitig zu erkennen, um sie einer Behandlung zuzuführen, die die TEP möglichst weit ins Alter verschiebt. Die kindlichen Präarthrosen sind die **Hüftdysplasie,** der **Morbus Perthes** und die **Epiphysiolyse.** Die Hüftdysplasie wird mit der Sonografie durch erfahrene Ärzt*innen erkannt. Die Röntgenuntersuchung sollte heutzutage nur in Ausnahmefällen zum Einsatz kommen. Die Epiphysiolysis capitis wird durch eine Beckenübersicht und die Lauenstein-Aufnahme beider Hüftgelenke bewiesen. Sie tritt in bis zu 25 % der Fälle doppelseitig auf.

**ZUSAMMENFASSUNG**

Dieser Fall schildert alle für das Krankheitsbild der Coxarthrose wesentlichen radiologischen Aspekte – die Ausbildung von Osteophyten am Pfannendacherker, die Abnahme des Gelenkspalts im Belastungsbereich und die Ausbildung von Geröllzysten sowie als wesentliche Präarthrose die Hüftdysplasie.

## 4.19 Anamnese unbekannt

### Anamnese

Sie sind Radiologin im Wochenenddienst und sollen das Röntgenbild einer 67-jährigen Patientin der internistischen Station befunden, das gerade eben angefertigt worden ist (➤ Abb. 4.101). Der Internist vom Dienst hat – wohl aus Zeitnot – auf der Befundanforderung keine Angaben zu Symptomatik und Anamnese gemacht.

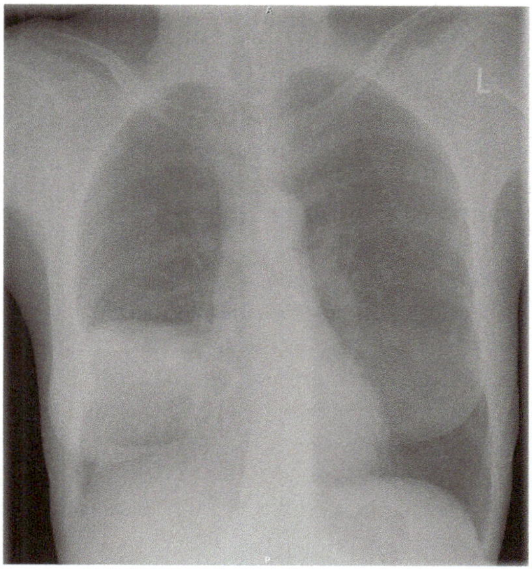


**Abb. 4.101** Röntgen-Thorax, p.a.-Strahlengang [T796]

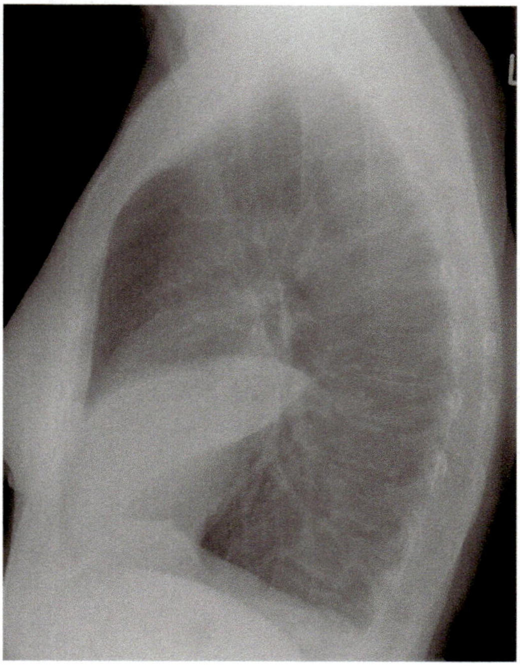

**Abb. 4.102** Röntgen-Thorax, seitlicher Strahlengang [T796]

Auf telefonische Nachfrage bei der Kollegin erhalten Sie die Information, dass die Patientin Fieber und Auswurf hat. Der MTA legt Ihnen nun auch die Seitaufnahme (➤ Abb. 4.102) vor, die Sie zusätzlich angeordnet haben.

**HILFESTELLUNG**

Wenn die Klinik deutlich ist, dient die Bildgebung zur Bestätigung und als Ausgangspunkt für die Verlaufsbeurteilung.

## Fragen und Antworten

### Weshalb sind beide Lungenunterfelder in ➤ Abb. 4.101 teilweise dichter als die Oberfelder?

Homogene Verdichtung beider Unterfelder durch den Schatten der Brustdrüse; kann auch bei Gynäkomastie des Mannes oder Pektoralishypertrophie des Bodybuilders auftreten.

### Bei welcher Vorerkrankung kann diese Verdichtung einseitig sein?

Bei Zustand nach Ablatio mammae wegen Mammakarzinom erscheint die verbliebene Brust als asymmetrische Verdichtung und muss von einer Veränderung der Lunge differenziert werden. Lehnt sich die Patientin wie bei der Röntgen-Thoraxaufnahme erforderlich gegen das Aufnahmestativ, kann die fehlende Brust eine Rotation des Thorax verursachen, die das Mediastinum verbreitert erscheinen lässt.

### Wo liegt die pathologische Veränderung?

Die pathologische Veränderung liegt im Mittellappen:

- Verlust der rechten Herzsilhouette (Silhouetten-Zeichen; ➤ Abb. 4.103, großer Kreis basal) bei erhaltener Zwerchfellkontur
- Scharfe Begrenzung nach kranial durch die Fissura minor (auch F. horizontalis genannt) zwischen Ober- und Mittellappen
- In der Seitaufnahme (➤ Abb. 4.104) Verschattung des gesamten Mittellappens mit der oberen Begrenzung Fissura minor/horizontalis (➤ Abb. 4.104, rot gestrichelte Linie) und der dorsokaudalen Begrenzung Fissura major/obliqua (➤ Abb. 4.104, blau gestrichelte Linie)
- Pleurarecessus rechts aufgefüllt durch Begleiterguss

### Welche Diagnose stellen Sie mit diesen Informationen?

Volumenzunahme oder keine Volumenänderung (wie hier) deuten eher auf Pneumonie oder Tumor hin. Wahrscheinlichste Diagnose bei Fieber und Auswurf: **Pneumonie.**

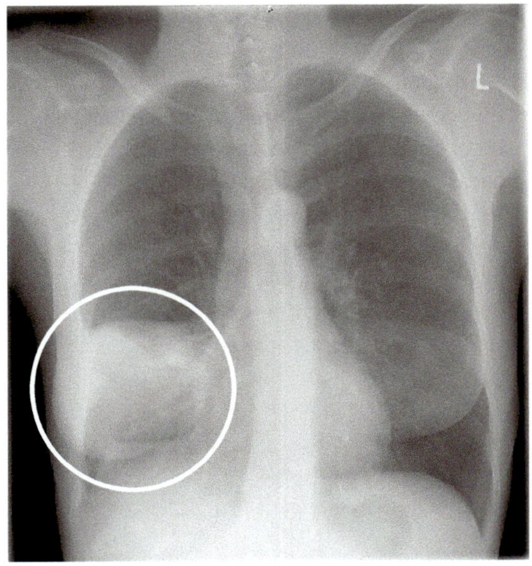


**Abb. 4.103** Röntgen-Thorax, p.a.-Strahlengang. Markierung: Infiltrat im Mittellappen. Die Herzkontur ist nicht abgrenzbar (Silhouetten-Zeichen), die Begrenzung nach oben ist die Fissura minor/horizontalis. [T796]

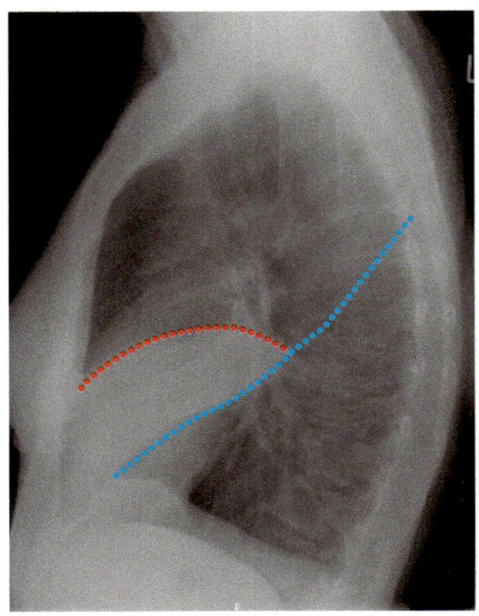

**Abb. 4.104** Röntgen-Thorax, seitlicher Strahlengang. Rot gestrichelte Linie: Fissura minor/horizontalis, blau gestrichelte Linie: Fissura major/obliqua. Der Mittellappen ist vollkommen verdichtet. [T796]

### Was ist der nächste Schritt?

- Hilus und Lymphknotenstationen (Azygoswinkel, Carina, aortopulmonales Fenster) auf Veränderungen prüfen

- Bei passender Symptomatik antibiotische Therapie starten
- Bei Tumorverdacht Thorax-CT und Bronchoskopie veranlassen – meist auch in der Reihenfolge, denn der/die Bronchoskopeur*in kann dann gezielter vorgehen

**Ist eine Kontrolluntersuchung nach Therapie notwendig und wenn ja, warum?**

Mithilfe der Bildgebung muss die komplette Rückbildung des Infiltrats nach 5–6 Wochen bewiesen werden, um ein obstruierendes Lungenkarzinom als Ursache auszuschließen.

### KOMMENTAR

**Lokalisierung der pathologischen Veränderung**

Pulmonale Läsionen sind von pleuralen, mediastinalen und solchen in der Thoraxwand abzugrenzen. Pleurale Herde schmiegen sich der Pleurabegrenzung an und grenzen sich zur Lunge scharf ab. Radiologisch gut abgrenzbare Herde der Thoraxwand müssen Erhebungen auf der Haut sein, wie etwa prominente Mamillen. Im vorliegenden Fall hilft das **Silhouetten-Zeichen:**
Der Mittellappen liegt dort dem Herzen an und die Herzkontur ist normalerweise nur deshalb so gut zu erkennen, da Weichteil (Herz) und Luft (Lunge) aufeinanderstoßen. Im vorliegenden Fall fehlt also die Luft im Mittellappen. Eine entsprechende Veränderung des Unterlappens würde zu einem Verlust der Zwerchfellkontur (Silhouetten-Zeichen) führen, weil dieser Lappen dem Zwerchfell aufliegt. Bei der Lokalisierung hilft auch die Begrenzung der Läsion durch eindeutige pulmonale Strukturen, wie etwa den Fissuren. In diesem Fall begrenzt die Fissura minor die Veränderung nach kranial. Die Seitaufnahme kann die Lokalisation bestätigen (wenn sie möglich und vorhanden ist), doch sie reicht nicht immer aus.

**Klassifizierung der Pathologie**

Bei **Volumenverlust** liegt eine Atelektase vor. Bei **Volumenzunahme** ist eher von einem Tumor auszugehen. **Unscharfe Begrenzungen** deuten eher auf ein Infiltrat hin. **Scharfe rundliche Begrenzungen** findet man häufig bei Metastasen. Bei **homogener Binnenstruktur** der Läsion ist der Lungenabschnitt luftleer, was eher auf eine Obstruktionsatelektase hindeutet. Bei **positivem Bronchopneumogramm** (Bronchien vor dem Hintergrund der luftleeren Alveolen) in einer Verschattung kann eine Pneumonie oder eine Kompressionsatelektase, z. B. bei großen Ergüssen, vorliegen. Ein **grobfleckiges Muster** deutet auf ein Infiltrat hin. Keiner dieser Aspekte steht für sich allein, sondern alle müssen gemeinsam bewertet werden, wie Teile in einem Puzzle.

**Radiologische Zeichen der Pneumonie**

Typische Zeichen der fokalen, bakteriellen Pneumonie sind volumenneutrale oder volumenfordernde, auch fleckige **Verdichtungen mit positivem Bronchopneumogramm.** Durch die komplette Rückbildung des Infiltrats in der Kontrolluntersuchung muss ein ursächliches Lungenkarzinom ausgeschlossen werden. Da das radiologische Bild der klinischen Symptomatik hinterherhinkt, sollte die Kontrolle frühestens nach 4 Wochen erfolgen. Es gibt auch diffuse, generalisierte Pneumonien, die dann häufig durch sog. atypische Erreger, z. B. *Pneumocystis jirovecii* oder Viren, bedingt sind. Abszesshöhlen können sich z. B. bei Infektionen mit *Staphylococcus aureus, Mycobacterium tuberculosis* und *Aspergillus* bilden. Herde in den Lungenspitzen sprechen für eine reaktivierte Tuberkulose.

### ZUSAMMENFASSUNG

Dieser Fall schildert alle wesentlichen radiologischen Aspekte einer lobären Verdichtung der Lunge: die flächig-fleckige Verdichtung, die durch Fissuren, Thoraxwand und Mediastinum/Herzschatten begrenzt wird und eher volumenneutral ist.

## 4.20 Das Kopftrauma

### Anamnese

In betrunkenem Zustand ist dieser jüngere Mann von der Polizei in die Notfallaufnahme gebracht worden. Er blutet aus einer Kopfwunde links. Bei Fragen nach Ort und Zeit schaut er Sie nur hilflos an. Die Beamtin berichtet, er sei nach einer wüsten Prügelei auf dem Transport bereits wieder viel ruhiger geworden. Sie ordnen eine CT an (➤ Abb. 4.105).

Ein weiterer Patient wenige Stunden später weist klinisch eine große Schwellung der Kopfhaut rechts auf. Er riecht stark nach Alkohol und ist kaum ansprechbar. Auch hier lassen Sie eine CT anfertigen (➤ Abb. 4.106, ➤ Abb. 4.107).

### Fragen und Antworten

**Welche Diagnostik ist wann beim Kopftrauma erforderlich?**

- Bei **niedrigem Risiko** (voll orientierter Patient ohne Hämatom und neurologische Symptome):

4

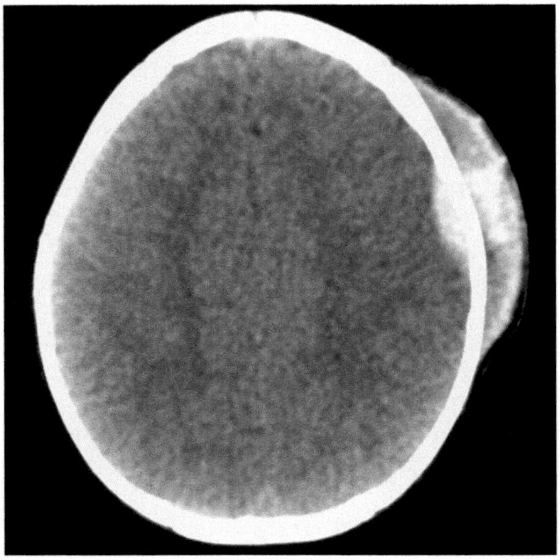

**Abb. 4.105** CCT, transversale Schnittebene. Patient 1. [T796]

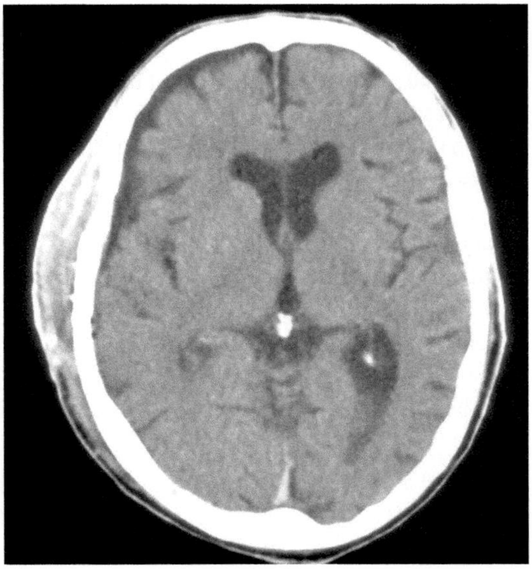

**Abb. 4.106** CCT, transversale Schnittebene. Patient 2. [T796]

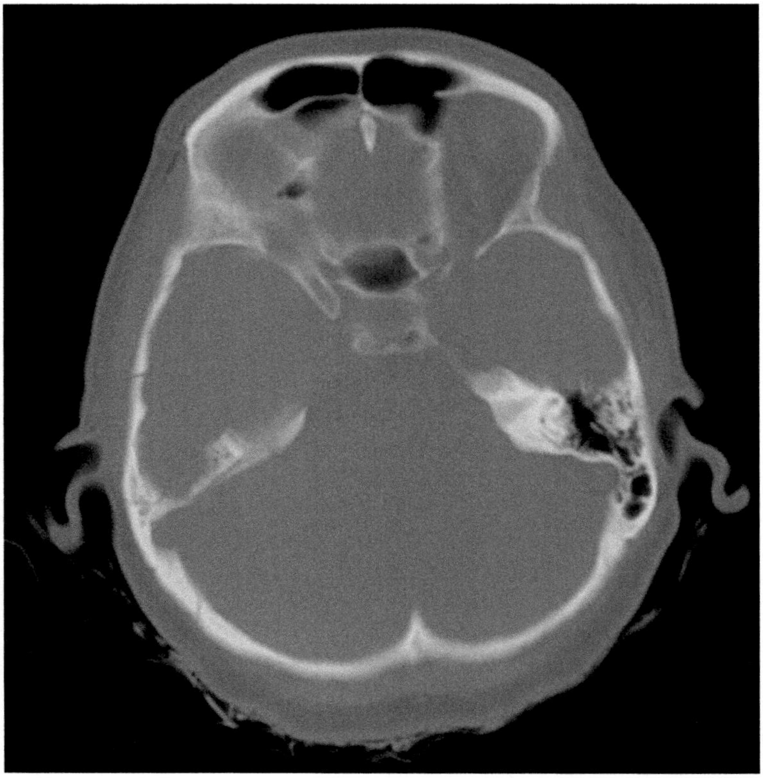

**Abb. 4.107** CCT, transversale Schnittebene, Knochenfensterung. Patient 2. [T796]

keine Bildgebung, keine CT, 24-h-Überwachung durch Erwachsenen oder stationär
- Bei **moderatem Risiko** (z. B. bei Amnesie, Bewusstlosigkeit, Skalpverletzung, Kopfschmerz, wiederholtem Erbrechen, nochmaliger Vorstellung, Kind < 5 Jahren mit Verdacht auf Trauma, vorgewölbter Fontanelle, Fall aus > 60 cm Höhe oder auf harte Fläche): CT als einzige Bildgebung; wenn ohne pathologischen Befund, 24-h-Überwachung durch Erwachsenen oder stationär
- Bei **hohem Risiko** (z. B. V. a. Penetrationswunde, Fremdkörper, Desorientierung, fokale Neurologie, Krampfanfall, Koagulopathie, Antikoagulation, Fraktur im Röntgen, Liquor aus Nase oder Blut/Liquor aus Gehörgang, Hämatotympanon, Brillenhämatom):
  - CT sofort
  - Bei Abfall der Glasgow Coma Scale (GCS) um einen Punkt: Kontroll-CT
  - Bei normalen initialen CT-Bildern und, wenn in 24 h ein GCS-Wert von 15 Punkten nicht erreicht wird: Kontroll-CT
- Bei **sehr hohem Risiko** (z. B. Zunahme der Bewusstlosigkeit oder der fokalen Neurologie, Verwirrtheit/Koma trotz Reanimation, harte Fontanelle/Sutursprengung, offene oder penetrierende Verletzung, Impressionsfraktur, Schädelbasisfraktur): CT und neurochirurgisches sowie anästhesiologisches Konsil sofort!

## Welche Befunde sehen Sie in ➤ Abb. 4.105?

Es sind ein großes **Galeahämatom** (Kopfhauthämatom) links, ein epidurales Hämatom links (➤ Abb. 4.108, Pfeil) und ein Hirnödem (innere und äußere Liquorräume fehlen komplett) zu sehen. ➤ Abb. 4.109 zeigt ein großes epidurales Hämatom mit Obstruktionshydrozephalus und massiver Mittellinienverlagerung als Komplikation.

## Was sind die nächsten Schritte?

Der nächste Schritt ist ein sofortiges neurochirurgisches Konsil.

## Warum nicht gleich eine MRT?

- Die Diagnostik von Blutungen und Frakturen ist mit nativen CT-Aufnahmen sicherer.
- Das Monitoring ist durch das hohe Magnetfeld und einen nicht ausreichenden Zugang zum MRT-Gerät eingeschränkt.

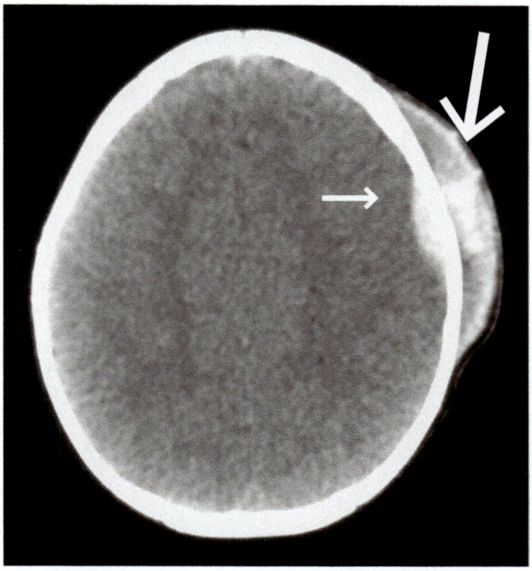

**Abb. 4.108** CCT, transversale Schnittebene. Galeahämatom links (massiver Pfeil), epidurales Hämatom links (Pfeil) und Hirnödem. [T796]

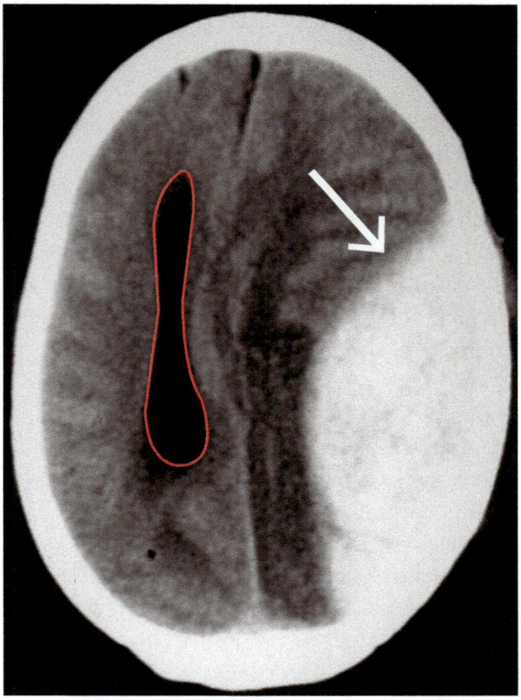

**Abb. 4.109** CCT, transversale Schnittebene. Großes epidurales Hämatom (Pfeil) mit Obstruktionshydrozephalus (rote Markierung) und massiver Mittellinienverlagerung. [T796]

4

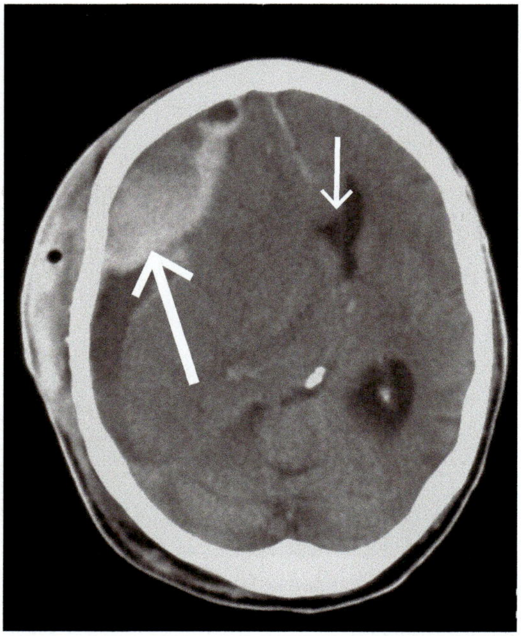

**Abb. 4.110** CCT, transversale Schnittebene. Folgeaufnahme Patient 2: schwere Mittellinienverdrängung (Pfeil) durch epidurale Blutung (massiver Pfeil). [T796]

**Welchen Befund sehen Sie in ➢ Abb. 4.106? Was müssen Sie veranlassen?**

Es ist ebenfalls ein **Galeahämatom** vorhanden, in diesem Fall rechts und ohne evidente intrakranielle Blutung. Es liegt zweifelsfrei ein schweres Schädel-Hirn-Trauma vor. Eine 24-stündige Überwachung des Bewusstseinsstatus ist mindestens erforderlich.

**Welchen Befund sehen Sie in ➢ Abb. 4.107?**

Sie sehen beim selben Patienten eine Frakturlinie durch das Os temporale rechts. In diesem Bereich verläuft auch die A. meningea media. Verletzungen der Meningealarterien führen häufig zu einer epidural (zwischen Kalotte und Periost = Dura) gelegenen Blutung. Diese kann durchaus zweizeitig passieren, wie die Folgeaufnahme (➢ Abb. 4.110) eindrücklich zeigt. Der Patient wurde nicht ausreichend häufig bewusstseinskontrolliert. Eine fulminante epidurale Blutung konnte sich entwickeln. Es ist zu einer schweren Mittellinienverdrängung gekommen, bei der auch eine umgehende neurochirurgische Entlastung die Prognose nicht mehr bessern kann.

**ZUSAMMENFASSUNG**

Die korrekte (und schnelle) Diagnose eines Schädel-Hirn-Traumas im Notdienst muss man zum Staatsexamen beherrschen (wesentliche Kriterien und Parameter s. o.).

## 4.21 Auf dem Weg ins Pflegeheim

### Anamnese

Bei glatter Fahrbahn sind zwei Patienten mit ihrem Pkw gegen einen Alleebaum gefahren. Es handelt sich um einen 75-jährigen Herrn, der von seinem Enkel (25 Jahre) nach der weihnachtlichen Familienfeier wieder ins Seniorenheim gebracht werden sollte. Beide schienen, nachdem sie von den Feuerwehrleuten aus dem Wrack befreit worden waren, zeitlich und örtlich nicht einwandfrei orientiert zu sein und weisen Frakturen an den Unterschenkeln auf. Die CT-Bilder des Kopfes (➢ Abb. 4.111 und ➢ Abb. 4.113) haben Sie anfertigen lassen, um Verletzungen am Kopf auszuschließen.

**HILFESTELLUNG**

Das Hirn sagt von allen Organen am meisten über Alter und Lebensstil aus. Das Hirnvolumen nimmt mit dem Alter ab. Der erste Blick bei einer Schädeluntersuchung (CT- oder MRT-Aufnahme) geht daher auf das Geburtsdatum, da nur so das Volumen richtig einzuschätzen ist. Um Veränderungen in der CT leichter erkennen zu können, empfiehlt es sich zudem, mit Vergleichsbildern von gesunden Gleichaltrigen zu arbeiten.

### Fragen und Antworten

**Woran erkennen Sie eine Blutung und welche Hauptarten gibt es? Liegt bei dem Enkel (➢ Abb. 4.111) eine Blutung vor?**

- Blutungen sind in der nativen CT an hoher Dichte zu erkennen.
- Hauptarten: intraparenchymatöse, subdurale, epidurale, subarachnoidale und ventrikuläre Blutung
- Bei dem jungen Mann stellt sich keine Blutung dar.

### Was fällt in ➤ Abb. 4.111 sonst noch auf?

Für das Lebensalter (25) zu deutliche Demarkierung der äußeren und inneren Liquorräume (➤ Abb. 4.115, Pfeile).

### Zufällig haben Sie ein normales Kopf-CT-Bild eines Gleichaltrigen dabei (➤ Abb. 4.112). Welche Diagnosen müssen Sie nun bei dem jungen Patienten erwägen?

- **Temporärer Volumenverlust:** Dehydratation, Unterernährung (z. B. Anorexia nervosa), Kortikosteroidmedikation
- **Irreversibler Volumenverlust, Atrophie:** chronischer Alkoholismus, Drogenabusus, HIV-Enzephalopathie (in diesem Fall), Z. n. Meningitis, Z. n. Hirnbestrahlung/Chemotherapie

### Der repräsentative CT-Schnitt des älteren Herrn (➤ Abb. 4.113) zeigt eine deutliche Veränderung. Welche?

Ausgeprägte generalisierte Atrophie mit starker Aufweitung der inneren und äußeren Liquorräume (➤ Abb. 4.116, Markierungen), die mit einer entsprechenden Demenz einhergehen sollte.

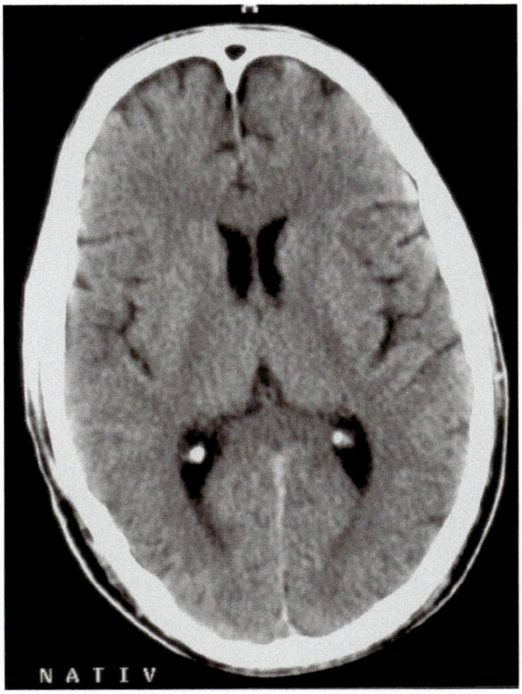


**Abb. 4.111** CCT des Enkels, transversale Schnittebene [T796]

### Das Vergleichsbild eines normalen Gleichaltrigen (➤ Abb. 4.114) bringt Sie weiter. Welche Diagnosen müssen Sie erwägen?

- Diagnose: **Alzheimer-Krankheit** (60 % der Demenzen)

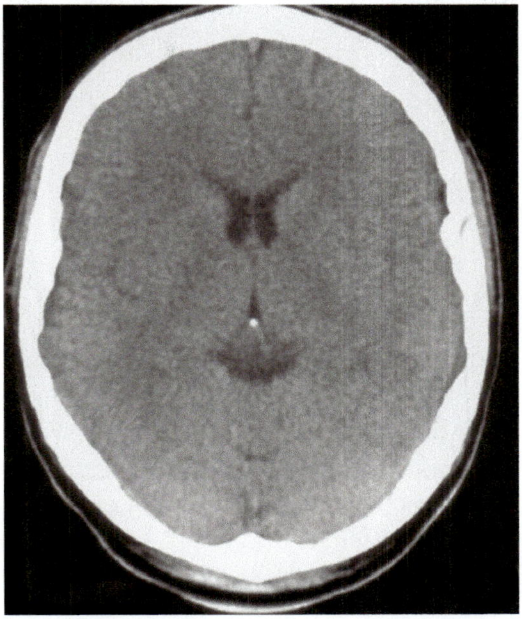

**Abb. 4.112** CCT des gleichaltrigen jungen Manns, transversale Schnittebene [T796]

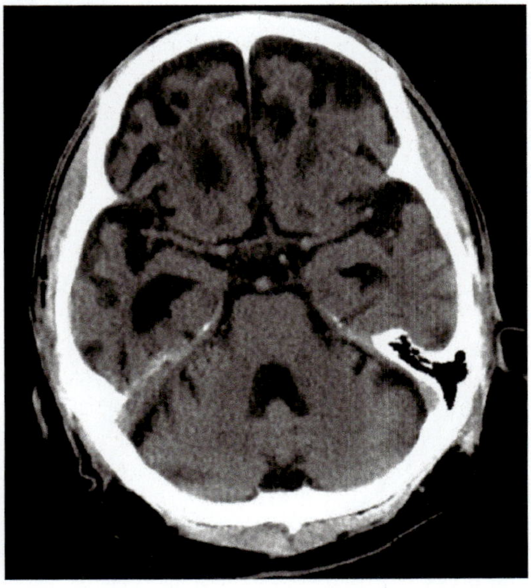

**Abb. 4.113** CCT des Großvaters, transversale Schnittebene [T796]

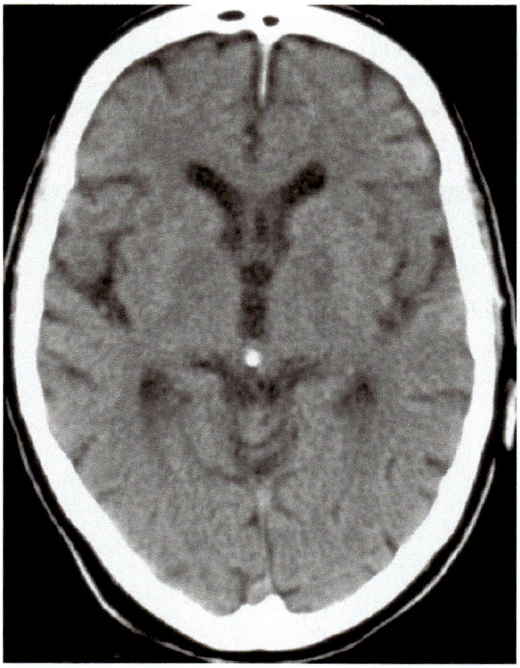

**Abb. 4.114** CCT des gleichalten älteren Mannes, transversale Schnittebene [T796]

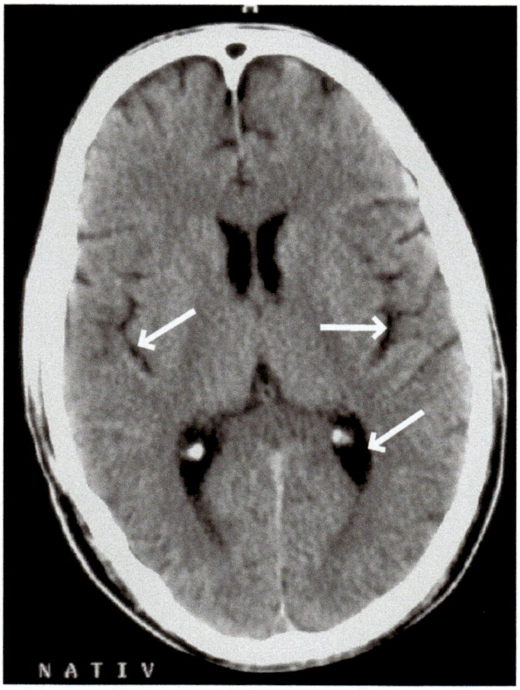


**Abb. 4.115** CCT, transversale Schnittebene. Deutliche Demarkierung der Liquorräume bei HIV-Enzephalopathie. [T796]

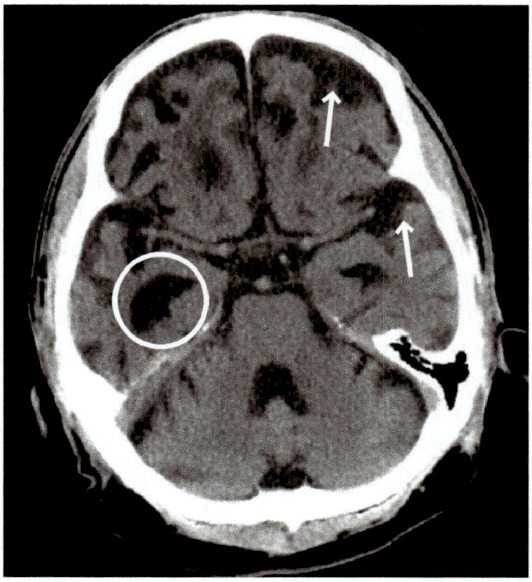

**Abb. 4.116** CCT, transversale Schnittebene. Ausgeprägte generalisierte Atrophie mit starker Aufweitung der inneren und äußeren Liquorräume bei Alzheimer-Krankheit. [T796]

- Differenzialdiagnosen: Morbus Binswanger/subkortikale arteriosklerotische Enzephalopathie (25 %) und Morbus Pick (frontal betonte Atrophie, 10 %)

## KOMMENTAR

Trügerisch sind die Folgen der Kortikosteroidmedikation: Die dadurch bedingten Veränderungen sind in CT-Aufnahmen nicht von einer „normalen" Atrophie zu unterscheiden, sie können sich aber nach Behandlungsende komplett zurückbilden. Aber auch Dehydratation oder Unterernährung können zu einem (vorübergehenden) Volumenverlust des Gehirns führen.
Bei CT-Bildern empfiehlt sich außerdem ein Blick auf das Übersichtstopogramm (wenn vorhanden), da darauf der Gebissstatus erkennbar ist, der wiederum orientierende Rückschlüsse auf den Lebensstil – genauer die Mundhygiene – zulässt.

## ZUSAMMENFASSUNG

Ein Volumenverlust des Gehirns kann viele Ursachen haben. Im Alter liegt einer Atrophie häufig eine demenzielle Erkrankung zugrunde.
Chronischer Alkohol- oder Drogenabusus führt zu Volumenverlust und ist in Notaufnahmen häufig überrepräsentiert. Bei entsprechender Grunderkrankung ist eine HIV-Enzephalopathie zu erwägen. Häufige Ursachen für eine Atrophie bei onkologischen Patienten sind Chemotherapien und Hirnbestrahlungen.

# 4.22 Reine Routine?

## Anamnese

Bei einer 21-jährigen Medizinstudentin mit Morbus Crohn soll vor Einleitung einer Interferon-Therapie eine Röntgen-Thorax-Aufnahme zum Ausschluss einer Tuberkulose angefertigt werden (> Abb. 4.117). Eigentlich erwarten Sie keine Pathologie. Bevor Ihre Oberärztin vorbeikommt, um die Befunde mit Ihnen zu besprechen, wollen Sie sich aber absolut sicher sein, nichts übersehen zu haben. Außerdem schaut Ihnen die junge Kollegin erwartungsvoll über die Schulter, um etwas von Ihnen zu lernen. Sie legen ihr in kurzen Sätzen dar, wie Sie systematisch vorgehen. Dabei benennen Sie die anatomischen Strukturen korrekt.

**HILFESTELLUNG**

**Bildqualität**

Es ist immer ratsam, zunächst die Bildqualität zu beurteilen, bevor das Thoraxbild systematisch analysiert wird. Abgesehen von der oben genannten Positionierung des Patienten und der Einatemtiefe gibt es noch weitere Aspekte. Eine optimal belichtete Aufnahme zeigt die Lungengefäße hinter dem Herzen, unter der Zwerchfellkontur und im Lungenkern. Das hängt natürlich auch von der Konstitution ab (dick oder dünn). Mit den digitalen Aufnahmetechniken wird die Bildschwärzung unabhängig von der Dosis nachjustiert. Über- und Unterdosierungen erkennen nur Fachleute.

## Fragen und Antworten

### Wie bestimmen Sie die Qualität der Aufnahme?

- Bei gerade positionierten Patient*innen stehen die Processus spinosi mittig zwischen den medialen Klavikulaenden. Diese wiederum projizieren sich in etwa über die dorsalen Ansätze der vierten Rippe.
- Wenn gut eingeatmet wurde, steht das Zwerchfell im 9. bis 10. dorsalen Interkostalraum.
- Der gesamte Thorax ist abgebildet, wenn Lungenspitzen und die tiefen lateralen Pleurasinus auf dem Bild sichtbar sind.
- Die Lungengefäße im Herzschatten sind erkennbar.

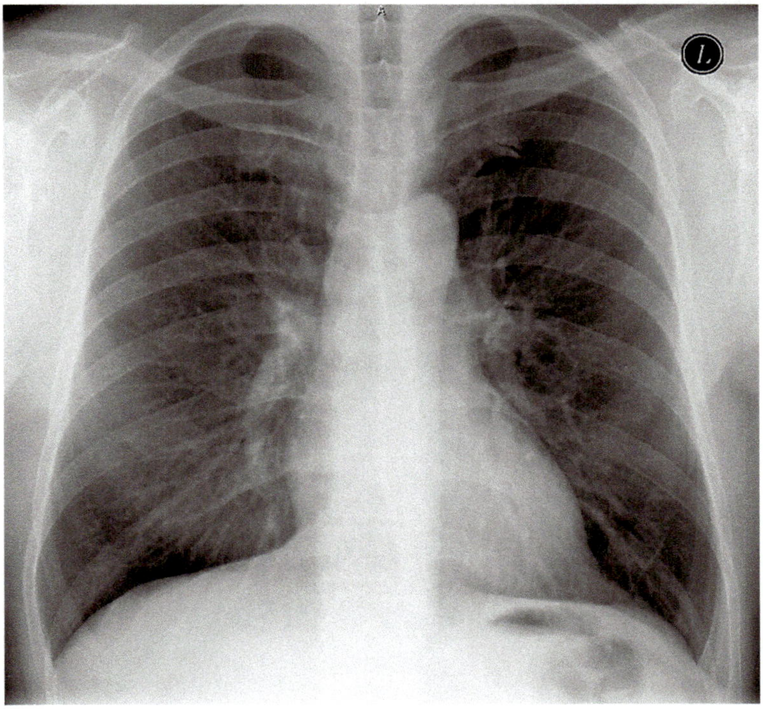


**Abb. 4.117** Röntgen-Thorax, p.a.-Strahlengang [T796]

### Wie analysieren Sie eine Röntgen-Thoraxaufnahme?

Es empfiehlt sich eine **strukturierte Vorgehensweise,** die alle wichtigen Regionen und Aspekte einschließt. Hier ein Beispiel:

- Oberes Mediastinum (Verbreiterung, Trachealverlagerung/Stenose)
- Herzgröße/Konfiguration
- Hilus beidseits (Vergrößerung, Verziehung, Lage zueinander)
- Lungenkern (Gefäße, Verschattungen)
- Lunge im Herzschatten und unter Zwerchfellkontur
- Lungengrenzen (Pleura, periphere Lunge)
- Abschließend knöcherner Thorax und angrenzende Weichteile

### Welche Lymphknotenstationen können Sie in der Thoraxübersicht zeigen (➤ Abb. 4.117)?

Vergrößerte Lymphknoten erkennt man am leichtesten im Azygoswinkel (➤ Abb. 4.118, weißer Pfeil), im aortopulmonalen Fenster (➤ Abb. 4.118, weißer Kreis) und subkarinal (➤ Abb. 4.118, schwarzer Pfeil) an der Aufspreizung der Hauptbronchien.

### Welche Fissur können Sie erkennen?

Nur die Fissura minor können Sie in der Übersicht erkennen (➤ Abb. 4.118, Punktlinie). Die Fissurae majores kommen nur in der Seitaufnahme zur Darstellung (➤ Abb. 4.119, Markierungen).

### Handelt es sich um eine Aufnahme im Liegen oder im Stehen? Warum?

- Der Flüssigkeitsspiegel des Magens (➤ Abb. 4.118, weißes Oval) beweist die **stehende Position** in diesem Fall.
- Die Schulterblätter liegen eher lateral, die Schultern sind nach vorn gezogen. In einer optimalen Aufnahme liegen die Schulterblätter außerhalb der Lungenfelder.
- Im Liegen werden die Schultern nicht nach vorn gezogen – die mediale Begrenzung der Scapulae liegt also innerhalb der Lungenfelder.
- Die Atemtiefe ist normal, da der Bauchinhalt das Zwerchfell nicht nach kranial drückt. Im Liegen ist die Atemtiefe tendenziell geringer, das Mediastinum gestauchter.
- Das Herz projiziert sich dabei größer, da es bei anterior-posteriorem Strahlengang (die Röhre schwebt in 1 m Höhe) weiter von der Aufnahmekassette entfernt liegt.

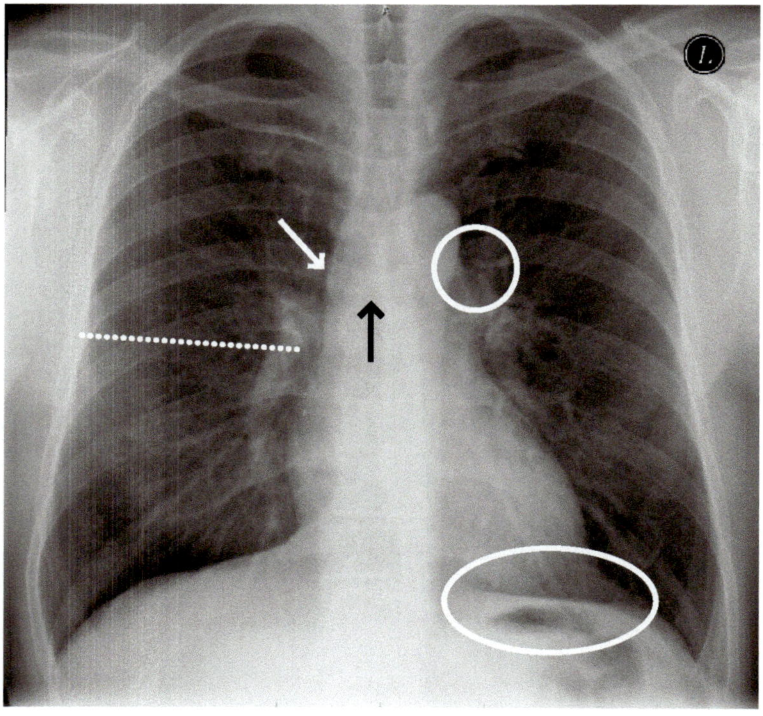


**Abb. 4.118** Röntgen-Thorax, p. a.-Strahlengang. Lungengesunder Patient mit Markierung wesentlicher Strukturen: Azygoswinkel (weißer Pfeil), aortopulmonales Fenster (Kreis), Aufspreizung der Hauptbronchien subkarinal (schwarzer Pfeil), Fissura minor (Punktlinie), Flüssigkeitsspiegel des Magens (Oval). [T796]

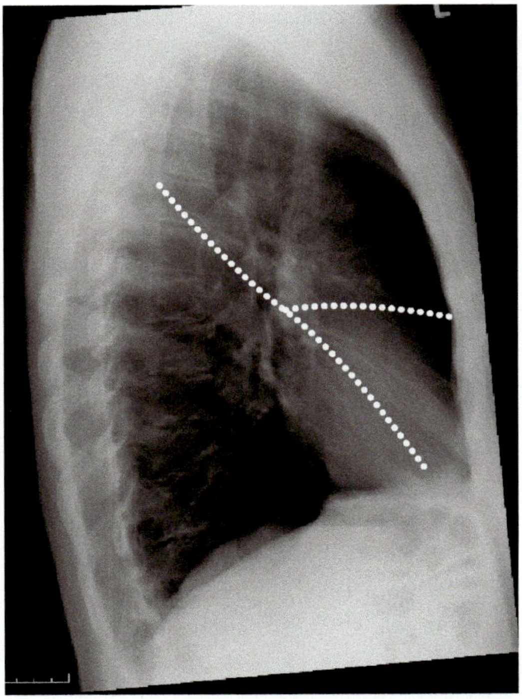

**Abb. 4.119** Röntgen-Thorax, seitlicher Strahlengang, seitlich mit markierten Fissurae [T796]

**KOMMENTAR**

**Körperposition**

Die Qualität der Röntgen-Thoraxaufnahme hängt im Wesentlichen davon ab, ob sie im Stehen oder im Liegen angefertigt wird.

- Bei der **Aufnahme im Stehen** wird die Brust gegen das Aufnahmestativ gedrückt. Dabei schieben sich die Schultern nach vorn und damit die Skapula aus dem Lungenfeld. Der horizontale Strahlengang bringt es mit sich, dass Flüssigkeitsspiegel gut erkannt werden. Die Röhre hat etwa 2 m Abstand, wodurch geometrische Verzeichnungen geringer sind als im Liegen (ca. 1 m Abstand).
- Beim Pneumothorax steigt die freie Luft im Pleuraraum nach oben in die Spitze des Thorax, wo sie genauso wie die orthograd getroffene und von der Pleura parietalis abgelöste Pleura visceralis meist gut zu erkennen ist.

Wann immer möglich, sollte man daher eine Aufnahme im Stehen oder zumindest im Sitzen anstreben, wenn ein Pneu möglich ist.

- Der im **Stehen** vorhandene hydrostatische Druckabfall der Lungengefäße führt zur physiologischen Mehrdurchblutung der unteren Lungenanteile. Kommt es zur „Umverteilung" oder „Kranialisation" – also einer Mehrdurchblutung der oberen Lungenanteile, ist der Druck im Lungenkreislauf erhöht und es droht eine Stauung.
- Bei der **Aufnahme im Liegen** liegt der Rücken entspannt auf der Kassette. Die Röhre schwebt etwa 1 m darüber. Die Schulterblätter und die sie umgebenden Weichteile projizieren sich dann in die Lungenfelder. Das Herz ist filmfern und damit etwas vergrößert abgebildet. Flüssigkeitsspiegel, etwa im Magen, werden nicht orthograd getroffen und sind damit nicht sichtbar. Die Zwerchfelle schieben sich – auch abhängig von der Fülle des abdominalen Inhalts – weiter nach kranial und stauchen das Mediastinum und das Herz.
- Freie Luft im Pleuraraum bei Pneumothorax sammelt sich retrosternal und ist dort schwer erkennbar. Das macht die Diagnose um ein Vielfaches schwieriger.
- Der im **Liegen** ausgeglichene hydrostatische Druck der Lungengefäße führt zur gleichmäßigen Durchblutung aller Lungenanteile. Eine „Umverteilung" oder „Kranialisation" gibt es im Liegen also nicht. Der vermehrte venöse Rückfluss lässt das Kaliber der Azygosvene kräftig zunehmen.

**ZUSAMMENFASSUNG**

Dieser Fall soll Ihnen helfen, eine Röntgen-Thoraxaufnahme strukturiert zu befunden. Es handelt sich um einen Normalbefund. Auch ein Normalbefund kann Ihnen in der Prüfung vorgelegt werden.

## 4.23 Kopfschmerzen, Gangunsicherheit

### Anamnese

Ein 72-jähriger Patient wird von seinem Hausarzt eingewiesen. Seit geraumer Zeit klagt er über Kopfschmerzen und Konzentrationsstörungen. Seine Frau ist sehr beunruhigt. Ihr Mann sei zunehmend antriebslos, gehe nur noch langsam und unsicher. Sie lassen kurzfristig eine CT des Kopfes durchführen (➤ Abb. 4.120).

Eine Patientin mit einem ähnlichen Problem ist bereits behandelt worden. Sie weist außerdem Verkalkungen in der Hirnrinde aus anderer Ursache auf (➤ Abb. 4.121).

Ein weiterer Patient fällt dadurch auf, dass er einem zunehmend irritierten Publikum in der Wartezone schlüpfrige Witze erzählt. Das Ergebnis der CT-Untersuchung zeigt ➤ Abb. 4.122.

4

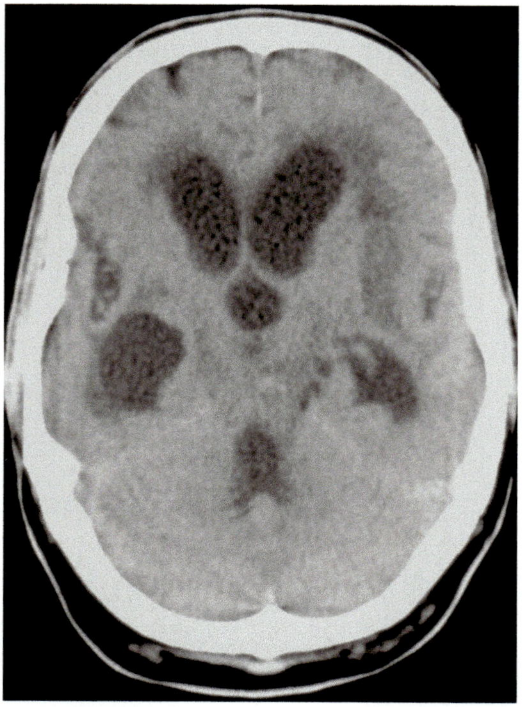

**Abb. 4.120** CCT des gangunsicheren Patienten, transversale Schnittebene [T796]

**HILFESTELLUNG**

Beim Kopf-CT immer erst das Alter des Patienten klären. Immer erst nativ untersuchen. Auf den Zahnstatus im Planungstopogramm achten, wenn verfügbar.

## Fragen und Antworten

**Welche Befunde erheben Sie in ➤ Abb. 4.120? Wie lautet Ihre Diagnose?**

- Erweiterte Vorder- und Temporalhörner der Seitenventrikel (➤ Abb. 4.123: vgl. Normalbefund)
- Deutlich erweiterter 3. und 4. Ventrikel
- Normale Furchung/äußere Liquorräume
- Hypodense Säume um die Vorderhörner **(Druckkappen)**
- Hypodensität in der Capsula externa links, spricht für einen alten Infarkt (➤ Abb. 4.124, Oval).

Diagnose: **Hydrocephalus communicans.**

**Welche Veränderungen erwarten Sie bei einer Atrophie?**

Aufweitung der inneren und äußeren Liquorräume, keine umschriebenen Druckkappen.

**Welche Typen und Ursachen des Hydrozephalus gibt es?**

- **Hydrocephalus communicans** oder **aresorptivus:** nach subarachnoidaler Blutung und Verklebung oder anderweitiger Degeneration der Pia mater und Arachnoidea
- **Hydrocephalus occlusus:** bedingt durch intraventrikuläre Einblutung mit Obstruktion des Aquädukts, durch Raumforderungen im Niveau des 3. und 4. Ventrikels, im Stammhirn, in der Fossa posterior

**Welches Phänomen liegt in ➤ Abb. 4.121 vor?**

**Überdrainage des Ventrikelsystems** (➤ Abb. 4.125: vgl. Normalbefund).

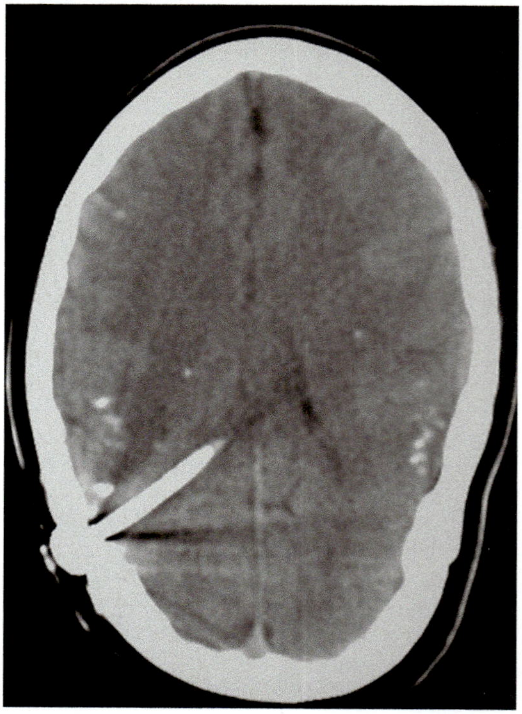

**Abb. 4.121** CCT der neurochirurgisch versorgten Patientin, transversale Schnittebene [T796]

**Welche Befunde erheben Sie in ➢ Abb. 4.122? Wie lautet Ihre Diagnose?**

Frontal deutlicher Verlust des Hirnparenchyms. Diagnose: **Morbus Pick** (frontotemporale Demenz).

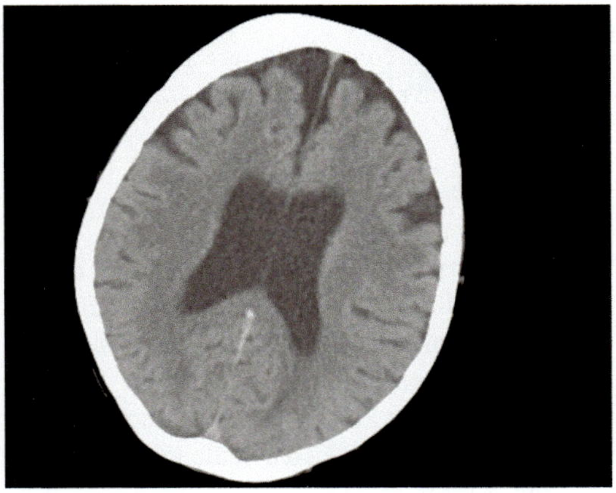

**Abb. 4.122** CCT des „witzigen" Patienten, transversale Schnittebene [T796]

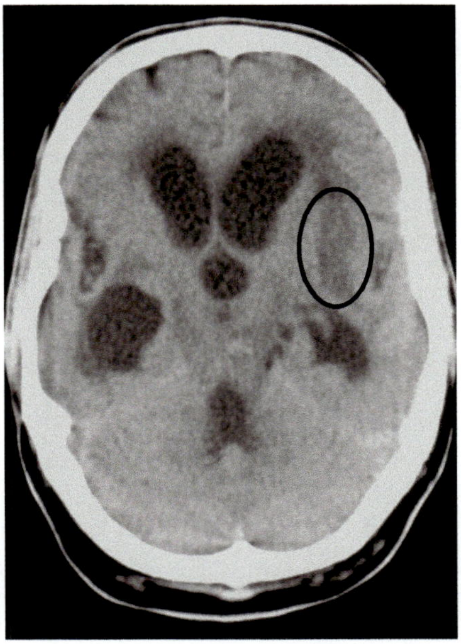

**Abb. 4.124** CCT des gangunsicheren Patienten, transversale Schnittebene: Erkennbar sind erweiterte Vorder- und Temporalhörner der Seitenventrikel, 3. und 4. Ventrikel ebenfalls erweitert. Furchung und äußere Liquorräume sind normal. Außerdem sieht man hypodense Säume um die Vorderhörner (Druckkappen) sowie eine Hypodensität in der Capsula externa links (Oval). [T796]

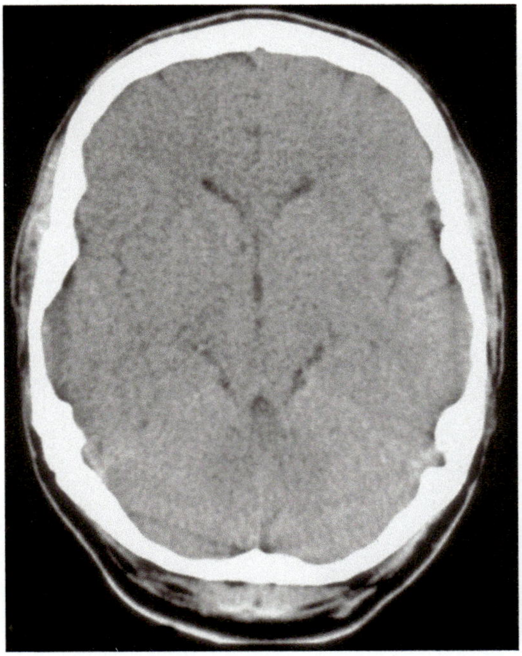

**Abb. 4.123** CCT, transversale Schnittebene. Normalbefund einer CT in gleicher Schnittebene wie ➢ Abb. 4.120. [T796]

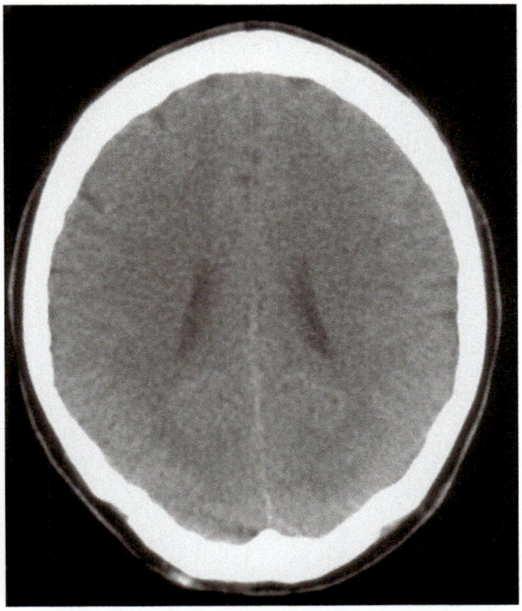

**Abb. 4.125** CCT, transversale Schnittebene. Normalbefund einer CT in gleicher Schnittebene wie ➢ Abb. 4.121. [T796]

KOMMENTAR

**Aresorptiver Hydrozephalus**

Zum aresorptiven Hydrozephalus (NPH; Normal Pressure Hydrocephalus) führt ein Missverhältnis zwischen Liquorproduktion im Plexus choroideus und Resorption in den Pacchioni-Granulationen der Arachnoidea. Eine ausgedehnte subarachnoidale Blutung, Meningitiden, Minderperfusionen oder postoperative Verklebungen können die Liquorresorption mindern. Bei 50 % ist keine Ursache eruierbar. Den NPH zu erkennen, ist deshalb so immens wichtig, weil es eine Therapie für diese Demenz gibt. Die Test-Liquorentnahme kann die Symptome verbessern, dann ist die Anlage eines Shunts Erfolg versprechend. Daher gilt es, das Verhältnis zwischen den Volumen der Ventrikel und der äußeren Liquorräume besonders gut zu analysieren.

**Morbus Pick**

Es handelt sich um eine familiär gehäuft auftretende Demenz, die besonders die emotionale Persönlichkeit beeinträchtigt. Jähzorn, Kontaktverlust, Vergesslichkeit und Vernachlässigung der äußeren Erscheinung treten auf. Damit einher geht ein Hirnvolumenverlust im Frontal- und/oder Temporallappen.



ZUSAMMENFASSUNG

Das Hirnvolumen ist altersabhängig. Überstandene Erkrankungen und der Lebensstil beeinflussen das Volumen ebenfalls. Besteht eine Demenz, muss der behandelbare Normaldruckhydrozephalus schnell erkannt werden.

## 4.24 Hüftschmerzen

### Anamnese

Mit Hüftbeschwerden kommt ein 65-jähriger Patient zu Ihnen in die Praxis. Am schlimmsten seien die Beschwerden auf der linken Seite. Sein Bruder habe schon eine Hüftprothese wegen Arthrose. Er selbst wird seit geraumer Zeit wegen eines Lupus erythematodes behandelt. Sie lassen beide Hüften röntgen (➤ Abb. 4.126).

HILFESTELLUNG

Bei Hüftbeschwerden sind Röntgenaufnahmen der Hüftgelenke indiziert. Zeigen diese nur einen diskret pathologischen oder einen Normalbefund, müssen solche Erkrankungen ausgeschlossen werden, die schwerste Konsequenzen für das Gelenk haben.

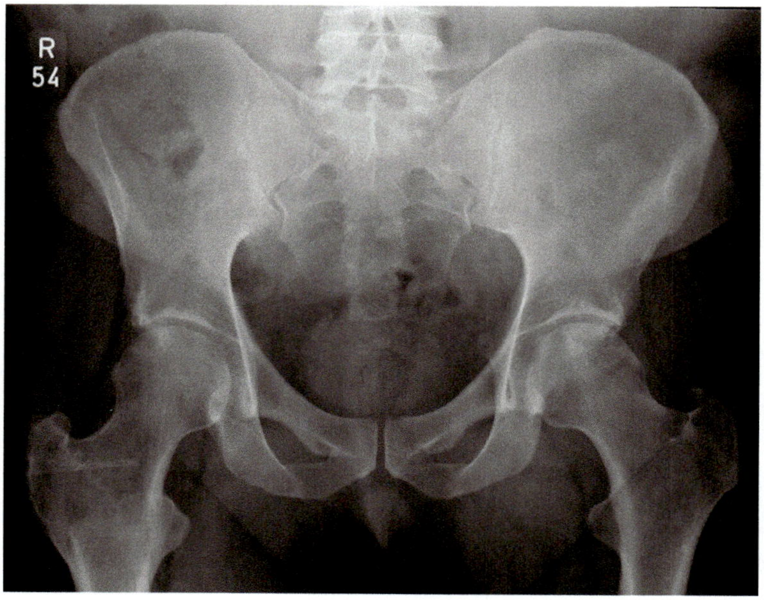


**Abb. 4.126** Röntgen Beckenübersicht, a. p.-Strahlengang [T796]

## Fragen und Antworten

### Welchen Befund erheben Sie in ➤ Abb. 4.126?

- Beidseits keine relevanten degenerativen Anbauten, normaler Gelenkspalt
- Angedeutete Verdichtung des Hüftkopfes links
- Postoperative Folgen am rechten Trochanter – wohl Z. n. Umstellung

### Welchen Befund erheben Sie in der Vergrößerung ➤ Abb. 4.127?

Entrundung/Abflachung des Hüftkopfes und Sklerosierungszone (➤ Abb. 4.128, Pfeile, und ➤ Abb. 4.129: vgl. Normalbefund).

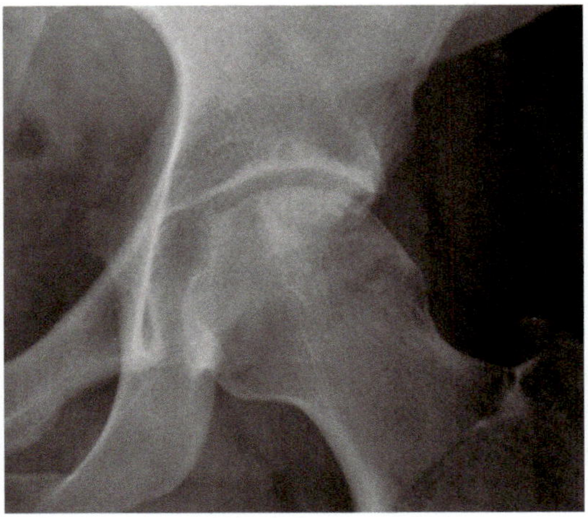

**Abb. 4.127** Ausschnitt Röntgen linke Hüfte, a. p.-Strahlengang: linke Hüfte [T796]

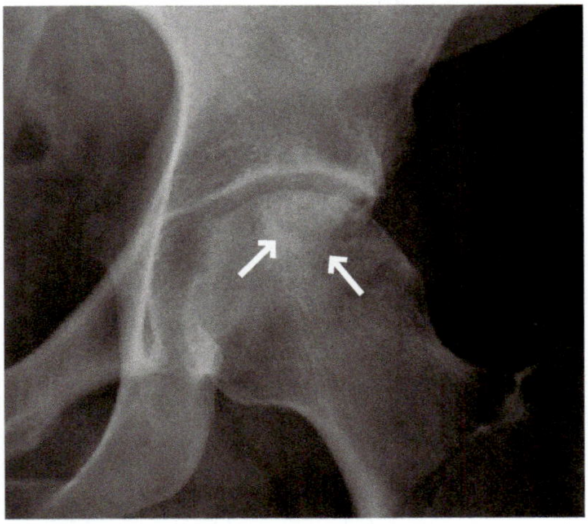

**Abb. 4.128** Ausschnitt, Röntgen linke Hüfte, a. p.-Strahlengang. Entrundung/Abflachung des Hüftkopfes und Sklerosierungszone (Pfeile). [T796]

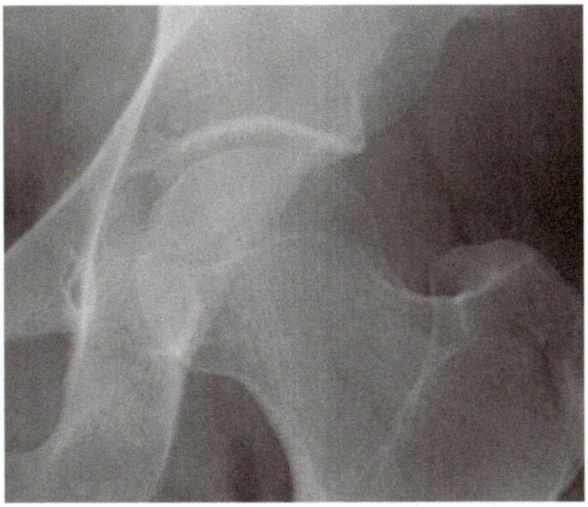

**Abb. 4.129** Ausschnitt: Röntgen linke Hüfte, a. p.-Strahlengang. Normalbefund. [T796]

### Welche Differenzialdiagnosen müssen Sie am Hüftgelenk bedenken?

- Coxarthrose, Coxarthritis, Hüftdysplasie, Z. n. kindlicher Epiphysiolyse
- Hüftkopfnekrose, Z. n. kindlicher Hüftkopfnekrose (Morbus Perthes)
- Transitorische Osteoporose

### Wie lautet Ihre Diagnose?

Typische **Hüftkopfnekrose.**

### Welche Risikofaktoren gibt es?

- Verletzungen des Hüftgelenks
- Sichelzellanämie, Morbus Gaucher, Lupus erythematodes
- Caisson-Krankheit (Taucherkrankheit, Dekompressionskrankheit)
- Kortisontherapie (z. B. nach Transplantation)
- Leberzirrhose, Hyperurikämie
- Alkohol- und Nikotinabusus, Hyperlipidämie

### Welche Untersuchungsmodalität setzen Sie zur genaueren Beurteilung ein?

Für die genauere Beurteilung muss eine MRT durchgeführt werden. In diesen Aufnahmen kann man die Nekrose am frühesten und besten erkennen (T1-Wichtung ➤ Abb. 4.130, Pfeile; T2-Wichtung mit Fettsättigung ➤ Abb. 4.131, Pfeile).

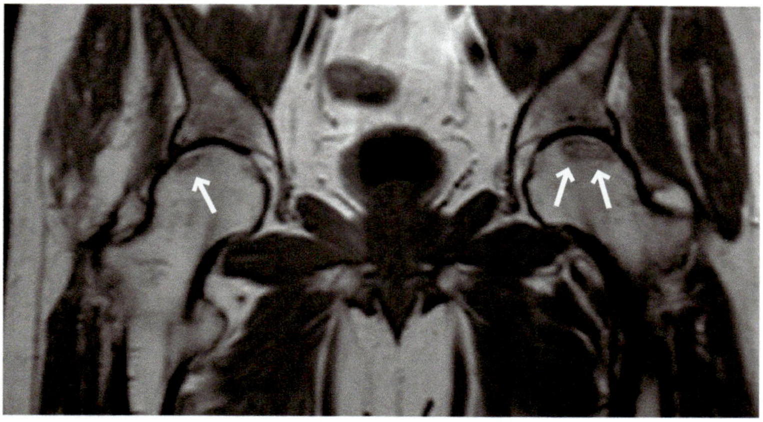

**Abb. 4.130** MRT der linken Hüfte, koronare Schnittebene, T1-Wichtung: Hüftkopfnekrose (Pfeile) [T796]

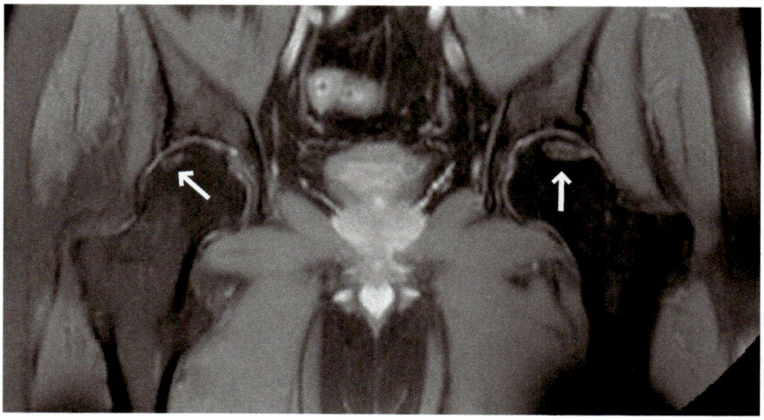

**Abb. 4.131** MRT der linken Hüfte, koronare Schnittebene, T2-Wichtung mit Fettsättigung: Hüftkopfnekrose (Pfeile) [T796]

**TIPP**

Auf einen MRT-Termin kann man manchmal wochenlang warten – der Patient muss trotzdem bis zum Ausschluss der Hüftkopfnekrose das Gelenk entlasten. Das muss der Patient wissen und die Aufklärung darüber muss in der Krankenakte dokumentiert sein.

**KOMMENTAR**

Wesentlich ist die frühzeitige Diagnose der **Hüftkopfnekrose** und der **transitorischen Osteoporose,** die miteinander verwandt sind und ähnlich behandelt werden. Häufig sind Patient*innen betroffen, die bereits wegen anderer Erkrankungen von Kolleg*innen – z. B. aus der Dermatologie, Onkologie, Gastroenterologie, Transplantationschirurgie – behandelt werden. Da ist es besonders peinlich, wenn die Diagnose von Ihnen übersehen wird. Für die Überweisenden gilt: Auf die Röntgenanforderung einer Hüftgelenkaufnahme gehören die Informationen über die Angehörigkeit zu einer der Risikogruppen!

**ZUSAMMENFASSUNG**

Mit alternder Bevölkerung nehmen Hüftprobleme zu. Die Coxarthrose wird konventionell-radiologisch diagnostiziert. Die MRT erfolgt, wenn das Bild nicht passt.

## 4.25 Rückkehr aus Ladakh

### Anamnese

Nach dreijährigem Aufenthalt in einer Klostergemeinschaft auf dem Dach der Welt haben zunehmende gesundheitliche Probleme zwei Patienten wieder in heimatliche Gefilde zurückgeführt. Einer von ihnen wurde direkt nach der Rückkehr im Krankenhaus versorgt. Der weiteren Behandlung hat er sich zunächst entzogen und jede weitere Auseinandersetzung mit seiner Krankheit abgelehnt. Am rechten Brustkorb trägt er einen Verband. Sein Freund wird seinen Husten nicht mehr los. Nach einer ersten Untersuchung haben Sie bei beiden eine Thorax-Röntgenuntersuchung (➢ Abb. 4.132, ➢ Abb. 4.133) erbeten.

## Fragen und Antworten

### Welche Befunde erheben Sie in ➢ Abb. 4.132 und zu welcher Diagnose kommen Sie?

Befunde:

- Dickwandige **Lungenkaverne** im rechten Mittelfeld (➢ Abb. 4.134, Kreis)
- Apikale Pleuraverdickung rechts
- Kranialraffung des rechten Hilums
- Verstreute Herde in beiden Lungenfeldern (➢ Abb. 4.134, Pfeile)

Diagnose: **offene** Tuberkulose mit Kaverne und kontralateralen Streuherden entlang des Bronchialbaums (siehe auch CT in ➢ Abb. 4.135).

### Welche Befunde erheben Sie in ➢ Abb. 4.133 und zu welcher Diagnose kommen Sie?

Befunde:

- Multiple hirsekorngroße (lat. Milium = Hirse) **Knötchen** im Lungenkern (Vergrößerung ➢ Abb. 4.136), in der CT dorsal im Unterlappen als kleine rundliche Fleckschatten erkennbar (➢ Abb. 4.137)
- Pleuradrainage rechts (entlang der Thoraxwand lateral), wohl nach Pneumothorax

**Diagnose:** miliares Muster, bei entsprechender Anamnese und Klinik gut passend zu einer **Miliartuberkulose.**

4

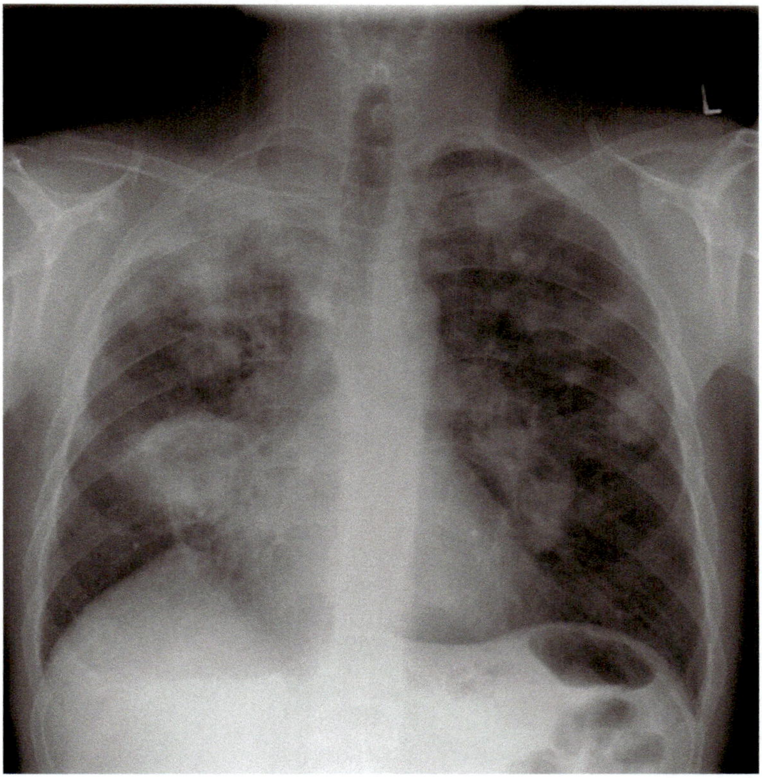


**Abb. 4.132** Röntgen-Thorax, p. a.-Strahlengang. Patient 1. [T796]

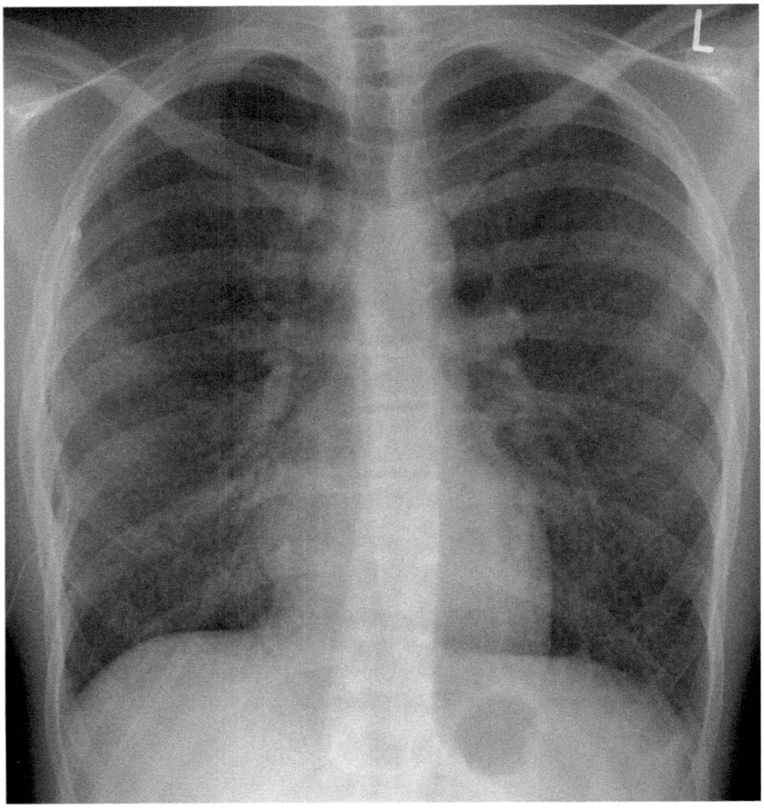

**Abb. 4.133** Röntgen-Thorax, p. a.-Strahlengang. Patient 2. [T796]

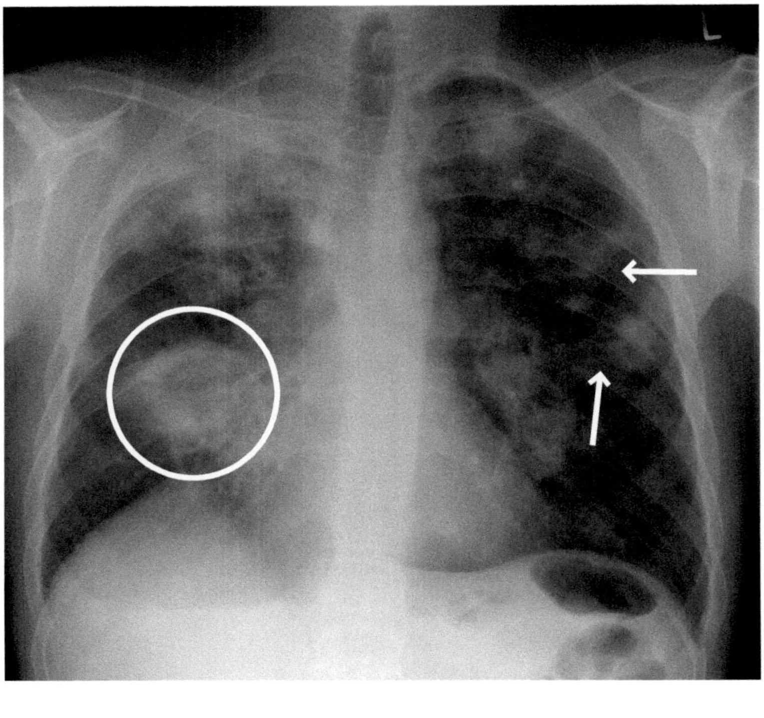

**Abb. 4.134** Röntgen-Thorax, p. a.-Strahlengang. Offene Tuberkulose mit Kaverne (Kreis) und peribronchialen Streuherden (Pfeile). [T796]

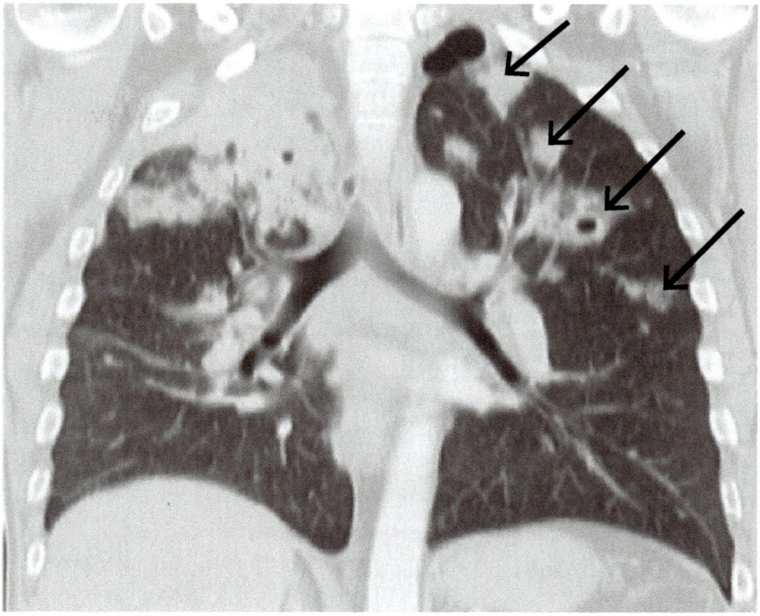

**Abb. 4.135** CT-Thorax, koronare Schnittebene. Durch die Atmung und Hustenanfälle aus der Kaverne über den Bronchialbaum eingeschleppte kleinere Entzündungsherde (Pfeile). [T796]

## Welche Maßnahmen würden Sie in Ihrer Praxis einleiten?

Bei offener Tuberkulose sind folgende Maßnahmen einzuleiten:

- **Mundschutz (FFP2)** für die Patient*innen
- **Scheuer-Wisch-Desinfektion** der benutzten Räume sowie der darin befindlichen Flächen und Gegenstände
- Bei bestätigter offener Tuberkulose **Meldung** an das Gesundheitsamt bzw. das betriebliche Gesundheitszentrum
- Meldung sämtlicher an Behandlung und Pflege beteiligter Mitarbeiter*innen an das Gesundheitsamt bzw. das betriebliche Gesundheitszentrum

## Welche extrapulmonalen Manifestationen der Erkrankung kennen Sie?

- Tuberkulöse Meningitis
- Tuberkulöse Spondylitis
- Lymphknotentuberkulose
- Nierentuberkulose

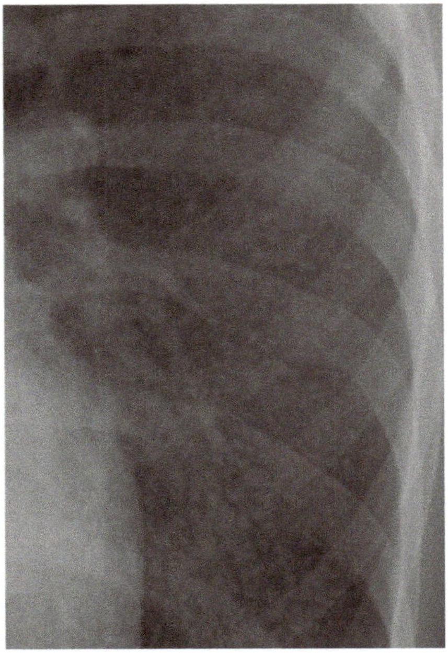

**Abb. 4.136** Ausschnitt Röntgen-Thorax, p. a.-Strahlengang. Miliares Muster bei Miliartuberkulose. [T796]

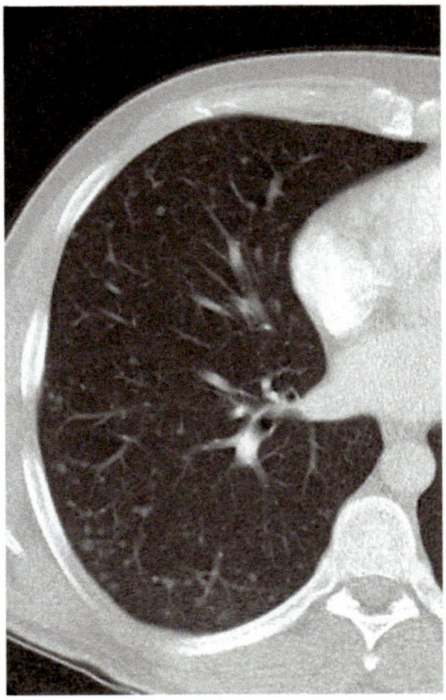

**Abb. 4.137** CT-Thorax, transversaler Schnittebene. Multiple hirsekorngroße Herde im Unterlappen bei der miliaren Form der Tuberkulose. [T796]

## KOMMENTAR

Die Tuberkulose wird von *Mycobacterium tuberculosis* ausgelöst und ist eine weltweit verbreitete Infektionskrankheit. Sie manifestiert sich meist in der Lunge, kann aber auch in anderen Organen oder generalisiert auftreten sowie streuen. Bei geschwächtem Immunsystem kann sich bei einer generalisierten Tuberkulose als Komplikation die sog. Miliartuberkulose entwickeln; dabei bilden sich winzige (miliare) Herde im ganzen Organismus. Die Tuberkulose nimmt in den letzten Jahren zahlenmäßig wieder zu, nachdem sie über einen langen Zeitraum an Bedeutung verlor. Die Resistenzen gegen Tuberkulostatika steigen an. Man muss täglich mit ihr rechnen.

## ZUSAMMENFASSUNG

Die meist unbemerkt verlaufende primäre Tuberkulose bei immunkompetenten Menschen manifestiert sich in apikalen Schwielen, kleinen verkalkten Granulomen und Lymphknotenverkalkungen. Die sekundäre, aktivierte Tuberkulose kann bronchogen zu Kavernenbildung und hämatogen zur miliaren Aussaat in der Lunge führen. Andere Organe können ebenfalls befallen sein.

KAPITEL

# 5

Annika F. Podewski, Elke Zimmermann, Jörg-W. Oestmann

# Die wichtigsten Fragen zu bildgebenden Verfahren

## 5.1 Allgemeines

Sie wissen nun alles über den Ablauf der mündlichen Prüfung, kennen die verschiedenen Bildgebungsmethoden und deren Indikationsstellung, wissen, wie Sie eine Befunderhebung angehen und haben die wichtigsten Fälle kennengelernt. Nun geht es darum, sich auf die Prüfungssituation an sich vorzubereiten. Je nach Studiengang haben Sie es öfter mit schriftlichen bzw. Multiple-Choice-Prüfungen zu tun. Eine mündliche Prüfung, vor allem das Staatsexamen, bedarf einer weitergehenden Vorbereitung. Üben Sie das Frage-Antwort-Prinzip – am besten geht das in der Gruppe. Wir haben die wichtigsten Fragen, die in den aktuellen Prüfungen vorkommen, anhand der Prüfungsprotokolle für Sie zusammengetragen. Am Ende der einzelnen Themen sind auch mal schwierigere Fragen dabei, die in der Wahlfachprüfung vielleicht den Unterschied zur Note 1 machen könnten.

Sie haben die Radiologie als Losfach für die Prüfung erhalten? Keine Sorge! Hier werden meist die Basics/Grundlagen verlangt und vor allem Bilder aus der konventionellen Röntgendiagnostik gezeigt, seltener auch mal CT-Bilder – es ist keine Facharztprüfung! Zu sehr in die Tiefe gehende Fragen sind eher nicht zu erwarten. Auch wenn die Diagnose am Ende nicht ganz stimmt, ist das kein Beinbruch! Das Wichtigste ist, dass Sie die Prüfenden an Ihrem Gedankengang teilhaben lassen und erklären, wie Sie vorgehen und worauf Sie achten, auch wenn Sie sich bei dem gezeigten Bild nicht sicher sind. Nur wenn Sie Ihre Gedanken aussprechen, kann Ihnen der/die Prüfende/rauch weiterhelfen. Zum Beispiel beim Röntgen-Thorax: „Um zu beurteilen, ob eine Stauung vorliegt, schaue ich nach einer Umverteilung und Kerley-B-Linien. Diese suche ich im äußeren Zentimeter des Thorax basal. In diesem Fall bin ich mir nicht ganz sicher."

## 5.2 Methoden

### 5.2.1 Konventionelle Röntgendiagnostik

**Beginnen wir mit den Basics: Erklären Sie bitte, wie beim Röntgen die Röntgenstrahlung erzeugt wird.**

Die Röntgenstrahlen werden in der medizinischen Diagnostik mittels einer Röntgenröhre erzeugt (➤ Abb. 5.1). Röntgenstrahlen sind ionisierende Strahlen, die durch das Auftreffen von stark beschleunigten Elektronen auf die metallische Anode erzeugt werden. Im Vakuum wird eine Kathode aus Wolframdraht erhitzt und die dabei freigesetzten Elektroden werden durch Anlegen einer Hochspannung zur Anode hin beschleunigt. Treffen die beschleunigten Elektroden auf das Anodenmaterial, werden sie abgelenkt und/oder abgebremst. Es wird Energie („Bremsstrahlung") freigesetzt, die in Form von Röntgenstrahlung abgegeben wird. Die Energie der Strahlung ist abhängig von der angelegten Anodenspannung.

**Und wie kommt es zur Bilderzeugung? Welche Mechanismen/Prinzipien kommen hier zum Tragen?**

Die Bilderzeugung beruht auf den Prinzipien der Schwächung der Röntgenstrahlung durch Absorption

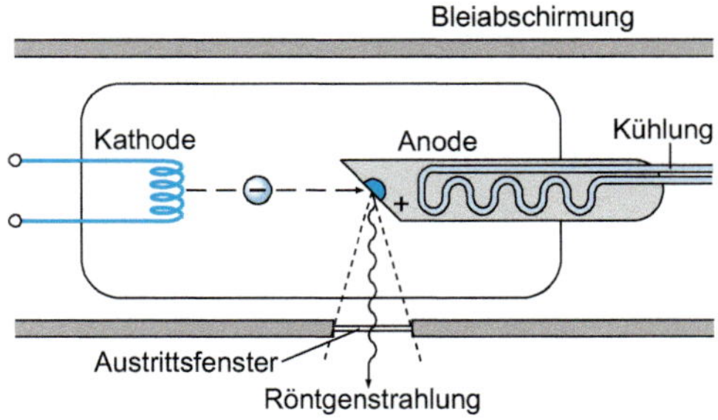


**Abb. 5.1** Aufbau Röntgenröhre [L253]

und Streuung. Durch Absorptionsunterschiede lassen sich Gewebe voneinander unterscheiden. Streuung vermindert die Bildqualität. Die Schwächung der Röntgenstrahlen ist abhängig von der Dicke und der Dichte des durchstrahlten Objekts sowie der Ordnungszahl der Elemente des durchstrahlten Objekts und der Energie der Strahlung. Die Strahlung, die das Objekt durchdrungen hat, trifft auf den Röntgendetektor und erzeugt ein Bild je nach Schwächung der Röntgenstrahlen. Eine hohe Absorption im Objekt bzw. Körper bedingt wenig Strahlung am Detektor, was wiederum zu hohen Helligkeitswerten im Röntgenbild führt (z. B. Knochen, Metall). Eine geringe Absorption führt zu hoher Strahlung am Detektor, was niedrige Helligkeitswerte im Bild bedingt (z. B. Luft oder Fett). Durch ein Raster werden querschlagende Streustrahlen gehindert, den Detektor zu erreichen.



**Sie haben erwähnt, dass die Absorption von der angelegten Spannung abhängig ist. Welche Strahlentechniken können durch Anlegen verschiedener Spannungen unterschieden werden und wofür werden sie benutzt?**

Durch Anlage einer geringen Röhrenspannung (25–30 kV) entsteht energiearme Strahlung **(Weichstrahltechnik)**. Diese wird absorbiert und z. B. in der Mammografie zur Erkennung von Mikroverkalkungen und Parenchymverdichtungen verwendet. Durch die hohe Absorption ist jedoch auch die Strahlenbelastung höher.

Mit **mittleren Röhrenspannungen** um 40–80 keV kommen Knochen der Extremitäten optimal zur Darstellung.

Die **Hartstrahltechnik** mit 120–140 keV wird in der Thoraxdiagnostik eingesetzt. Der knöcherne Thorax wird so kontrastarm dargestellt, dass Herz und Lungen gut beurteilt werden können. Durch die hohe Energie wird wenig Strahlung absorbiert und die Strahlenbelastung ist daher geringer.

**Worauf achten Sie als Erstes bei einem Röntgenbild?**

Ich begutachte zunächst die Qualität des Röntgenbildes hinsichtlich Projektion, Positionierung, Einblendung, Belichtung, Kontrast sowie Konturschärfe und überprüfe die Vollständigkeit der Angaben zur untersuchten Person. Die untersuchte Region sollte vollständig abgebildet sein.

## 5.2.2 Kontrastmittel (KM)

**Was bewirken Kontrastmittel bei bildgebenden Verfahren? Welche kennen Sie?**

Kontrastmittel sind Substanzen, die in den Körper eingebracht werden, um bei bildgebenden Verfahren den Kontrast zu erhöhen, z. B. zur Hervorhebung von Blutgefäßen oder stärker durchblutetem Gewebe gegenüber dem Umgebungsgewebe, und um Funktionen des Körpers darzustellen. Sie können u. a. intravenös, intraarteriell, oral oder rektal verabreicht werden und in den verschiedenen Untersuchungsverfahren genutzt werden.

Im Röntgen und in der CT erhöhen die **positiven** KM die Dichte. Sie zählen zu den meistgenutzten KM (➤ Tab. 5.1). Als Vertreter sind zu nennen:

**Tab. 5.1** Gegenüberstellung gebräuchlicher Kontrastmittel

| Kontrastmittel | Eigenschaften | Einsatz wann/zu beachten |
|---|---|---|
| Bariumsulfat | Nicht resorbier- oder verstoffwechselbar | Gut für die Darstellung von Schleimhautoberflächen<br>Bei Gefahr toxischer Peritonitis<br>In Ergänzung mit Luftinsufflation wird ein Doppelkontrast hervorgerufen |
| Jodhaltig hyperosmolar (z. B. Gastrografin®) | Wasserlöslich, ionisch | Bei Perforationsgefahr oder Nahtinsuffizienz<br>Aspiration kann ein schweres Lungenödem hervorrufen! |
| Jodhaltig isoosmolar (z. B Isovist®) | Isoosmolar zu den Körperflüssigkeiten | Bei Aspirationsgefahr während einer Breischluckuntersuchung (z. B. bei Bewusstsein eingetrübten Patienten oder bekannter Schluckstörung), bei Kindern |

| | |
|---|---|
| Jodhaltige KM | z. B. Gastrografin®, Telebrix® Gastro für die orale Gabe |
| | z. B. Ultravist® für i. v.-Gabe in der CT |
| Bariumsulfat | Für die orale Gabe, Magen-Darm-Trakt-Untersuchung, KI bei Perforationsgefahr |
| Die **negativen** KM verringern die Dichte. Hierzu zählen z. B.: | |
| Wasser(still) | Orale Gabe, Magen- und Pankreasuntersuchungen |
| Luft/Kohlendioxid | Virtuelle Koloskopie |
| Mannitollösung | Orale Gabe, Magen- und Darmuntersuchungen |
| Methylcellulose | Orale Gabe, Magen- und Darmuntersuchungen |

**CAVE**

Bariumsulfat wird aktuell immer weniger verwendet. Ursächlich dafür sind die lebensbedrohlichen Komplikationen (z. B. Bariumperitonitis oder Bariumpneumonie), wenn es das Lumen des Magen-Darm-Trakts verlässt. Dies kann bei Perforationen oder Nahtinsuffizienzen der Fall sein.

**TIPP**

Die Einsatzgebiete der verschiedenen Kontrastmittel sollten im Schlaf beherrscht werden – nicht nur für die Prüfung, sondern auch für später, da entsprechende Kunstfehler unverzeihlich sind!

### Welche Faktoren müssen vor der Gabe jodhaltiger Kontrastmittel beachtet werden und welche Risiken gibt es?

Patient*innen müssen vor jeder KM-Gabe über Risiken und Nebenwirkungen aufgeklärt werden. Bei **jodhaltigen** Kontrastmitteln muss auf die Hydrierung der zu untersuchenden Person geachtet werden, es müssen vor KM-Gabe Schilddrüsenwerte und Retentionsparameter bestimmt werden und eine Anamnese bezüglich einer möglichen Jodallergie, Herzinsuffizienz oder Metformineinnahme erfolgen.

Folgende Risiken würde ich bedenken und aufklären:

- Schilddrüse → thyreotoxische Krise (bei latenter Hyperthyreose), ggf. Blocken mit Natriumperchlorat nötig
- Niere → akutes/chronisches Nierenversagen
- Allergie → Hautreaktion, Anaphylaxie bis hin zum Schock und Kreislaufversagen
- Paravasat → Hautschäden, Nekrose
- Metformin → Laktatazidose

### Auf welche Symptome achten Sie bei Kontrastmittelgabe?

Die häufigsten Nebenwirkungen sind allergische Reaktionen unterschiedlicher Ausprägung. Diese reichen von Hautreaktionen, z. B. Urtikaria und Juckreiz, über Allgemeinreaktionen wie Atemnot, Unruhe, Tachykardie, Blutdruckabfall bis zu Kreislaufstörungen und Schock. Insgesamt sind allergische Reaktionen mittlerweile jedoch sehr selten.

**MERKE**

Bei fulminanter allergischer Reaktion frühzeitig Hilfe hinzuziehen – wenn vorhanden, auch das Rea-Team des Hauses!

### Was machen Sie, wenn eine KM-Allergie vorliegt, eine KM-Gabe jedoch dringend indiziert ist?

Bei bekannter Kontrastmittel-Allergie und absolut dringlicher Indikation kann eine Prämedikation ca. 30 min vor KM-Gabe erfolgen:

- Gabe von 1–2 Ampullen Dimetinden i. v. bei Übelkeit, Hautausschlag
- Gabe von 250 mg Prednisolon i. v. bei leichter Kreislaufreaktion
- Bei stattgehabtem Schock Untersuchung nur bei vitaler Indikation, ggf. mit Anwesenheit der Anästhesie

### Wie gehen Sie bei einer Schwangerschaft vor?

Die Gabe von Kontrastmittel sollte in der Schwangerschaft unbedingt vermieden werden, es sei denn, es liegt eine vitale Indikation vor. Ultraschall und MRT alternativ erwägen.

## 5.2.3 Computertomografie (CT)

### Können Sie mir das Prinzip der Computertomografie erklären?

Die Computertomografie ist ein auf Röntgenstrahlen basierendes Schnittbildverfahren. Mithilfe einer rotierenden Röntgenröhre werden die darzustellenden Strukturen aus verschiedenen Richtungen abgebildet, sodass dreidimensionale Datensätze errechnet werden können – dadurch kommt es anders als bei konventionellen Röntgenbildern nicht zu Überlagerungen. In der regelhaft angewandten Spiral-CT-Technik dreht sich die Röhre konstant um langsam durch die Gantry geschobene Patient*innen. Aus dem Volumendatensatz werden Schnittbilder in allen Raumebenen berechnet.

**Sagen Ihnen die Begriffe „Voxel" und „Hounsfield Unit" etwas?**

Der Computer berechnet die Schwächung der Röntgenstrahlen für die einzelnen Schichten und ordnet dabei jedem Volumenelement **(Voxel)** der Schicht einen Dichtewert zu sein. Voxel berechnen sich aus Bildpunktgröße × Schichtdicke.

Die Dichtewerte werden in **Hounsfield Units (HU)** angegeben, mit Wasser (0 HU) und Luft (–1.000 HU) als Referenzgrößen. Die Kompakta des Knochens liegt bei etwa 1.000 HU am anderen Ende der Skala. Mithilfe der Hounsfield-Units lässt sich im CT-Bild z. B. der Inhalt von Zysten oder freier Flüssigkeit differenzieren (serös vs. hämorrhagisch).

**Was heißt in der Computertomografie „Fensterung"?**

Da das menschliche Auge nur eine beschränkte Zahl an Graustufen unterscheiden kann, wird nicht die gesamte Skala in Graustufen dargestellt, sondern immer nur ein gewisser Teil, dessen Intensitätsbereich auf die darzustellenden Strukturen oder Organe angepasst ist. Das nennt man „fenstern". Es gibt z. B. ein Lungen-, ein Weichteil- oder Knochenfenster.

**Wie beschreiben Sie in einem CT-Bild die Dichtewerte der unterschiedlichen Strukturen zueinander?**

Strukturen mit derselben Dichte werden als **„isodens"** beschrieben, Strukturen mit niedrigerer Dichte als **„hypodens"** und Strukturen mit höherer Dichte als die der Umgebung als **„hyperdens"**.

### 5.2.4 Magnetresonanztomografie (MRT)

**Können Sie mir etwas zur Magnetresonanztomografie erzählen? Was sind die Vor- und Nachteile der Magnetresonanztomografie im Vergleich zur Computertomografie?**

Die Magnetresonanztomografie ist ein Schnittbildverfahren, das sich besonders gut für die Darstellung von Weichteilstrukturen eignet. Im Gegensatz zur Computertomografie beruht sie nicht auf der Verwendung von ionisierenden Strahlen, sondern auf der Verwendung eines starken Magnetfelds. Es gibt bei dieser Untersuchungsmethode also keine Strahlenbelastung und sie bietet einen hohen Weichteilkontrast. Es treten aber magnetische Effekte auf, die eine Gefährdung darstellen können:

- Beschleunigung magnetischer Objekte (z. B. Schlüssel) in das Gerät hinein mit Verletzung der untersuchten Person
- Induktion von elektrischen Strömen in elektrischen Leitern, z. B.:
  - Schrittmacherkabel, Defibrillatoren
  - Cochleaimplantate, Medikamentenpumpen
- Erwärmung bis zur Verbrennung bei:
  - Tätowierungen mit magnetischen Farbbeimischungen
  - Kontakt von Hautgrenzflächen (Hände, Beine) durch den hohen elektrischen Widerstand
- Funktionsstörungen, z. B. bei Implantaten wie Cochleaimplantaten oder Schrittmacher sowie bei Uhren und Kreditkarten

Aus diesem Grund ist der Zutritt zum Untersuchungsraum strengstens erst nach Einweisung und auf Aufforderung des Geräte-Personals erlaubt.

Langfristige Folgeschäden aufgrund von (nativen) MRT-Untersuchungen sind bisher nicht bekannt. Als Nachteile der Magnetresonanztomografie sind eine recht lange Untersuchungszeit zu nennen, eine geringe Verfügbarkeit und hohe Kosten. Kontraindikationen sind nicht selten. So leiden viele Patient*innen unter Klaustrophobie, Schmerzen, haben nicht kompatible Implantate oder sind zu instabil für eine MRT-Untersuchung.

**Wie beschreiben Sie im MRT-Bild die Darstellung verschiedener Strukturen zueinander?**

Ein signalstarkes Gewebe erscheint hell (hyperintens), ein signalarmes erscheint dunkel (hypointens) und Gewebe oder Strukturen mit gleicher Signalstärke werden als isointens beschrieben.

**Welche MRT-Wichtungen kennen Sie und wie unterscheiden Sie diese?**

Die Unterscheidung gelingt am besten anhand flüssigkeitsgefüllter Strukturen im Bild: Liquor und der Glaskörper z. B. sind in der T1-Wichtung hypointens, in der T2-Wichtung hyperintens. Nur in der T1-Sequenz wird Kontrastmittel gegeben, was man an den dann hyperintensen Meningen, Nasenschleimhäuten und langsam durchflossenen Blutgefäßen erkennt (➤ Abb. 5.2).

In der **T1-Wichtung** erscheinen Fett und fettreiches Gewebe (z. B. Hirnsubstanz) sowie Kontrastmittel hyperintens und Wasser (Liquor, Ödem, Entzündung), Knochen, Bänder und Sehnen sowie Luft (kein Signal) hypointens.

In der **T2-Wichtung** zeigen sich Wasser und Fett (Fett geringer hyperintens als in T1) hyperintens; Knochen, Bänder, Sehnen und Luft sind hypointens dargestellt.

**MERKE**

In T**2** ist **W**asser (H2O) **w**eiß (bzw. hyperintens, hell).

**Welche Kontrastmittel werden genutzt? Welche Risiken und Nebenwirkungen gibt es?**

Bei der Magnetresonanztomografie werden meist Gadoliniumkomplexe als Kontrastmittel verwendet (➤ Abb. 5.2). Diese sind stark paramagnetisch, sodass Protonen in der Umgebung des Kontrastmittels schneller „relaxieren" (v. a. Wasser) und so den Kontrast zwischen verschiedenen Geweben erhöhen. Auch bei MRT-Kontrastmitteln kann es zu allergischen Reaktionen kommen. Bei einer schweren (> 30 ml/min) und terminalen Niereninsuffizienz sollte möglichst keine Anwendung von Kontrastmittel erfolgen. Es kann zu einer nephrogenen systemischen Fibrose kommen. Zudem gibt es Hinweise, dass es zu Ablagerungen von Gadolinium in Strukturen des ZNS kommen kann.

## 5.2.5 Sonografie

**Können Sie mir die Funktionsweise der Sonografie erklären?**

Piezokristalle im Schallkopf verformen sich periodisch im Wechselspannungsfeld des Generators, senden Schallwellen als Impulse in das untersuchte Gewebe und dienen im Anschluss wieder als Empfänger. Die vom Gewebe reflektierten Schallwellen verformen wiederum die Piezokristalle, was in Form einer Spannungsänderung messbar ist **(Puls-Echo-Methode).** Durch elektrische Verarbeitung entsteht ein Schwarz-Weiß-Bild auf dem Monitor.

Ultraschallwellen sind Schallwellen mit einer Frequenz über der menschlichen Hörschwelle (> 20 kHz); in der medizinischen Diagnostik wird ein Frequenzspektrum von 1–20 MHz verwendet.

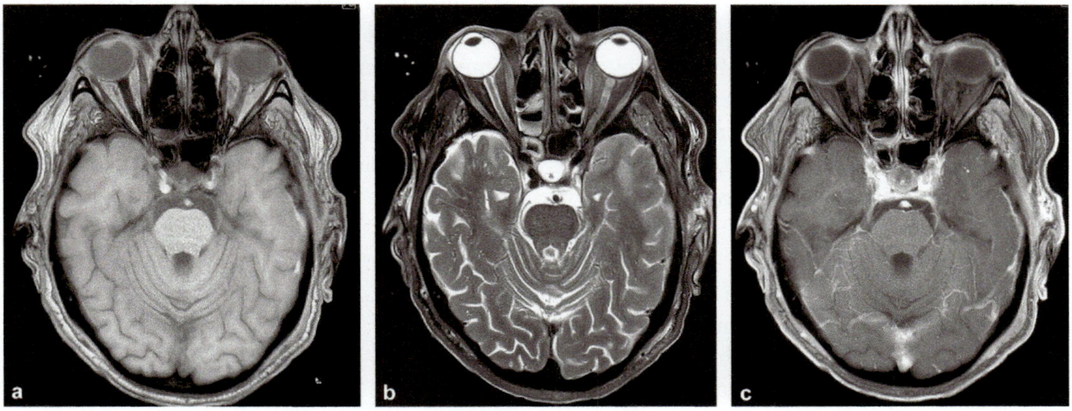


**Abb. 5.2** Vergleich: cMRT, transversal. a) T1, b) T2, c) T1 mit Gadolinium im Hirn. Liquor und der Glaskörper des Bulbus lassen T1 (dunkel) und T2 (hell) gut unterscheiden. Bei Kontrastmittelgabe – geschieht nur in T1 – sind die Sinus und die Nasenschleimhäute hyperintens. [T796]

**Sie haben ein Frequenzspektrum für die medizinische Diagnostik benannt. Wann verwendet man welche Frequenz und wie hängt die Frequenz mit Auflösung und Eindringtiefe zusammen?**

Je höher die Frequenz, desto höher ist die Auflösung und desto niedriger ist die Eindringtiefe. Hohe Frequenzen werden zur Untersuchung oberflächennaher Gewebe und Strukturen verwendet – z. B. 7,5 MHz in der Mamma- und Halssonografie und bis zu 20 MHz in der Arthrosonografie.

Je niedriger die Frequenz, desto größer die Eindringtiefe und desto niedriger die Ortsauflösung – z. B. 3,5 MHz in der Abdomensonografie.

**MERKE**

Je tiefer die zu beurteilende Struktur liegt, desto niedriger muss die Frequenz des gewählten Schallkopfes sein.



**Welche Arten von Schallköpfe kennen Sie und für welche Untersuchungen werden sie verwendet?**

- Der **Linearschallkopf** ist gut geeignet zur Darstellung oberflächennaher Strukturen (z. B. Schilddrüsensonografie, Arthrosonografie). Er hat ein rechteckiges Schallfenster und Bild und auch in der Tiefe eine annähernd gleichbleibende Bildqualität.
- Der **Sektorschallkopf** wird zum Beispiel in der Echokardiografie verwendet. Er hat ein fächerförmiges Schallfenster, durch welches man auch gut durch den Interkostalraum schallen kann. Dafür ist die Schallwellendichte in der Tiefe jedoch geringer.
- Der **Konvexschallkopf** wird vor allem für die Abdomensonografie verwendet. Er kombiniert das gute Auflösungsvermögen des Linearschallkopfes mit dem weiten Schallfenster des Sektorschallkopfes, sodass auch tiefer liegende Strukturen gut dargestellt werden können.

**Welche Modi kennen Sie?**

- Im **B-Mode** (Brightness) werden die reflektierten Schallwellen kontinuierlich in Graustufen dargestellt und mit dem klassischen zweidimensionalen „Schwarz-Weiß-Bild"-Strukturen und Bewegungsabläufe dargestellt (Real-Time-Sonografie).
- Im **M-Mode** (Motion) wird das Echosignal einer einzelnen Bildzeile des B-Modes mit konstantem Ort auf einer Zeitachse aufgetragen. So können bewegte Strukturen gut dargestellt und z. B. die Funktion/Bewegung von Herzklappen evaluiert werden.
- Mittels **Doppler-Sonografie** werden Frequenzverschiebungen, die an bewegten Reflektoren (Erythrozyten) auftreten, hörbar gemacht.
- Die **Farbkodierte Duplexsonografie** (FKDS) verbindet den M-Mode und die Doppler-Sonografie, sodass der Ort des Blutflusses identifiziert werden kann. Die Darstellung erfolgt farblich kodiert (Fluss zum Schallkopf hin, oder davon weg).

**MERKE**

Achtung, bei der FKDS nicht verwirren lassen: Wird der Schallkopf um 180° gedreht, ändert sich die Farbe des Gefäßes!

**In der Sonografie gibt es Phänomene, die Sie sich zur Beurteilung und Identifizierung von Strukturen und Geweben zunutze machen können. Wie nutzen Sie diese, um solide, zystische, kalkhaltige und lufthaltige Strukturen zu erkennen?**

Trifft eine Schallwelle auf eine Grenzfläche zweier Gewebe mit unterschiedlichen Schallleitungseigenschaften, so wird die teilweise reflektiert und/oder gebrochen. Das Ausmaß hängt vom **Impedanzsprung** ab. Je größer der Impedanzsprung, desto größer ist die Reflexion bzw. das Echo. Große Impedanzsprünge gibt es vor allem an den Grenzflächen von Luft und Knochen/kalkhaltigen Strukturen. Wenn der Ultraschall die Struktur nicht durchdringen kann, wird sie fast zu 100 % reflektiert und es resultiert eine dorsale Schallauslöschung wie z. B. bei Gallensteinen oder Luft im Darm. ➤ Tab. 5.2

**Tab. 5.2** Sonografische Grundmuster

| | |
|---|---|
| Solide | Echoreich bis echoarm |
| Zystisch | Echofrei mit dorsaler Schallverstärkung |
| Kalkhaltig | Starker Reflex mit dorsaler/distaler Schallauslöschung |
| Lufthaltig | Starker Reflex mit dorsalen/distalen Wiederholungsechos |

### 5.2.6 Nuklearmedizinische Untersuchungsverfahren

**Was ist das Besondere an nuklearmedizinischen Untersuchungsverfahren im Vergleich zu Sonografie, Röntgen, CT und MRT?**

Im Unterschied zu den genannten Untersuchungsverfahren können nuklearmedizinische Untersuchungsverfahren die Funktion einer untersuchten Struktur bzw. eines untersuchten Organs – z. B. den Stoffwechsel – darstellen. Gleichzeitig bietet sie auch die Möglichkeit zur Therapie – das Prinzip der Theranostik.

**Und wie funktioniert das?**

In den nuklearmedizinischen Untersuchungsmethoden kommt es zum Einsatz radioaktiver Substanzen mit kurzer Halbwertszeit, die Alpha-, Beta- oder Gammastrahlung emittieren (z. B. Technetium 99 m, Fluor18 oder Jod 123). Diese werden an eine Tracer-Substanz gekoppelt und dem Körper zugeführt. Der Körper verstoffwechselt die Tracer-Substanz (z. B. 99 m-Technetium-markierte Polyphosphonate) und konzentriert sie im Zielgebiet (z. B. Knochen). Die emittierte Strahlung kann dann von außen mittels Gamma-Kamera gemessen werden und so in diesem Fall z. B. die Funktion des Knochenstoffwechsels dargestellt werden.

**Welche Untersuchungsverfahren kennen Sie?**

Das beschriebene Verfahren wird z. B. in der Knochenszintigrafie verwendet. Darüber hinaus gibt es noch die SPECT (Single Photon Emission Computed Tomography) und die PET, PET-CT/PET-MR. Im therapeutischen Bereich sind noch die Radiojodtherapie und Radiosynoviorthese zu nennen.

**Können Sie mir erklären, wie eine PET-CT funktioniert?**

Bei der PET kommen Positronen-emittierende Radionuklide, meist 18F-Fluordesoxyglukose (18F-FDG), zum Einsatz – sie macht den Glukosemetabolismus sichtbar und wird in der Onkologie, Neurologie und Kardiologie zur Identifikation von Strukturen mit erhöhtem Glukosestoffwechsel genutzt. Die PET beruht auf der Entstehung von Vernichtungsstrahlen beim β-Zerfall, woraus ein Aktivitätsmuster rekonstruiert werden kann. Bei der PET-CT oder auch PET-MRT wird dieses Aktivitätsmuster dann anatomischen Strukturen zugeordnet. Einen erhöhten Stoffwechsel findet man unter anderem bei Tumoren, Metastasen oder Entzündungen. Ist man sich bei einem Lungenrundherd z. B. nicht sicher bezüglich der Malignität, kann bei ausreichender Größe des Herdes eine PET-CT Klarheit schaffen und beispielsweise von einer narbigen Veränderung unterscheiden.

## 5.3 Strahlenschutz

**Die Strahlenschutzverordnung (StrlSchV) und das Strahlenschutzgesetz (StrlSchG) regeln den Umgang mit ionisierender Strahlung und radioaktiven Stoffen. Was sind hier die wichtigsten Prinzipien?**

Eine medizinische Strahlenexposition bedarf immer einer (ärztlichen) rechtfertigenden Indikationsstellung. Die Untersuchung sollte nicht mehr Dosis applizieren als für die Diagnose und/oder Therapie erforderlich. Zum Schutz der Keimbahn sollte in der Schwangerschaft die Exposition minimiert und auf vitale Indikationen reduziert werden. Auch bei Kindern und Erwachsenen mit nicht abgeschlossener Familienplanung muss die Indikationsstellung besonders streng sein. Es gilt in jedem Lebensalter, die Risiken der Strahlenbelastung gegen die der Erkrankung abzuwägen. Die Fortpflanzungsorgane und strahlensensible Organe (Augenlinse, Schilddrüse) sollen, wenn immer möglich, abgeschirmt werden, das Untersuchungsgebiet sollte gut eingeblendet sein, um Dosis und Streustrahlung zu minimieren.

**MERKE**

**Grundregeln im Strahlenschutz**

- **ALARA** – **A**s **L**ow **A**s **R**easonably **A**chievable
- **4 A** – **Abstand** halten, **Abschirmung** sicherstellen, **Aufenthaltsdauer** begrenzen, **Aufnahme** von Radioaktivität vermeiden!
- Bester Strahlenschutz: Abstand (Abstandsquadratgesetz)!

5

**Die Anwendung ionisierender Strahlen ist mit dem Risiko von Strahlenschäden verbunden. Welche Arten von Strahlenschäden kennen Sie?**

Man unterscheidet stochastische und deterministische Strahlenschäden.

Bereits geringe Strahlendosen beeinflussen die **Wahrscheinlichkeit** für z. B. genetische Schäden oder Malignitäten. Diese **„stochastischen“** Strahlenschäden haben keine Schwellendosis. Deshalb wird versucht, die Bevölkerungsdosis – auch durch nichtmedizinische Strahlung – so gering wie möglich zu halten.

Bei höheren Strahlendosen treten **direkte Effekte** auf, wie Hautschäden, Störungen der Blutbildung, Sterilität oder der Strahlenkatarakt des Auges. Bei diesen **„deterministischen“** Strahlenschäden gibt es eine klare Beziehung zur Dosis. Sie sind häufiger in der Strahlentherapie als in der Diagnostik anzutreffen.



## 5.4 Zentrales Nervensystem

### 5.4.1 Methodik

**In der Akutsituation bei Frage nach intrakranieller Blutung (ICB) stellt die Computertomografie die Methode der Wahl zur Darstellung des Neurokraniums dar, die kraniale Computertomografie (CCT). Können Sie mir kurz die Durchführung der CCT darstellen?**

Die Untersuchungsposition ist die **Rückenlage mit möglichst in Neutralposition gelagertem Kopf.** Bei unruhigen Patient*innen können diese ggf. leicht fixiert werden.

Die Gantry sollte parallel zur Schädelbasis gekippt werden, dies verbessert die Bildqualität und trägt zum Strahlenschutz der sensiblen Augenlinsen dar, da diese dann nicht im Strahlfeld liegen. Ein **Linsenschutz** sollte aufgelegt werden.

Zum Ausschluss einer intrakraniellen Blutung und ossären Traumafolgen sollte die CCT in **nativer Technik** (also ohne Kontrastmittel [KM]) durchgeführt werden. Frisches Blut stellt sich hyperdens (50–70 HU) dar und könnte durch KM maskiert werden. Frakturen und indirekte Traumazeichen (z. B. Luft intrakraniell, Flüssigkeitsspiegel in NNH und Mastoidzellen) sind nativ sehr gut abzugrenzen. Als wichtige Differenzialdiagnose ist der ischämische Schlaganfall unbedingt zu beachten.

**Bei welchen Fragestellungen würden Sie Kontrastmittel geben wollen?**

Wenn es Fragen zu Veränderungen oder Beteiligung von hirnversorgenden Gefäßen gibt, wird eine gezielte Gefäßdarstellung, eine **Angiografie** (CTA – computed tomographic angiography) angefordert. Stenosen oder Abbrüche von hirnversorgenden Arterien wären z. B. bei V. a. ischämischen Infarkt zu erkennen. Aneurysmata und arterio-venöse Malformationen würden bei Blutungen die Genese klären. Intrakranielle Raumforderungen, deren Blut-Hirn-Schranke vermindert ist (Metastasen/viele hirneigene Malignome), und entzündliche Veränderungen (z. B. Meningitis, Abszesse) werden in der normalen Computertomografie mit KM detektiert.

**Bitte geben Sie einen systematischen Überblick über die Einteilung der intrakraniellen Blutungen (ICB) und orientieren Sie sich an den Eckpunkten „Ursache“ und „Lokalisation“.**

Entsprechend der **Ursache** (Ätiologie) lassen sich grob zwei Gruppen unterteilen:

- Die **traumatische ICB:** jegliche Form von Traumata möglich
- Die **nicht traumatische ICB:** z. B. im Rahmen von Komplikationen einer Hypertension (hypertensiven Krise), einer gestörten Blutgerinnung (z. B. Antikoagulanzien) oder aufgrund einer anderen Grunderkrankung (z. B. Gefäßfehlbildungen, wie Aneurysma, sowie sekundäre Einblutungen, z. B. bei Tumoren oder Ischämien)

Entsprechend der **Lokalisation** lassen sich drei Gruppen unterteilen:

- Die **epidurale ICB** ist zwischen Dura mater und Schädelkalotte lokalisiert (bikonvex/linsenförmig) (➤ Abb. 5.3), eher arterieller Genese und basiert meist auf einem Trauma. Oft mit symptomarmem Beginn, jedoch mit rascher Dynamik: primäre Vigilanzminderung, es folgt eine Phase der Aufklarung und dann wieder schnelle Verschlechterung der Vigilanz bis hin zu Koma bzw. Tod.
- Die **subdurale ICB** ist zwischen Dura und Hirnoberfläche lokalisiert (sichelförmig/Halbmond) (➤ Abb. 5.3) und eher venöser Genese (z. B.

Scherverletzung der Brückenvenen). Ursächlich sind meist Traumata. Die Symptome sind vielschichtiger und reichen von leichtem Kopfschmerz bis hin zu schwersten neurologischen Ausfällen.
- Die **subarachnoidale ICB** ist in den Sulci und häufig auch basalen Zisternen lokalisiert (➤ Abb. 5.3) und basiert häufig auf einem rupturiertem Aneurysma im Circulus (arteriosus) Willisi, jedoch ist auch eine traumatische Ätiologie möglich. Klinisch fallen die Patient*innen meist mit plötzlichen Vernichtungskopfschmerz, Vigilanzminderung und fokalen Ausfällen auf.

### Was sagt Ihnen die Fisher Scale?

Die Fisher Scale ist eine anerkannte Graduierung der subarachnoidalen ICB in der nativen CCT.
- Grad 1: keine SAB oder intraventrikuläre Blutung (IVH)
- Grad 2: diffuse < 1 mm SAB
- Grad 3: lokalisierte Blutclots und/oder > 1 mm SAB, keine IVH
- Grad 4: intrazerebrale Blutung oder IVH mit SAB

### Wir erwähnten schon den ischämischen Infarkt und wollen uns nun etwas genauer damit beschäftigen. Sie bekommen in der ZNA einen Patienten mittels Stroke-Alarm ins CT. Ist dies die adäquate primäre Diagnostik? Wie würden Sie den Patienten untersuchen und welche bildmorphologischen Zeichen kennen Sie?

Ja, die native CCT ist die adäquate primäre Bildgebung bei **V. a. Stroke.** Sie ist flächendeckend gut verfügbar (meist 24/7) und hat eine sehr kurze Untersuchungszeit. Mittels CCT können zuverlässig die wichtigsten Differenzialdiagnosen/Komplikationen bei dieser Patientengruppe dargestellt werden. Diese sind die Blutung, Raumforderungen, ein erhöhter intrakranieller Druck, Einklemmungszeichen, Mittellinienverlagerung, sich bereits demarkierende Infarktareale bzw. **positives Media-Sign.** Bei beginnender Demarkierung gelingt auch eine Zuordnung zum Versorgungsgebiet.

Eine **ICB** würde sich hyperdens und ein bereits demarkiertes Ischämieareal hypodens in der nativen CCT darstellen. Des Weiteren fahndet man nach einem positiven Media-Sign, das einen sich hyperdens abgrenzenden Thrombus in der A. cerebri media beschreibt (➤ Abb. 5.4).

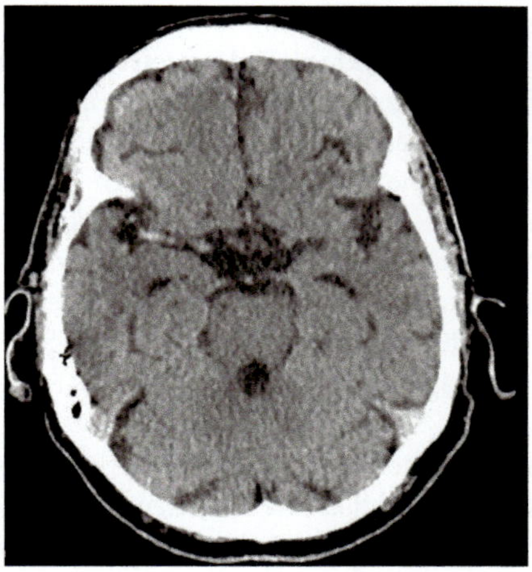

**Abb. 5.4** CCT nativ, transversale Schnittebene. Positives Media-Sign rechts (hyperdense Demarkierung des Thrombus in der A. media cerebri. [T796]

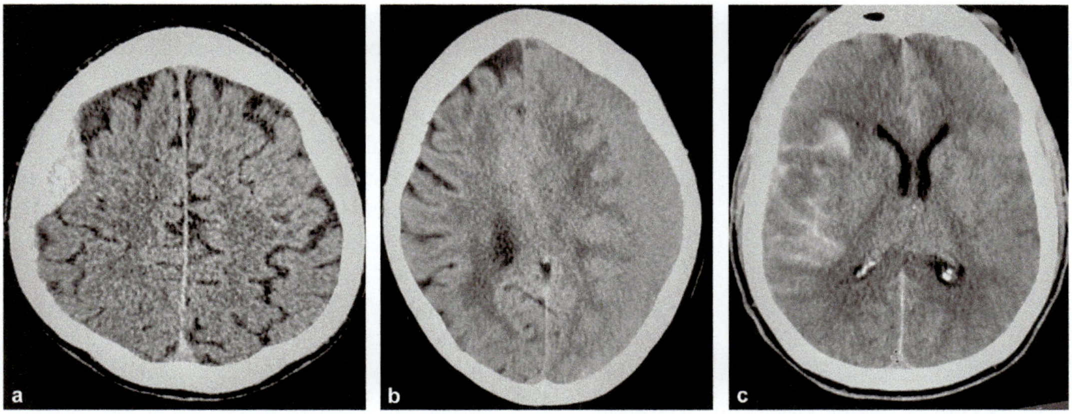


**Abb. 5.3** cCT, transversale Schnittebene. a) Epidurale Blutung, b) subdurale Blutung, c) subarachnoidale Blutung. [T796]

Je nachdem, ob ein unauffälliger Befund oder eine ICB vorliegt, wird die weitere Diagnostik bzw. Therapie entschieden.

**Nehmen wir an, dass Sie einen primär unauffälligen Befund oder ein positives Media-Sign finden. Was machen Sie dann?**

Dann sollte sofort mit dem Interventionsteam Kontakt aufgenommen werden, um gemeinsam mit dem begleitenden Neurologen die Indikation zur Intervention zu stellen. Es könnte sich unmittelbar eine CTA anschließen, um die extra- und intrakraniellen Gefäße zu beurteilen und den Gefäßabbruch zu lokalisieren (➤ Abb. 5.5).

**An welche weitere Bildgebung denken Sie und was müssen Sie bedenken?**

Es ist an die native **kranielle Magnetresonanztomografie (cMRT)** zu denken. Die MRT ist nicht immer sofort verfügbar und die meisten Protokolle sind zeitintensiv. Die Patient*innen müssen MRT-tauglich sein, d.h. sie sollten beispielsweise keine nicht für MRT zugelassene Metallimplantate (z.B. Defibrillator) tragen und alle mit im Raum benötigten Gerätschaften (z.B. bei Intubation oder ITS-Geräte, Patiententrage) und Personen müssen MRT-tauglich sein.

Zu den Vorteilen gehören die Überlegenheit bei der frühen Detektion von kleineren Läsionen oder Läsionen des Hirnstamms, mikroangiopathische und subkortikale Läsionen.

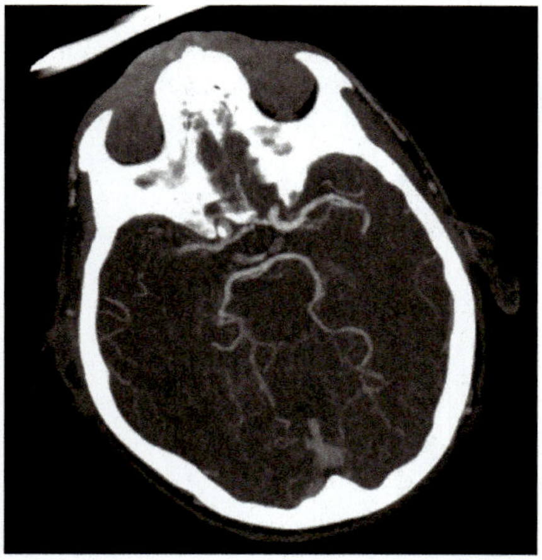

**Abb. 5.5** CCTA, transversale Schnittebene. Rechts Abbruch der A. media cerebri. [T796]

Neben der gehirnmorphologischen Darstellung gehören auch die Gefäßdarstellung und Diffusionsmessungen zum Protokoll. Die entsprechenden Sequenzen heißen **DWI** (*diffusion weighted imaging*, T2w-ähnliche Sequenz) und **ADC** (*apparent diffusion coefficient*) und gehören als gemeinsames Paket zur Infarktfrüherkennung dazu.

**Tauchen wir nochmal kurz in die MRT ein. Sie nannten bereits die T2w-Sequenz. Bitte beschreiben Sie kurz die T1w- und T2w-Sequenz.**

Die Bildgebung in der MRT wird vereinfacht gesagt hauptsächlich von der T1-Relaxationszeit und T2-Relaxationszeit bestimmt. Da der Kontrast von einer Vielzahl von Parametern abhängig ist, wird von einer **Wichtung** (T1w und T2w) gesprochen. Für eine T1w-Sequenz benötigt man eine relativ kurze Repetitionszeit (TR) und für die T2w-Sequenz eine lange Echozeit (TE). Bildmorphologisch hyperdens stellen sich im T1w-Bild fettreiche Strukturen (z.B. Knochenmark, Fettgewebe) und im T2w-Bild fettreiche und stationäre Flüssigkeiten (z.B. Liquor, Zysten, Ödem) dar (➤ Abb. 5.6).

## 5.5 Gesicht und Hals

### 5.5.1 Raumforderungen

**Welche Bildgebung zur Beurteilung der Nasennebenhöhlen (NNH) würden Sie bevorzugen?**

Die NNH-Aufnahme mittels konventioneller Röntgenaufnahme ist noch weit verbreitet, jedoch wird diese immer mehr von den Schnittbildverfahren CT und MRT abgelöst. Ob CT oder MRT zur Anwendung kommen, hängt unter anderen von der Verfügbarkeit und Dringlichkeit ab. Sind primär die knöchernen Strukturen im Fokus, sollte die CT bevorzugt werden, bei Weichteilstrukturen hat jedoch die MRT Vorteile.

**Welche Raumforderungen der NNH/Nasenhaupthöhle kennen Sie?**

Es werden benigne von malignen Raumforderungen unterschieden. Außerdem können von den Nachbarstrukturen infiltrierende Raumforderungen

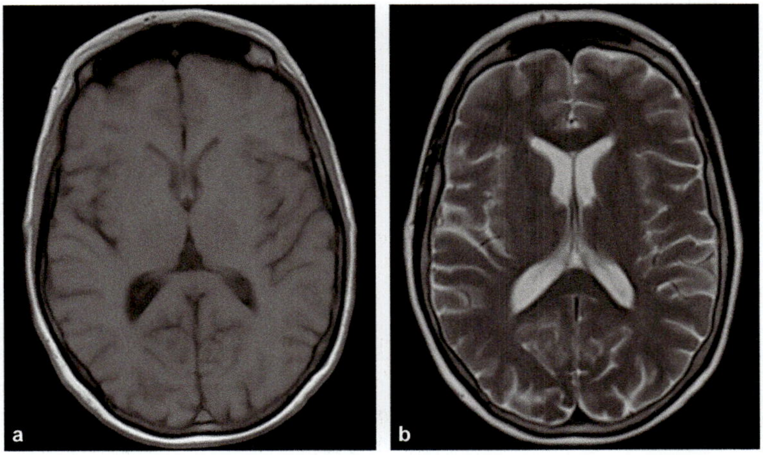


**Abb. 5.6** cMRT, transversale Schicht. a) T1w – Fett (Kopfschwarte) hyperdens, Flüssigkeit (Liquor) hypodens. b) T2w – Fett (Kopfschwarte) und Flüssigkeit (Liquor) hyperdens. [T796]

vorkommen. Sehr häufig sind Polypen und Retentionszysten. Das **Angiofibrom** als benigne Raumforderung des Epipharynx/Choanen zeigt jedoch ein lokal destruierendes Wachstum und bricht somit in die Nachbarstrukturen ein. Das **Plattenepithelkarzinom** und **Lymphome** gehören zu den malignen Erkrankungen.

**FALLBEISPIEL**

Eine 83-jährige Frau kommt zu Ihnen mit einer tastbar vergrößerten Schilddrüse. Sie hat keine Schmerzen, jedoch zunehmende Schluckbeschwerden.

**Welche Bildgebung wählen Sie primär zur Diagnosestellung und welche Differenzialdiagnosen denken Sie?**

Für die Schilddrüse ist die Sonografie primär am besten geeignet, da das Organ oberflächlich liegt und gut zugänglich ist. Nachbarstrukturen wie Lymphknoten können direkt mitbeurteilt werden. **Strumen** der Schilddrüse sind häufig und regelmäßige Zufallsbefunde in CT-Untersuchungen. Bildmorphologisch können Verkalkungen und zystische Anteile vorkommen (➤ Abb. 5.7). Ergänzend sollten immer SD-spezifische Laborwerte (TSH, T3, T4, ggf. Tumormarker) bestimmt werden. Die Schluckbeschwerden werden meist durch den raumfordernden Charakter der Struma hervorgerufen. In extremen Fällen können Kompression und Verdrängung zur Säbelscheidentrachea mit Dyspnoe führen.

Zur weiteren Differenzierung von knotigen Veränderungen der Schilddrüse kann eine Szintigrafie durchgeführt werden. Der Tracer kann sich vermehrt (warmer Knoten) oder kaum/gar nicht (kalter Knoten, karzinomverdächtig) im Vergleich zum übrigen SD-Gewebe anreichern.

## 5.5.2 Entzündung

Ein typischer Befund der Nasennebenhöhlen ist die **Sinusitis**.

**Wie unterscheiden Sie bildmorphologisch eine akute von einer chronischen Sinusitis?**

Für die Diagnostik der Sinusitis kann die **Röntgen-NNH-Übersichtsaufnahme** genutzt werden (➤ Abb. 5.8). Die akute Form zeigt sich anhand von Voll- oder Teilverschattungen mit Flüssigkeitsspiegeln. Die Schrumpfung des Sinus und die Sklerosierung der knöchernen Begrenzung sprechen eher für ein chronisches Geschehen. Besonders bei chronischen Verläufen oder zur Planung der operativen Therapie sollten CT bzw. MRT genutzt werden.

**FALLBEISPIEL**

Ein Patient kommt mit einer einseitigen Halsschwellung, reduziertem AZ und Fieber zu Ihnen. Auf Nachfrage gibt er an, eine kleine kutane Verletzung zervikal vor 1 Woche gehabt zu haben, die jetzt deutlich größer, überwärmt und gerötet imponiert.

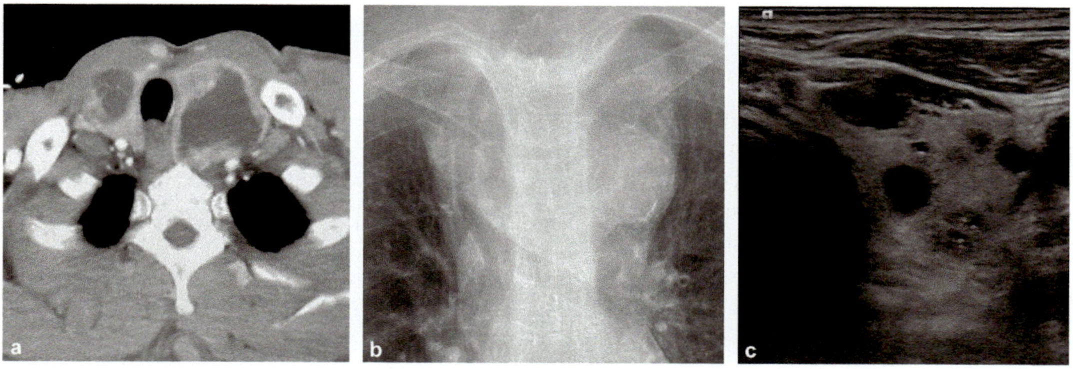


**Abb. 5.7** Struma nodosa der Schilddrüse. a) CT post KM, transversal: vergrößerte Schilddrüse mit zystischen, soliden und verkalkten Anteilen. b) Ausschnitt Röntgen-Thorax: verbreitertes oberes Mediastinum und bogig verlagerte „Säbelscheidentrachea". c) Sonografie einer Struma nodosa mit zystischen und verkalkten Anteilen. [T796]



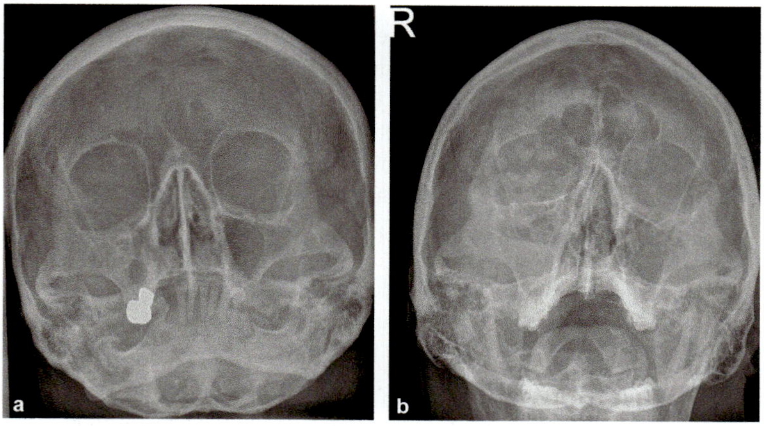


**Abb. 5.8** Röntgen-NNH-Übersichtsaufnahme. Sinusitis (Verschattung im Bereich des rechten Sinus maxillaris). a) Chronisch mit polypöser Schleimhautschwellung und Schrumpfung. b) Akut mit Spiegelbildung. [T796]

### An welche Differenzialdiagnose denken Sie und wie verifizieren Sie diese?

Am wahrscheinlichsten ist ein **Abszess.** Nachrangig wäre auch ein einschmelzendes **Malignom** denkbar. In der Sonografie kann schnell der Abszess gesichert werden und ggf. auch punktiert oder eine Probe entnommen werden. Darüber hinaus ist die Beurteilung der benachbarten Lymphknotenstationen möglich.

### Wie unterscheiden Sie unauffällige von pathologisch veränderten Lymphknoten in der Sonografie?

Zu beurteilen sind die Anzahl, Größe und Morphologie der Lymphknoten. **Anzahl** und **Größe** variieren je nach Lymphknotenstation (z. B. zervikal, mesenterial oder inguinal). Meist ermöglicht der Seitenvergleich – etwa zervikal – die Beurteilung, ob eine vermehrte Anzahl sichtbar ist. Zur Größenbeurteilung wird immer die **Kurzachse** gemessen. Wichtig ist die Abgrenzbarkeit des Fetthilus, der neben der bohnen- oder nierenförmigen Form typisch für einen unauffälligen Lymphknoten ist. Fehlt der Fetthilus und erscheint der Lymphknoten eher rundlich, ist dies eher ein Zeichen für Malignität. Die Zusammenschau mit klinischen Angaben, Vorerkrankungen, dem Verlauf und schließlich eine Feinnadelbiopsie erhöhen die diagnostische Sicherheit.

## 5.5.3 Trauma

**FALLBEISPIEL**

Ihnen wird ein junger Patient vorgestellt, der als Radfahrer in die Tramschienen geraten und gestürzt ist. Er hat Prellmarken/Schürfwunden an der linken Orbita und am linken Unterkiefer.

**Wie gehen Sie vor? Welche bildgebende Methode nutzen Sie und an welche Verletzungen denken Sie?**
Da es sich um ein akutes Trauma handelt, wird eine CT angemeldet mit der Frage nach ossären Traumafolgen des Gesichtsschädels. Es ist darauf zu achten, dass die Orbita, die Nasennebenhöhlen und der Unterkiefer komplett abgebildet sind. Kontrastmittel ist nicht nötig. Die knöchernen Orbitabegrenzungen müssen besonders sorgsam nach Frakturen abgesucht werden. Orbitainhalt wie Fettgewebe oder äußere Augenmuskeln können in den Sinus maxillaris prolabieren und z. B. zu Doppelbildern führen.

Liegen neurologische Veränderungen/Ausfälle oder äußere Verletzungen des Neurokraniums vor (insbesondere, wenn kein Helm getragen wurde), sollte eine CCT zum Ausschluss einer ICB/Schädelbasisfraktur ergänzt werden.

Grundsätzlich handelt es sich um ein Schädel-Hirn-Trauma, sodass eine 24-stündige Bewusstseinsüberwachung –auch im häuslichen Umfeld durch verantwortungsbewusste Erwachsene – möglich bis erforderlich ist!

## 5.6 Bewegungsapparat

### 5.6.1 Allgemein

**Auf welche Strukturen achten Sie bei der Röntgendiagnostik des Skelettsystems?**
Bei der Befundung eines Röntgenbildes versuche ich immer systematisch vorzugehen, um nichts zu vergessen oder zu übersehen. Ich schaue zunächst, ob das zu untersuchende Körperteil vollständig abgebildet und korrekt eingeblendet ist und beurteile die Skelettanteile bezüglich ihrer Anzahl, Form und Größe. Als Nächstes schaue ich mir die Knochenstruktur an – hier erwarte ich eine glatte Kortikalis und homogene Spongiosa. Abweichungen hiervon beschreibe ich genauer. Die Gelenkflächen sollten glatt sein. Die Beurteilung des Gelenkspalts kann Verschmälerung oder Verbreitung ebenfalls Anhaltspunkte für Erkrankungen bieten. Ebenso sollte die Beurteilung der Weichteile nicht fehlen. Um Pathologien, wie eine Fraktur genauer einschätzen zu können, sollte die Darstellung immer in zwei Ebenen erfolgen.

**Eine der häufigsten Indikationen für die Röntgendiagnostik des Bewegungsapparats ist die Diagnostik von Frakturen. Welche generellen Frakturarten, Dislokationsformen und Klassifikationen kennen Sie?**
Zunächst teilt man Frakturen in einfache (Spiral-, Schräg- oder Querfraktur) und kompliziertere (Mehrfragmentfraktur, Trümmerfraktur) oder inkomplette Frakturen, wie Haarrisse oder Fissuren, ein.

Dislokationen können ad peripheram (Verdrehung um die Längsachse), ad axim (Achsabknickung), ad latus (Seitverschiebung) und ad longitudinem (Verschiebung der Längsrichtung mit Verkürzung oder Verlängerung) vorliegen.

Darüber hinaus gibt es Klassifikationen zur Einteilung offener und geschlossener Frakturen (z. B. nach Tscherne und Oestern oder Gustilop/Anderson) sowie die AO-Klassifikation. Sie berücksichtigt die Körperregion, die Position der Fraktur sowie die Komplexität einer Fraktur.



**Können Sie die unsicheren und sicheren Frakturzeichen benennen?**
- **Unsichere Frakturzeichen** sind: Schwellung, Schmerzen, Rötung sowie eine Funktionseinschränkung.
- **Sichere Frakturzeichen** sind eine Achsabweichung oder übersteigerte Beweglichkeit, eine offene Fraktur, Stufenbildung, Knochenlücke und vor allem der radiologische Nachweis einer Fraktur.

Darüber hinaus sollte auf Begleitverletzungen geachtet werden und die periphere Durchblutung, Motorik und Sensibilität überprüft werden.

**Wie fertigen Sie bei Verdacht auf eine Fraktur das Röntgenbild an? Welche radiologischen Frakturzeichen kennen Sie?**
Das Röntgenbild sollte immer mindestens in zwei Ebenen angefertigt werden, je nach untersuchtem Körperteil (z. B. Os naviculare) können weitere spezielle Ebenen/Einstellungen nötig werden.

**Radiologische Frakturzeichen** sind z. B. eine Unterbrechung der Kortikalis, Aufhellungslinien, eine Stufenbildung und (Fragment-)Dislokation sowie die Zerstörung der Trabekelfraktur.

**Nun ist das Röntgenbild nicht eindeutig. Wie gehen Sie weiter vor?**

Bei nicht eindeutigem Befund oder komplexeren Fällen kann weiterhin die Computertomografie weiterhelfen. Zur weiteren Beurteilung von Begleitverletzungen eignet sich die Magnetresonanztomografie.

**Welche Arten der Frakturheilung kennen Sie? Beschreiben Sie die Prozesse!**

Es gibt die primäre (direkte) und die sekundäre (indirekte) Frakturheilung. Die **primäre Frakturheilung** beschreibt die Knochenbruchheilung ohne oder mit geringer Kallusbildung. Voraussetzung hierfür sind in anatomischer Stellung fugenlos adaptierte Bruchenden, z. B. bei einer Haarrissfraktur. Diese Art der Frakturheilung kann beim Großteil der Frakturen jedoch nur nach optimaler osteosynthetisch-chirurgischer Adaptation erreicht werden. Es kommt zur direkten Bildung von Lamellenknochen.

Unter der **sekundären Knochenheilung** versteht man eine Frakturheilung mit Kallusbildung (➤ Abb. 5.9). Dies geschieht bei Vorhandensein eines Frakturspalts und mechanischer Instabilität, z. B. bei konservativer Frakturbehandlung oder Frakturheilung ohne Ruhigstellung. Sie läuft in mehreren Phasen ab:

- **Entzündungsphase und Granulationsphase 5.–6. Woche:** Nach der Fraktur entsteht im Bereich des Frakturhämatoms durch das Einwandern von Fibroblasten zunächst ein weicher Kallus.
- **Kallushärtungsphase:** Der weiche Kallus differenziert sich durch desmale Ossifikation zu einem fibrokartilaginären und später durch enchondrale Ossifikation zu einem knöchernen, im Röntgenbild sichtbaren Kallus. Hierdurch wird die Stabilität der Frakturzone gewährleistet.
- Remodelling-Phase: Letztendlich erfolgt das Remodelling, in dem der entstandene Geflechtknochen in Lamellenknochen umgebaut wird und es zur langsamen Resorption des überflüssigen Kallus kommt. Dieser Prozess kann wiederum Jahre dauern.

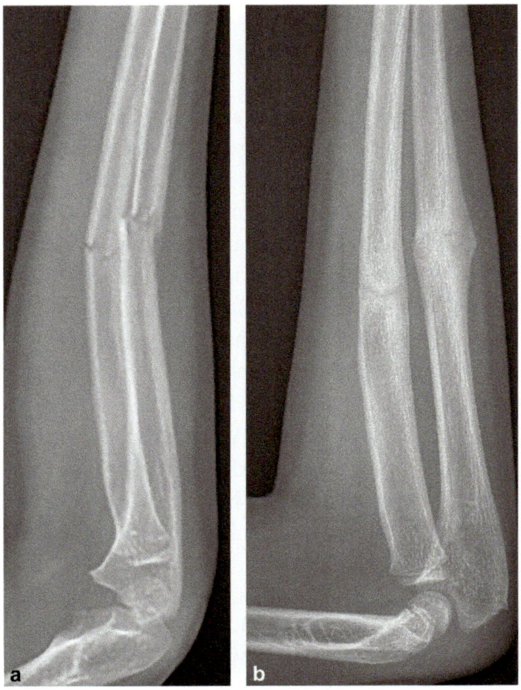


**Abb. 5.9** Röntgen des Unterarms, seitlicher Strahlengang. Sekundäre Frakturheilung mit Kallusbildung bei einer Unterarmfraktur. a) Frische Fraktur, b) ältere Fraktur mit Kallus. [T796]

**Zu welchen Komplikationen kann es bei der sekundären Frakturheilung kommen?**

Bei der sekundären Frakturheilung kann es zur **übermäßigen Kallusbildung** und ggf. der Ausbildung einer **Pseudarthrose** kommen (➤ Abb. 5.10). Schmerzen, Schwellung, eingeschränkte Funktion und abnorme Beweglichkeit sind die Folge.

**Den meisten Frakturen liegt ein Verletzungsmechanismus zugrunde. Es gibt jedoch auch andere Frakturarten. Was verstehen Sie unter einer pathologischen Fraktur und einer Stressfraktur?**

- Eine **pathologische Fraktur** bezeichnet eine spontane Fraktur ohne adäquates Trauma und tritt z. B. bei Tumoren, Metastasen oder Osteoporose auf.
- **Stressfrakturen** treten meist aufgrund einer lang dauernden Überlastung als Folge mehrerer kleiner Ereignisse (Mikrofrakturen) auf, die zu einer kumulativen Überlastung des (normalen) Knochens führen. Dazu zählen die **Ermüdungs-**

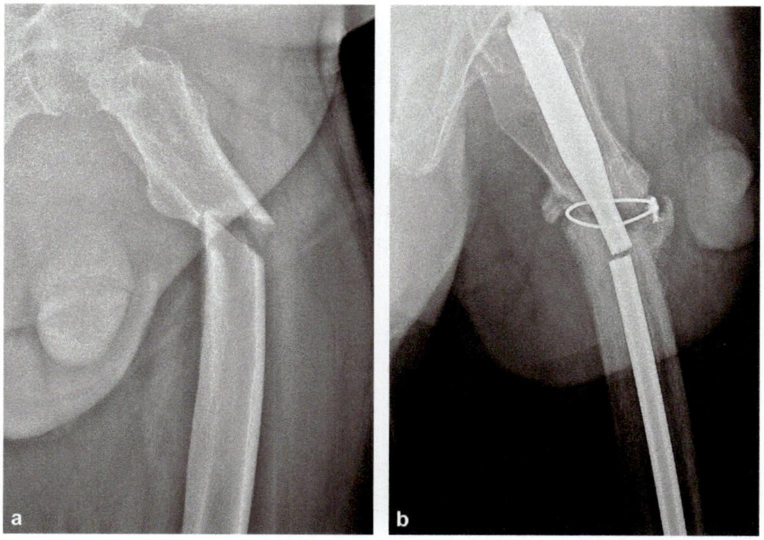

**Abb. 5.10** Röntgen der linken Hüfte, a. p.-Strahlengang. Pseudarthrose (b) nach gescheiterter operativer Versorgung einer proximalen Femurfraktur (a). [T796]

**fraktur** – eine Stressfraktur bei einem gesunden Knochen – wie die Marschfraktur – und die **Insuffizienzfraktur,** eine Stressfraktur bei einem z. B. durch Osteoporose vorgeschädigten Knochen.

**Wie erkennt man osteoporotische Knochen im Röntgenbild?**

Bei der **Osteoporose** zeigen sich eine vermehrte Strahlentransparenz, eine Verschmälerung der Kortikalis und eine Rarefizierung der Trabekel (Schwund der Spongiosabälkchen im Zentrum des Wirbelkörpers) sowie eine Vergröberung der verbliebenen Trabekel. Es resultieren vertikal „gestreifte" Wirbelkörper, die Betonung der Deck- und Bodenplatten sowie typische Wirbelkörperfrakturen (Fischwirbel, Keil- und Plattenwirbel).

**Pathologischen Frakturen liegen, wie Sie richtig beschrieben haben, oftmals Tumoren zugrunde. Können Sie mir Malignitätskriterien im konventionellen Röntgenbild im Vergleich zu benignen Tumoren nennen?**

Allgemeine **Malignitätskriterien** sind Zeichen eines schnellen Wachstums und hoher biologischer Aktivität: Größe, unscharfe Begrenzung des Tumors im Kortex (Mottenfraß), geografische Begrenzung (Osteolysen mit einzelnen Knocheninseln), Durchbruch des Kortex, frustrane periostale Deckelung des Prozesses mit resultierendem Codman-Dreieck und Sunburst-Phänomen, extraossärer Weichteilanteil.

**Benigne Knochentumoren** wachsen eher langsam, bleiben eher klein, zeigen einen Sklerosierungssaum und keine Weichteilbeteiligung.

## 5.6.2 Obere Extremität

**FALLBEISPIEL**

Eine ältere Dame kommt aufgrund eines Stolpersturzes zu Ihnen in die Rettungsstelle. Sie hat sich mit der extendierten Hand abgestützt und gibt nun Schmerzen im Bereich des rechten Handgelenks an. Die Hand ist geschwollen und es bildet sich bereits ein Hämatom, die Beweglichkeit ist deutlich eingeschränkt. Das Röntgenbild liegt bereits vor (➤ Abb. 5.11).

**Was sehen Sie auf dem Röntgenbild (➤ Abb. 5.11)? Welche Diagnose stellen Sie?**

Ich sehe eine Konturunterbrechung der Kortikalis des Radius im Sinne einer Fraktur. Das distale Fragment ist nach dorsal abgekippt. Die Fraktur liegt innerhalb von 3 cm proximal des radiokarpalen Gelenks. Ich stelle die Diagnose einer distalen Radiusfraktur – einer Colles-Fraktur in loco typico. Es handelt sich um eine Extensionsfraktur.

**Welche weiteren distalen Radiusfrakturen kennen Sie?**

Als distale Radiusfrakturen bezeichnet man Radiusfrakturen bis 3 cm proximal des radiokarpalen

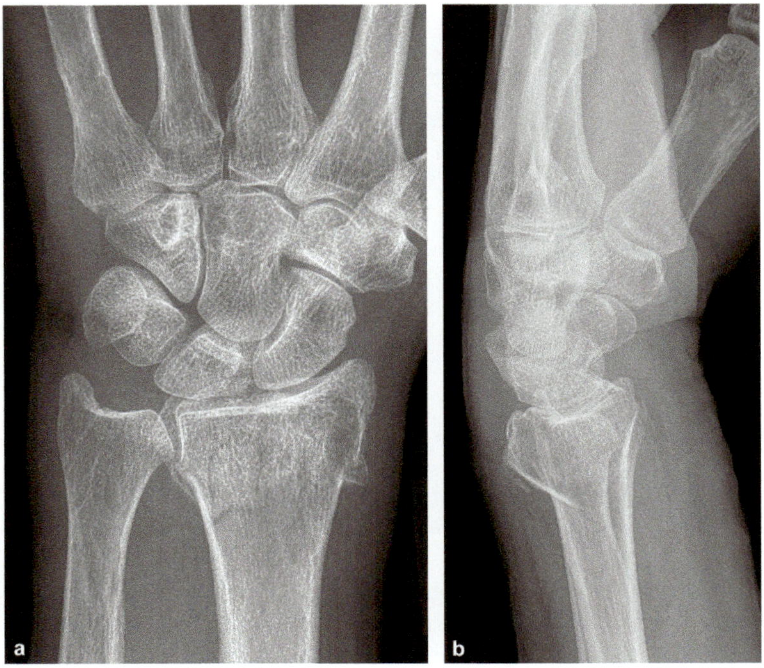


**Abb. 5.11** Röntgen des Handgelenks. a) a. p.-Strahlengang, b) seitlicher Strahlengang. [T796]

Gelenks. Man unterscheidet man Extensions-, Flexions- und Kompressionsfrakturen:

- Zu den **Extensionsfrakturen** gehört neben der Colles-Fraktur die Barton-Fraktur, eine partiell-artikuläre Fraktur mit dorsalem Kantenfragment.
- Bei den **Flexionsfrakturen** unterscheidet man die extraartikuläre Smith-Fraktur mit Dislokation des distalen Fragments nach palmar und radial und die partiell-artikuläre Reversed-Barton-Faktur mit palmarem Kantenfragment.
- Bei der **Kompressionsfraktur** kommt es zur vertikalen Krafteinwirkung auf das Handgelenk. Die intraartikuläre Die-Punch-Fraktur kommt dabei durch eine vertikale Krafteinwirkung auf das Handgelenk zustande. Merkmal dieser Fraktur ist eine Sprengung der intermediären, krafttragenden Säule im Bereich der Fossa lunata radii.

**Welche Fraktur sehen Sie auf diesem Röntgenbild (➢ Abb. 5.12)?**

Man kann hier eine Radiusschaftsfraktur sehen mit distaler Luxation der Ulna. Dabei ist von einem Riss der Membrana interossea auszugehen. Diese Fraktur wird auch als **Galeazzi-Fraktur** bezeichnet.

**Welches ist die häufigste knöcherne Verletzung des Ellenbogens? Wie ist der Unfallmechanismus?**

Die häufigste Verletzung des Ellenbogens ist die **Radiuskopffraktur**. Sie entsteht durch eine axiale Krafteinwirkung auf den ausgestreckten, typischerweise pronierten Unterarm – also meist bei einem

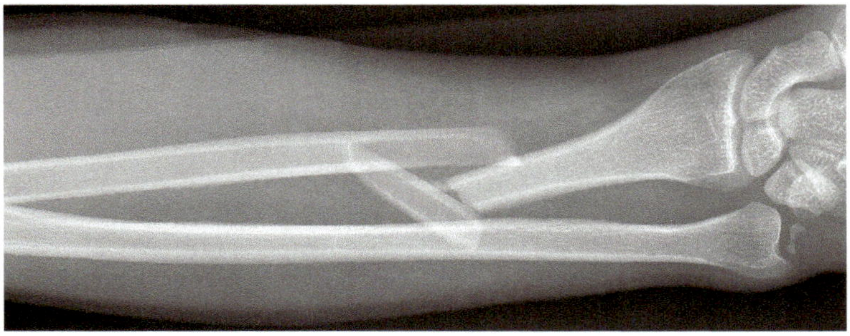

**Abb. 5.12** Röntgen des Unterarms, a. p.-Strahlengang [T796]

Sturz auf die abgestützte Hand. Hierbei kann es auch dort zu einer Fraktur kommen.

### Welche Zeichen deuten auf eine solche Verletzung hin?

Allgemein kann man klinisch einen Druckschmerz über dem Radiuskopf feststellen und schmerzhafte Funktionseinschränkung mit eingeschränkter Pronation, Supination, Flexion und Extension sowie Blockadephänomen bei Gelenkserguss. Radiografisch kann man die Frakturlinie und den Frakturverlauf beurteilen, eine mögliche Fragmentdislokation und knöcherne Begleitverletzungen. Bei subtilen Frakturen kann das **Fat Pad Sign** – die Aushebelung des mit der Gelenkkapsel verbundenen Fettpolsters aus der Fossa coronoidea und/oder olecrani auf einen (blutigen) Gelenkserguss und die intraartikuläre Fraktur hinweisen (➤ Abb. 5.13).

**FALLBEISPIEL**

Ein junger Patient kommt via RTW zu Ihnen in die Rettungsstelle. In einem Handballspiel wurde er bei einem Torwurfversuch vom Gegner gehalten und gibt nun heftige Schmerzen in der rechten Schulter an. Es ist eine Delle unterhalb des Acromions tastbar und die Bewegung ist eingeschränkt. Die Rettungssanitäter vermuten eine Schulterluxation.

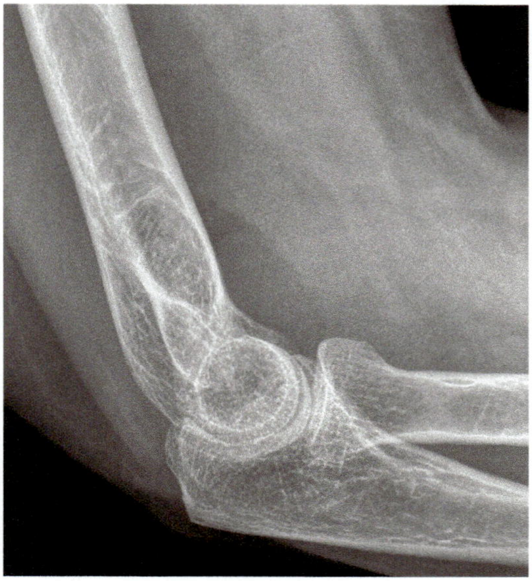

**Abb. 5.13** Röntgen des Ellenbogens, seitlicher Strahlengang. Ventrales Fat Pad Sign bei Ellenbogenverletzung. [T796]

### Wie ist der Verletzungsmechanismus bei einer traumatische Schulterluxation? Welche Luxationsform ist hier die häufigste und welche sehen Sie auf diesem Röntgenbild?

Eine traumatische Schulterluxation entsteht meist durch einen Sturz auf den Arm bzw. die Schulter oder wie in dem vorgestellten Fall durch eine forcierte Abduktion und Außenrotation. Am häufigsten (80–90 %) kommt es zu einer **anterioren Schulterluxation.** Diese sieht man auch auf dem Röntgenbild (➤ Abb. 5.14). Der Humeruskopfes ist nach vorne und unten (Luxatio anterior/subcoracoidea) luxiert. Die Gelenkpfanne ist aufgrund der Luxation „leer".

### Welche anderen Ursachen für eine Schulterluxation kennen Sie?

Schulterluxationen können auch **habituell** auftreten. Es handelt sich um rezidivierende Luxationen ohne adäquates Trauma bei prädisponierenden Faktoren, wie z. B. eine Instabilität glenohumeralen Bandapparats oder eine Dysplasie des Pfannenrandes. Die **atraumatische Luxation** ist in jede Richtung möglich. Zudem kann es nach adäquatem Ersttrauma infolge von weiteren Schädigungen/Begleitverletzungen zu Reluxationen kommen.

### Wie würden Sie im beschriebenen Fall weiter vorgehen?

Der Verletzungsmechanismus in diesem Fall ist traumatisch. Bei beschriebener Klinik gehe ich von einer ventralen Luxation aus. Wichtig ist es, in jedem Fall die **periphere Durchblutung Motorik und Sensibilität (pDMS)** zu überprüfen sowie auf Frakturzeichen zu achten. Ich veranlasse eine Monitorüberwachung und eine adäquate Analgesie sowie eine Röntgenaufnahme in zwei Ebenen. Hier achte ich auf Begleitverletzungen wie eine Humeruskopffraktur oder eine Hill-Sachs-Läsion. Im Anschluss sollte jedoch möglich schnell die Reposition erfolgen und nachfolgend eine erneute Kontrolle der pDMS. Bei erfolgloser Reposition, Gefäß- oder Nervenverletzungen ist eine operative Versorgung nötig.

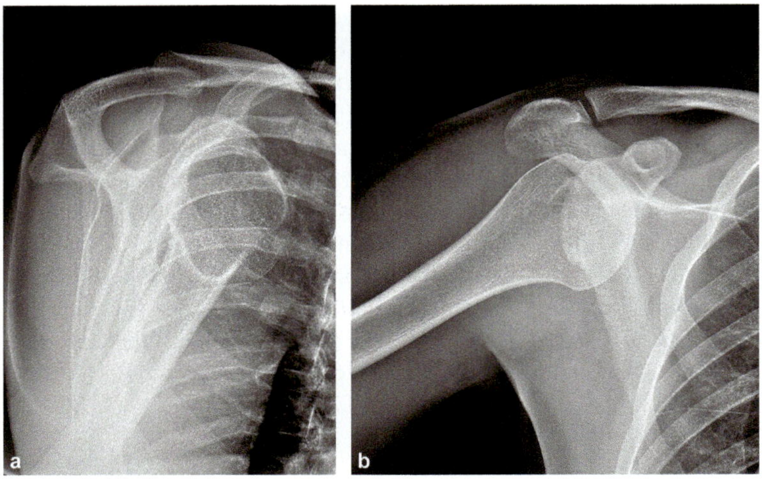


**Abb. 5.14** Röntgen der Schulter rechts, vordere Schulterluxation. a) Seitlicher Strahlengang (Y-Aufnahme, transkapsulär), b) a. p.-Strahlengang. [T796]

5

**FALLBEISPIEL**

In Ihrer Praxis stellt sich eine ältere Dame vor, die seit vielen Jahren Schmerzen in den Hand- und Fingergelenken hat. Vor allem morgens sind die Hände ganz steif, im Laufe des Tages wird es zwar etwas besser, aber inzwischen ist die Patientin durch Verformungen in den Händen stark in ihrem Alltag eingeschränkt. Trotzdem ist sie keine Arztgängerin, meint, sie komme immer noch irgendwie zurecht und behelfe sich mit Ibuprofen. Jetzt habe jedoch die Tochter sie gedrängt, sich doch einmal untersuchen zu lassen (➤ Abb. 5.15).

### Was sehen Sie auf dem Röntgenbild (➤ Abb. 5.15)? Welche Diagnose vermuten Sie?

Man sieht das Röntgenbild einer linken Hand. Es zeigt sich eine Verschmälerung bzw. vollständige Aufhebung des Gelenkspalts der MCP-Gelenke und vor allem der Karpalgelenke – auch als „Os carpale" bezeichnet – die Karpalknochen sind zusammengewachsen und schränken so die Beweglichkeit stark ein. Weiterhin sind hier diverse erosive Veränderungen zu sehen, am stärksten im Bereich des Processus styloideus ulnae. Der Weichteilmantel erscheint geschwollen. Es handelt sich hier am ehesten um eine **rheumatoide Arthritis (RA)** im weit fortgeschrittenen Stadium. Solche Bilder sind aufgrund der heutigen Therapieoptionen sehr selten geworden und sensitive bildgebende Verfahren können bereits frühzeitiger Veränderungen erkennen.

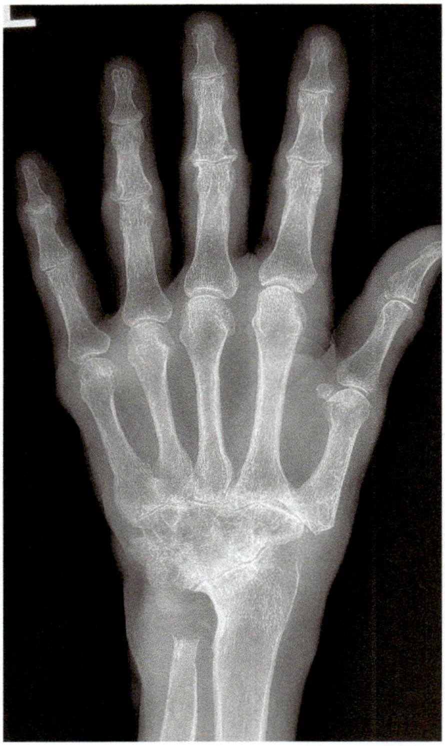

**Abb. 5.15** Röngen der linken Hand der Patientin, a. p.-Strahlengang [T796]

### Welche bildgebenden Methoden zur Früherkennung der rheumatoiden Arthritis kennen Sie und was sind deren Vor-/Nachteile? Welche frühen Pathologien kennen Sie?

Neben der klinischen Untersuchung sind die Kernspintomografie und die Ultraschalluntersuchung besonders gut geeignet für die Detektion früher RA-Zeichen wie Gelenkerguss, Synovitis und Tenosynovitis. Die **Kernspintomografie** stellt hochauflösend Knochen und Weichteilgewebe, insbesondere Knochenmarksödeme und nach KM-Gabe auch die frühe synoviale Inflammation dar.

Vorteile des **Gelenkultraschalls** sind, dass er weitläufig verfügbar und kostengünstig eine dynamische Untersuchung mit sehr guter Auflösung der artikulären Strukturen erlaubt. Ein Knochenmarködem kann jedoch nicht beurteilt werden und die Durchführung/Dokumentation ist stark untersucherabhängig. Beide Methoden erlauben die Beurteilung von Knochenschäden (Erosionen, Usuren), deren Auftreten jedoch durch eine frühzeitige Therapie bereits vermieden werden soll.

### Das Feld der rheumatischen Erkrankungen umfasst viele Entitäten. Welche häufigen kennen Sie und welche groben Befallsmuster zeigen diese?

- Bei der **rheumatoiden Arthritis** sind vor allem kleine Gelenke wie die Hand- und Fingergelenke sowie die Zehengelenke (Metatarsophalangealgelenke) betroffen. Neben Gelenkentzündungen (Synovitis) kommt es u. a. auch oft zu Sehnenentzündungen **(Tenosynovitis).**
- Die **Psoriasisarthritis** zeichnet sich besonders durch den Befall von Enthesen aus. Es sind zudem gehäuft die distalen Interphalangealgelenke befallen sowie ganze Finger im Strahl (Daktylitis, „Wurstfinger").
- Die **Kollagenosen** beteiligen innere Organe und Weichteilgewebe – bei der **systemischen Sklerose** etwa kann es zu Durchblutungsstörungen der Fingerkuppen kommen, die auch radiologisch darstellbar sind.
- Darüber hinaus gibt es die Gruppe der **Kristallarthropathien**. Die bekannteste davon ist die **Gichtarthritis,** die meist das Großzehengrundgelenk (Podagra) oder auch das Knie betrifft. Während das Röntgenbild noch unauffällig bleibt, lassen sich mittels Ultraschalluntersuchung Doppelkonturen darstellen – Ablagerungen auf der Knorpelschicht als echoreiche Linie parallel zur Knochenoberfläche.

### Welche generellen typischen Veränderungen der Arthrose kennen Sie?

Typische Veränderungen der Arthrose sind osteophytäre Randanbauten, eine Verschmälerung des Gelenkspalts vornehmlich in der Belastungszone, eine subchondrale Sklerose und subchondrale Geröllzysten. Anders als bei der RA sind Ankylosierungen selten.

**FALLBEISPIEL**

Ein etwas beleibter Herr kommt zu Ihnen in die Notaufnahme mit recht plötzlich aufgetretenen starken Schmerzen, Schwellung und Überwärmung im Bereich des rechten Kniegelenks, etwas weniger betroffen ist das Großzehengrundgelenk. Er wollte eigentlich schon viel früher zur ambulanten Ärztin gehen, hat es aber vor Schmerzen einfach nicht mehr aus dem Haus geschafft. Auf Nachfrage gibt er an, am Wochenende mit seinen Kumpels ein BBQ veranstaltet zu haben. Bier durfte dabei natürlich nicht fehlen.

### An welche Erkrankung denken Sie? Welche Befunde erwarten Sie? Welche weiteren Maßnahmen würden Sie ergreifen?

Die Beschreibung der Beschwerden des Patienten passt gut zu einer Gichtarthritis (plötzlicher Beginn nach purinreicher Kost, klinischer Befund, Lokalisation). Die Harnsäure kann, muss im akuten Schub jedoch nicht erhöht sein. Zudem würde ich eine Erhöhung der Entzündungsparameter erwarten. Die Diagnose wird klinisch gestellt und dieser Fall hört sich sehr typisch an. Zur weiteren Diagnosesicherung würde ich eine Arthrosonografie mit Gelenkpunktion veranlassen.

### Wieso machen Sie kein Röntgenbild in dieser Situation?

Das konventionelle Röntgenbild ist bei einem akuten Gichtanfall unauffällig. Bei einer chronischen Gicht kann man jedoch Veränderungen beobachten – z. B. röntgendichte Weichteilschatten, Osteolysen oder Tophusstachel (➤ Abb. 5.16).

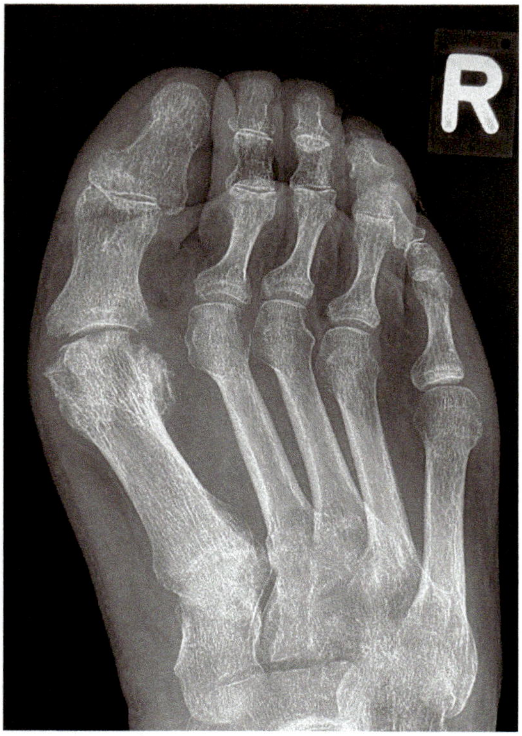


**Abb. 5.16** Röntgen des Vorfußes rechts, a. p.-Strahlengang. Bild einer chronischen Gicht mit röntgendichten Weichteilschatten, Lochdefekten und Tophusstacheln am Großzehengrundgelenk. [T796]

### Welche Befunde erwarten Sie in der Arthrosonografie und der Gelenkspunktion?

Die Arthrosonografie zeigt **Doppelkonturzeichen** am Gelenkspalt. Es handelt sich dabei um Ablagerungen von Natriumuratkristallen (echoreich) auf der Oberfläche des Gelenkknorpels (echoarm). Dadurch wird parallel zur Knochenoberfläche (echoreich) eine zweite Kontur sichtbar. Darüber hinaus kann man Gichttophi nachweisen (sonografisch „Schneegestöber").

Die Gelenkpunktion erbringt in der Regel eine Leukozytose sowie doppelbrechende Natriumkristalle in der Polarisationsmikroskopie. Gleichzeitig kann eine differenzialdiagnostische Abklärung erfolgen.

### An welche Differenzialdiagnosen denken Sie?

Als Differenzialdiagnose käme ein septisches Gelenk infrage bei gleichzeitig starker Erhöhung der Entzündungswerte und purulentem Punktat. Darüber hinaus würde ich an eine Chondrokalzinose, eine reaktive Arthritis, rheumatoide Arthritis, Psoriasis-Arthritis oder aktivierte Arthrose denken. Hier würde eine genauere Anamnese weitere Hinweise erbringen.

### Wie unterscheidet sich eine Gichtarthritis von der Chondrokalzinose (Pseudogicht)?

Es handelt sich ebenfalls um eine anfallsartige Gelenkentzündung. Es kommt zu einer akuten Mono- oder Polyarthritis meist an Knie- oder Handgelenk. Anders als bei der Gicht lässt sich eine Verkalkung des Knorpels des betroffenen Gelenks im **Röntgen** darstellen (➤ Abb. 5.17). Diese entsteht durch Ablagerungen von Kalziumpyrophosphatkristallen. In der **Polarisationsmikroskopie** können die CPPD-Kristalle nachgewiesen werden. Die Therapie erfolgt symptomatisch, wie bei der Gicht ebenfalls mit NSAR, Glukokortikoiden und Colchicin. Bei

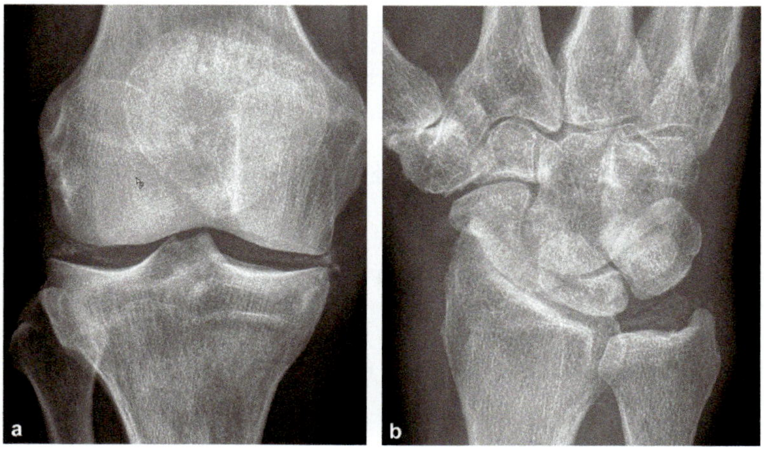


**Abb. 5.17** Chondrokalzinose mit Verkalkung des Knorpels. a) Röntgen des Kniegelenks, a. p.-Strahlengang, mit Verkalkung der Menisken. b) Röntgen des Handgelenks, a. p.-Strahlengang mit Verkalkung des Discus interarticularis radial. [T796]

sekundären Formen sollte eine Behandlung der Grunderkrankung erfolgen (Hyperparathyreoidismus, Hämochromatose, Hypophosphatasie).

### 5.6.3 Untere Extremität

**FALLBEISPIEL**

Ein junger Mann wird mit dem Rettungswagen in die Notaufnahme gebracht. Er ist beim Fußballspiel nach einer fiesen Schwalbe des Gegners mit dem Fuß umgeknickt und hat nun heftige Schmerzen im Sprunggelenk. Das Röntgenbild liegt schon vor (➤ Abb. 5.18).

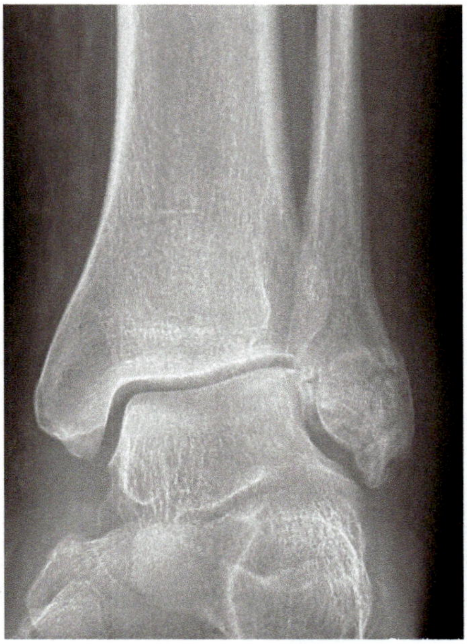

**Abb. 5.18** Röntgen des oberen Sprunggelenks, a. p.-Strahlengang [T796]

**Beschreiben Sie das Röntgenbild (➤ Abb. 5.18)! Welche Diagnose stellen Sie?**

Ich sehe eine Röntgenaufnahme des rechten Sprunggelenks, das OSG ist vollständig abgebildet. Im Bereich des Außenknöchels ist eine Konturunterbrechung der distalen Fibula unterhalb der Syndesmose zu sehen. Es handelt sich damit um eine **Weber-A-Fraktur.**

**Welche Weber-Frakturen kennen Sie noch? Wie sind diese definiert (➤ Abb. 5.19)?**

- Die **Weber-A-Fraktur** wie im vorliegenden Fall ist definiert als Fraktur der Fibula unterhalb der Syndesmose, d. h., die Syndesmose ist intakt.
- Bei der **Weber-B-Fraktur** liegt die Fraktur in Höhe der Syndesmose, sodass eine Läsion der Syndesmose möglich ist.
- Bei der **Weber-C-Fraktur** liegt die Läsion oberhalb der Syndesmose mit möglicher rupturierter Syndesmose und Membrana interossea.

**Wie nennen Sie die Variante der Weber-Fraktur auf diesem Röntgenbild (➤ Abb. 5.20)?**

Auf dem Röntgenbild ist eine **Maisonneuve-Fraktur** zu erkennen. Hierbei handelt es sich um eine hohe/subkapitale Weber-C-Fraktur mit knöchernem Ausriss der distalen tibiofibularen Syndesmose mit gleichzeitiger Zerreißung der Membrana interossea. Als Begleitverletzungen können zudem eine Innenknöchelfraktur oder ein Riss des Lig. deltoideum auftreten. Zur Dokumentation der Syndesmosenruptur ist auch eine Aufnahme des OSG erforderlich.

5

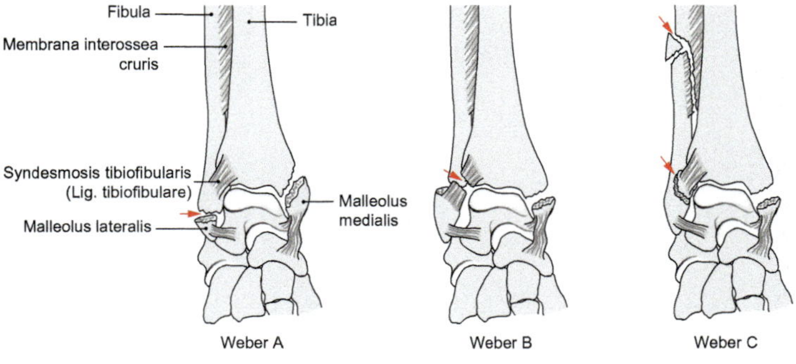


**Abb. 5.19** Einteilung der Sprunggelenkfrakturen nach Weber [S700-L126]

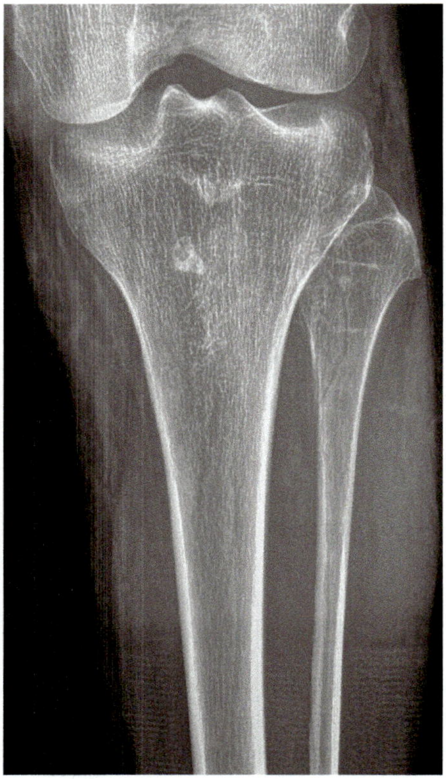

**Abb. 5.20** Röntgen des Kniegelenks, a. p.-Strahlengang [T796]

### Wie kann man diese oft schon in der klinischen Untersuchung erkennen?

Anhand eines Druckschmerzes über dem Caput fibulae.

**FALLBEISPIEL**

Der nächste RTW bringt eine Patientin mit Verletzung nach einem Auffahrunfall am zu spät realisierten Stauende. Die Patientin als Beifahrerin ist mit dem linken Knie heftig gegen das Handschuhfach gestoßen und gibt nun starke Schmerzen im linken Knie an. Weitere Verletzungen sind zunächst nicht ersichtlich.

### Was sehen Sie auf dem angefertigten Röntgenbild (➤ Abb. 5.21)? Wie würden Sie weiter vorgehen?

Zu sehen ist eine **Patellafraktur,** vermutlich mehrfragmentär. Ich würde eine CT-Untersuchung zur genaueren Einschätzung der Verletzung sowie zur Planung einer operativen Planung veranlassen.

### Mit welchen Begleitverletzungen muss bei einer Patellafraktur gerechnet werden?

Es könnte sich um eine offene Fraktur handeln, die einer antibiotischen Abschirmung bedarf, zudem kann es zu einer Verletzung der Bursa prä- und infrapatellaris kommen, zu einer hinteren

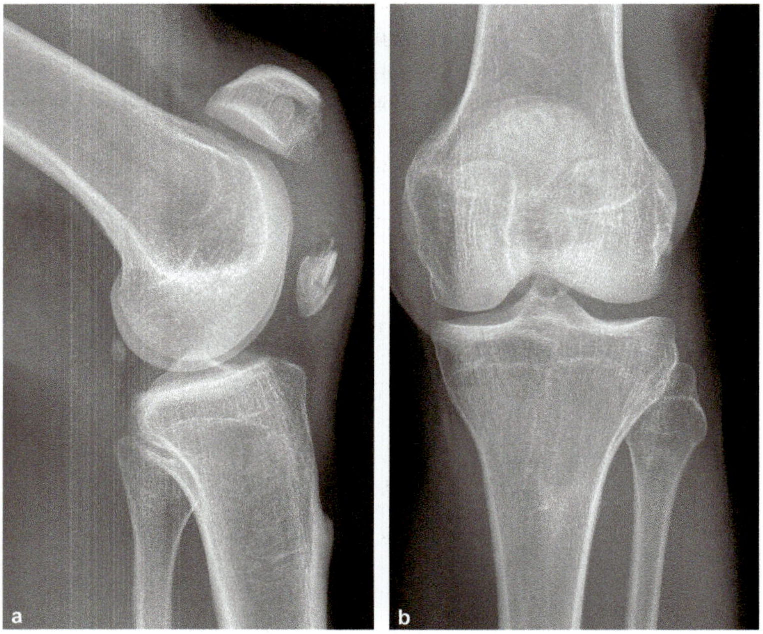


**Abb. 5.21** Röntgen des Kniegelenks der Patientin. a) Seitlicher Strahlengang, b) a. p.-Strahlengang. [T796]

Kreuzbandruptur, Hüftluxation oder zusätzlichen Fraktur der unteren Extremität.

### Was muss bei allen Verletzungen immer beachtet und kontrolliert werden?

Es muss immer eine Kontrolle der peripheren Durchblutung, Motorik und Sensibilität (DMS) erfolgen und nachkontrolliert werden, vor allem nach Intervention bzw. Versorgung der Verletzung.

### Sie haben gerade Kreuzbandrupturen erwähnt. Wie ist hier der häufigste Verletzungsmechanismus und wie diagnostiziert man diese?

Die **hintere Kreuzbandruptur** kann wie in dem genannten Beispiel bei Hochrasanztraumata auftreten bei direktem, axialem Anprall des Knies von ventral, auch Dashboard Injury genannt, oder z. B. durch Sportverletzungen bei einem Sturz auf das flektierte Knie.

Zu einer **vorderen Kreuzbandruptur** kommt es beim Rotationstrauma häufig beim Sport oder im Rahmen von Verkehrsunfällen, z. B. beim Skifahren beim Einfädeln, oder bei fixiertem Unterschenkel und gleichzeitiger Rotationsbewegung des Oberschenkels nach lateral oder durch ein Hyperextensionstrauma beim Umknicken.

Klinisch kommen unter anderem der Schubladentest, Lachmann-Test oder Pivot-Shift-Test bei der Diagnostik zum Einsatz. Knöcherne Begleitverletzungen werden mittels Röntgen detektiert, der genauen Schaden am Bandapparat lässt sich nur mittels MRT einordnen (➤ Abb. 5.22).

### Ist Ihnen das Unhappy Triad ein Begriff?

Ja, das Unhappy Triad bezeichnet die Kombination aus vorderer Kreuzbandruptur, medialer Seitenbandruptur und (meist Innen-)Meniskusläsion durch ein Flexions-Valgus-Rotationstrauma. Dies kommt ebenfalls bei Sportverletzungen wie im Bereich des Skisports oder Badmintons vor.

**FALLBEISPIEL**

Aus dem Pflegeheim wird ein 80-jähriger rüstiger Herr in die Rettungsstelle gebracht. Laut Pflegeheim hat er sich heute Morgen neben seinen Rollstuhl gesetzt und sei auf die Hüfte gestürzt. Das betroffene Bein erscheint verkürzt und außenrotiert. Der Patient gibt starke Schmerzen an.

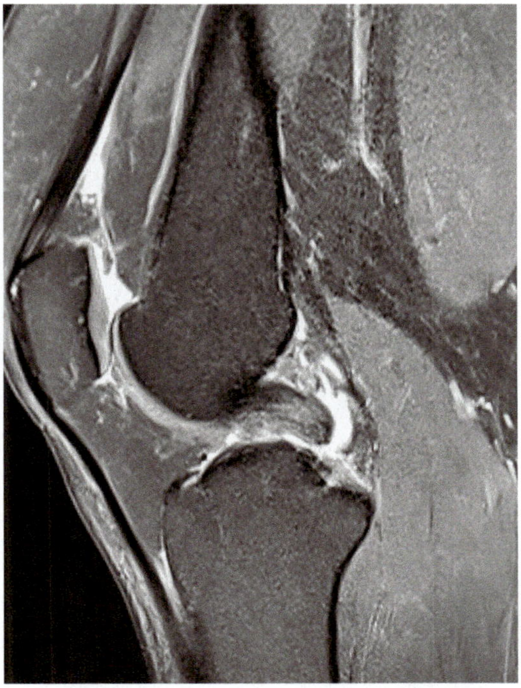

**Abb. 5.22** MRT des Kniegelenks, sagittal. Hintere Kreuzbandruptur. [T796]

### Woran denken Sie? Welche Bildgebung fordern Sie an?

Anhand der Fallschilderung gehe ich am ehesten von einer **Oberschenkelhalsfraktur** aus. Ich fordere Röntgenaufnahmen an, und zwar eine tief gestellte Beckenübersicht und eine Lauenstein-Aufnahme, ggf. auch eine axiale Aufnahme des Hüftgelenks, falls möglich. Bei Verdacht auf eine per- oder subtrochantäre Fraktur würde ich noch eine Hüftgelenksaufnahme mit Abbildung des Knies und des distalen Femurs anfordern.

### Hier ist das Röntgenbild (➤ Abb. 5.23). Welche Diagnose stellen Sie? Wie gehen Sie weiter vor?

Die Röntgenbilder zeigen eine **Oberschenkelhalsfraktur links mit Verkürzung.** Aufgrund der ungünstigen Perfusionsprognose des Femurkopfes und in Anbetracht des Alters des Patienten sollte am ehesten eine operative Versorgung mittels Gelenkersatz angestrebt werden. Zur genaueren OP-Planung sollte hier ggf. noch eine CT erfolgen.

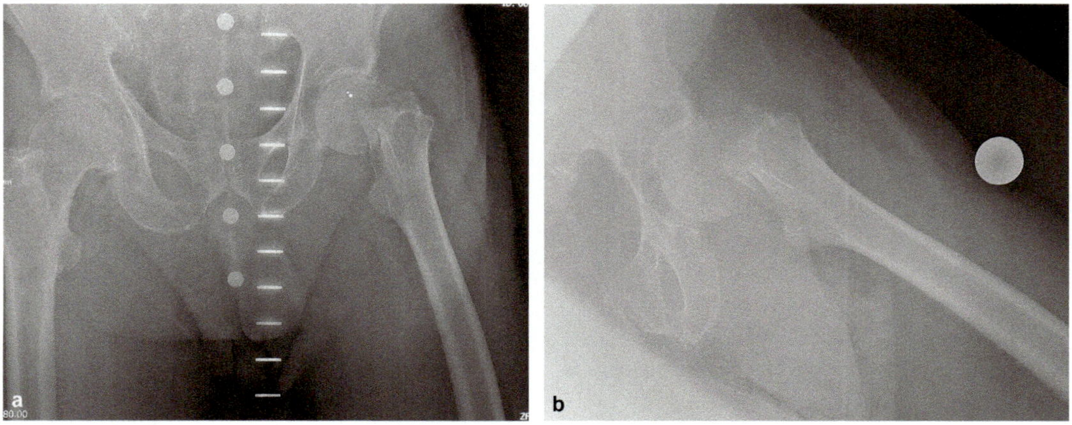


**Abb. 5.23** a) Röntgen Beckenübersichtsaufnahme im a. p.-Strahlengang. b) Lauenstein-Aufnahme. [T796]

5

## 5.6.4 Wirbelsäule

**FALLBEISPIEL**

Eine 83-jährige Dame kommt zu Ihnen in die orthopädische Praxis und klagt über heftige Schmerzen im Bereich der Brustwirbelsäule. Eigentlich tut aber der ganze Rücken weh. Sie könne die Schmerzen nicht mehr aushalten. An einen Sturz könne sie sich nicht so recht erinnern, sie sei aber in letzter Zeit auch recht vergesslich. Ein Ausstrahlen der Schmerzen, Parästhesien, Paresen oder neurologische Defizite werden verneint.

### Das Röntgenbild liegt Ihnen vor (➤ Abb. 5.24). Was sehen Sie?

Auf dem Röntgenbild sieht man eine **osteoporotische Knochenstruktur** mit vermehrter Strahlentransparenz, einer Verschmälerung der Kortikalis sowie eine Rarefizierung der Trabekel. Die Wirbelkörper wirken dadurch vertikal „gestreift" und die Deck- und Bodenplatten der Wirbelkörper wirken betont. Zudem sehen wir Wirbelkörperfrakturen im Bereich der LWS. Es handelt sich dabei um **Keil- und Fischwirbel.** Das sind häufige Frakturformen bei bestehender Osteopenie bzw. Osteoporose mit Sinterungsfraktur der Vorderwand bzw. bikonkaver Sinterung der Grund- und Deckplatte (➤ Abb. 5.25). Die Hinterkanten sind ebenfalls höhengemindert.

### Wie beugen Sie einer osteoporotischen Fraktur vor? Welche Maßnahmen gibt es? Sagt Ihnen die DXA etwas?

Zunächst sollte in regelmäßigen Abständen ein präventives Screening erfolgen mit Erhebung der

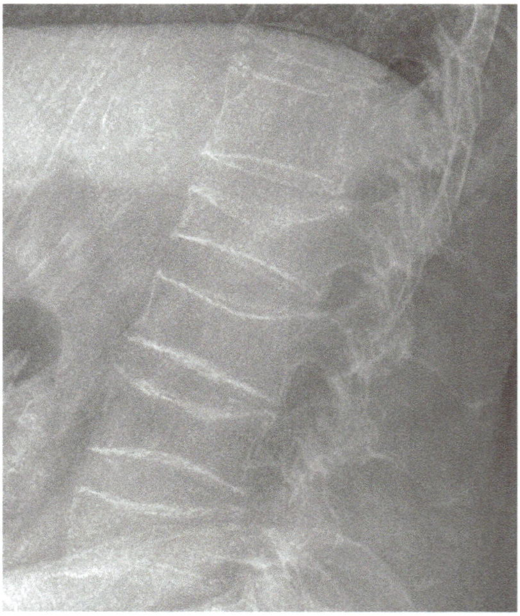

**Abb. 5.24** Röntgen der LWS, seitlicher Strahlengang [T796]

Anamnese (dazu gibt es auch standardisierte Fragebögen) und Berechnung von Risiko-Scores. Mittels **Osteodensitometrie (DXA)** kann die Knochendichte der LWS, des gesamten Femurs und des Femurhalses bestimmt werden (➤ Abb. 5.26). Diese wird mittels **T-Score** angegeben. Ein T-Score von > 2,5 Standardabweichungen (SD) unter der Norm ist als Osteoporose definiert. Eine Osteoporose, die bereits zu Frakturen geführt hat, bezeichnet man als manifeste Osteoporose. Ein T-Score von 1–2,5 unter der Norm wird als **Osteopenie,** die Vorstufe der

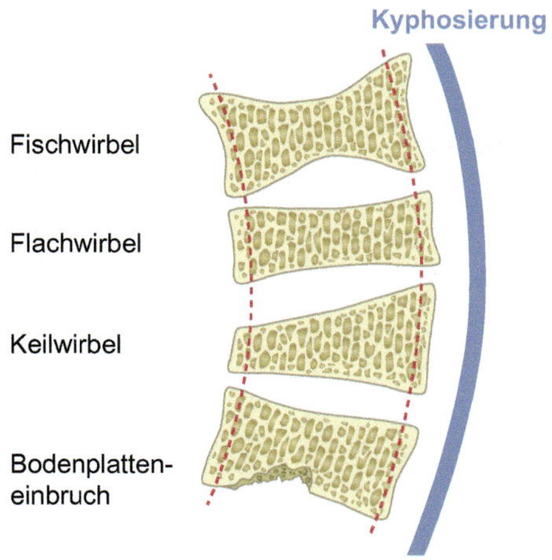


**Abb. 5.25** Schema der Wirbelkörperveränderungen bei Osteoporose [L57]

Osteoporose, eingeordnet. Abhängig von Alter und Geschlecht sowie weiteren Faktoren wie einer bestehenden Kortikosteroidtherapie kann bei dadurch deutlich erhöhtem Risiko für osteoporotische Frakturen die Indikation für eine antiosteoresorptive Therapie gestellt werden, z. B. mit Bisphosphonaten. Ansonsten sind Allgemeinmaßnahmen wie körperliche Aktivität mit Aufbau von Muskelmasse, ein BMI > 20 kg/m², Verzicht auf Alkohol und Nikotin und eine ausreichende Zufuhr von Kalzium und Vitamin D über die Ernährung wichtig. Bei Risikofaktoren für eine Osteoporose sollte eine Vitamin-D-Substitution (zumindest über die Wintermonate) erfolgen. Zudem sollte eine etwaige Medikation mit Osteoporose-begünstigenden Substanzen wie Glukokortikoiden überdacht werden.

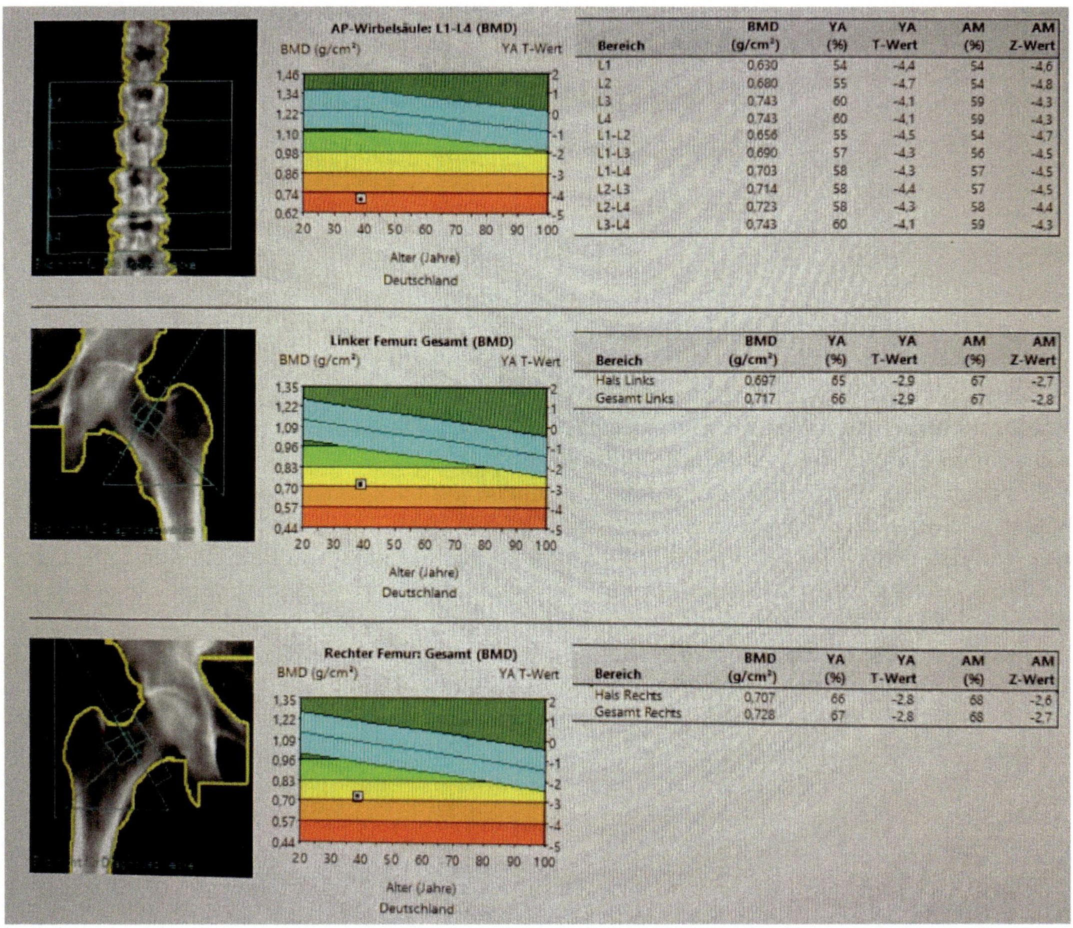


**Abb. 5.26** DXA der Wirbelsäule und des Schenkelhalses bei einer 83-Jährigen mit T-Werten um –4,0 als Manifestation einer Osteoporose. –4 bezieht sich auf die Wirbelsäule, Schenkelhals bei ca. –3. [T796]

### Wie gehen Sie in unserem Fall weiter vor? Muss hier operiert werden?

Bei der Entscheidung für eine operative oder konservative Therapie kommt es zum einen auf die Stabilität/Instabilität einer Fraktur an, auf die Knochenqualität, den Allgemeinzustand und die Compliance der Patientin sowie absolute oder relative (Kontra-)Indikationen der Therapien. Die Patientin hat ein sehr hohes Alter, in dem Multimorbidität und Kontraindikationen für eine operative Versorgung ausgeschlossen werden müssten. Ist die Schmerzbelastung groß, kann eine Vertebroplastie auf mehreren Niveaus Besserung und höhere Stabilität verschaffen.



**FALLBEISPIEL**

In der Rettungsstelle stellt sich ein 45-jähriger Patient vor. Er läuft gekrümmt und humpelt, kann sich kaum bewegen vor Schmerzen. Er hatte zwar schon mehrere „Hexenschüsse", aber so etwas kenne er noch nicht. Er gibt einschießende Schmerzen am dorsolateralen rechten Oberschenkel über die Knieaußenseite und den vorderen, lateralen Unterschenkel bis in den großen Zeh an. Er hat Probleme beim Gehen, bekommt die rechte Fußspitze nicht mehr richtig hochgezogen. Zusätzlich kribbelt es in dem Bein.

### Woran denken Sie? Welche Bildgebung fordern Sie an?

Bei der beschriebenen Symptomatik denke ich in erster Linie an einen **Bandscheibenvorfall** oder eine **komplizierte Spondylolisthesis,** die eine Röntgenaufnahme der Wirbelsäule verifizieren könnte. Ohne Sturz- oder Unfallanamnese kommt eine Wirbelkörperfraktur kaum infrage. Bei dieser akuten Symptomatik mit radikulärer Symptomatik wäre eine MRT die Methode der Wahl oder – falls nicht zeitnah verfügbar –eine Computertomografie.

### Die MRT wurde durchgeführt und liegt Ihnen vor (➤ Abb. 5.27). Um welche Wichtung und Sequenz handelt es sich und welche Diagnose stellen Sie?

Es liegt eine MRT-Untersuchung der Lendenwirbelsäule vor im Sagittalschnitt in T2-Wichtung vor (Liquor ist hyperintens). Im Segment **LWK4/5** lässt sich ein sequestrierter Bandscheibenvorfall erkennen. Das Bild ist passend zur klinischen Beschreibung eines L5-Syndroms. Die angegeben einschießenden Schmerzen sind im Bereich des Dermatoms L5, typisch ist zudem die Fußheberschwäche bei Parese des M. tibialis anterior.

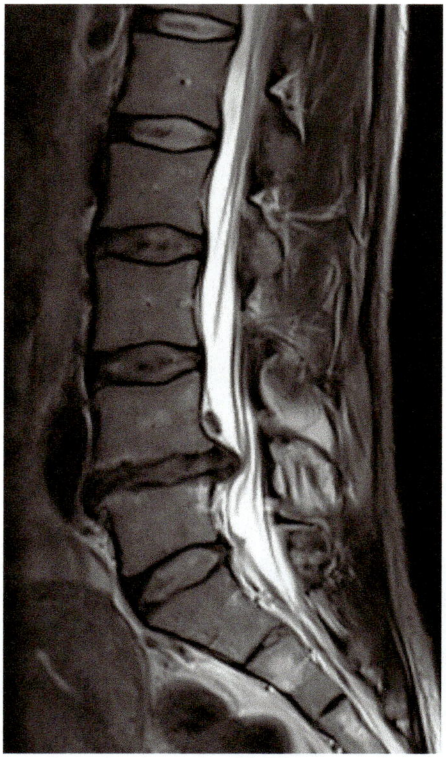

**Abb. 5.27** MRT der LWS in T2-Wichtung, sagittal [T796]

### Was verstehen Sie unter den Red Flags bei Rückenschmerzen?

Die Red Flags beschreiben einen **sofortigen Handlungsbedarf bei Rückenschmerzen,** die auf einer Fraktur, Infektion, Radikulopathie oder Neuropathie beruhen. Das wären als **Hinweis auf eine Fraktur** z. B. ein lokaler Druck-, Klopf- oder Stauchungsschmerz, Bewegungsschmerz oder ausstrahlende Schmerzen, bei einer **Infektion** (z. B. Spondylodiszitis) ein starker fokaler Rückenschmerz sowie Nacht- oder Ruheschmerz mit zudem bestehenden Allgemeinsymptomen wie Abgeschlagenheit oder Schüttelfrost. Für eine **Radikulopathie** sind dermatombezogene, ausstrahlende uni- oder bilaterale Schmerzen typisch mit möglichem neurologischem Defizit im Innervationsgebiet von Nervenwurzeln und für die **Neuropathie** spontan einschießende, stechende Schmerzattacken oder ein spontaner brennender Schmerz mit möglichen sensomotorischen Ausfällen.

### Wann besteht bei einem Bandscheibenvorfall eine OP-Indikation? Wann wird konservativ therapiert?

Eine absolute OP-Indikation besteht bei einem Konus- oder Kaudasyndrom als notfallmäßige Intervention und bei progredienten oder akut auftretenden schweren motorischen Ausfällen mit Kraftgrad < 3 von 5 nach Janda. Eine relative Indikation besteht bei therapieresistenten Schmerzen und motorischen Ausfallerscheinungen mit Kraftgrad > 3 von 5 bei passender Bildgebung.

Die konservative Therapie ist die Therapie der ersten Wahl, wenn Rückenschmerzen ohne radikuläre Symptomatik vorliegen oder es keine passende Korrelation von Bildgebung und Klinik gibt. Generell wird die konservative Therapie vorgezogen, da die langfristigen operativen Ergebnisse schlecht sein können.

### Sie haben das Konus- und Kaudasyndrom erwähnt. Was verstehen Sie darunter?

Der **Conus medullaris** ist das kaudale Ende des Rückenmarks, liegt auf Höhe der LWK1–2 und enthält unter anderem Nervenfasern von S1 und Axone des ersten und zweiten Motoneurons. Bei einer Kompression, z. B. durch einen Diskusprolaps, kann es zu symmetrischen Beschwerden im Sakralbereich kommen mit abgeschwächtem oder ausgefallenen Anal- oder Bulbokavernosusreflex. Klinisch zeigen sich eine Reithosenanästhesie, Blasen- und Mastdarmentleerungsstörungen und Störungen der Sexualfunktion; die Beine sind nicht betroffen.

Die **Cauda equina** liegt unterhalb des LWK2 und enthält Nervenfasern von L2 und Axone des 2. Motoneurons. Die Symptomatik ist asymmetrisch und eher beinbezogen und kann den Kremasterreflex und Muskeleigenreflexe der unteren Extremität betreffen. Klinisch kommt es zu ähnlichen Beschwerden wie bei dem Konussyndrom, zusätzlich treten jedoch schlaffe Paresen der unteren Extremität auf.

**CAVE**

Das Konus- und das Kaudasyndrom stellen eine absolute Notfallsituationen dar und müssen sofort operiert werden!

### Sie haben nun verschiedene Ursachen für Rückenschmerzen erwähnt, wie degenerative Veränderungen, (osteoporotische) Frakturen, Infektionen, Neuropathie und Radikulopathie. Was verstehen Sie unter entzündlichen Rückenschmerzen? An welche Erkrankung denken Sie?

Entzündliche Rückenschmerzen treten meist in den frühen Morgenstunden auf und können zu nächtlichem Erwachen führen, gehen mit einer Morgensteifigkeit von mind. 30 min einher und bessern sich durch Bewegung, Ruhe bringt keine Erleichterung, sie entwickeln sich langsam. Entzündliche Rückenschmerzen sind charakteristisch für die **axiale Spondyloarthritis.** Typischerweise beginnen die Schmerzen vor dem 40. Lebensjahr – es kommt zu tiefsitzenden Kreuzschmerzen mit entzündlichem Charakter, im Verlauf zu Einschränkungen der Beweglichkeit. Zusätzlich kann es zu Arthritiden und Enthesitiden sowie zu extra-skelettalen Manifestationen wie chronisch-entzündlichen Darmerkrankungen oder einer Uveitis kommen.

### Der Orthopäde hat eine MRT der LWS und Sakroilikalgelenke veranlasst. Welche Veränderungen erwarten Sie?

Bei einer entzündlichen Erkrankung würde ich ödematöse Veränderungen im Bereich der Sakroilikalgelenke und im Bereich der angrenzenden knöchernen Strukturen als Zeichen einer akuten Entzündung erwarten.

### Was sehen Sie auf diesem Röntgenbild der Wirbelsäule (> Abb. 5.28)?

Ich sehe ein Röntgenbild der LWS im lateralen Strahlengang. Es handelt sich laut Patientendaten um einen älteren Herrn. Es zeigt sich eine subchrondrale Sklerosierung der Boden- und Deckplatten mit Verminderung des Zwischenwirbelabstands und eine vollkommene Sklerosierung des Bandapparats. Hier handelt sich am ehesten um eine fortgeschrittene Form der Spondyloarthritis, einen **Morbus Bechterew**. In der Frühphase wären ventrale Syndesmophyten zu sehen.

5

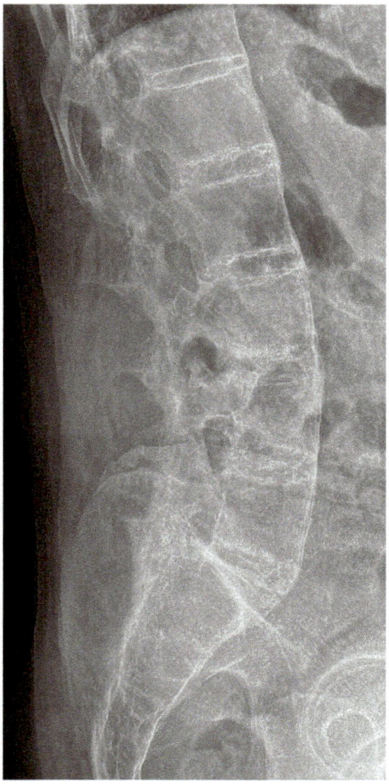

**Abb. 5.28** Röntgen der LWS, seitlicher Strahlengang [T796]

## 5.7 Thorax

### 5.7.1 Mediastinum

**Worauf achten Sie bei der Beurteilung des Mediastinums? Wie sieht der Normalbefund im Röntgenbild aus?**

Das Mediastinum projiziert sich mittelständig auf den Thorax. Beim Kind ist es kranial aufgrund des prominenten Thymus breiter angelegt. Vor der Beurteilung gilt es, anhand der mittigen Position der Processus spinosi zwischen den medialen Enden der Klavikula die korrekte Positionierung des Thorax zu sichern, da eine Verdrehung das Mediastinum verbreitert und die Konturen verändert projiziert. Bei der Beurteilung eines Normalbefunds erwarte ich im oberen Mediastinum eine mittelständige Trachea ohne Stenosierung und eine normale, nicht auffällig verbreiterte mediastinale Silhouette. Ich beurteile den aortalen Schatten in seinem Verlauf. Im mittleren Mediastinum beurteile ich die Konfiguration der Karina und der Hilusansätze, den Azygoswinkel und das aortopulmonale Fenster. Im unteren Mediastinum achte ich auf die Größe und Konfiguration des Herzens.

**Nun steht in dem Röntgenbefund „verbreitertes Mediastinum". An welche Differenzialdiagnosen denken Sie?**

In einem akuten Setting muss umgehend durch eine CT eine Blutung aus einem großen Gefäß ausgeschlossen werden. Die würde auch ein Aortenaneurysma oder eine Aortendissektion erfassen. Ursachen für eine Mediastinalverbreiterung können weiterhin Tumoren darstellen. Im vorderen Mediastinum kommen z. B. die **„4 T"** infrage: Thymom, „Terrible Lymphoma", „Thyreoidea" und Teratom, stellvertretend für die Keimzelltumoren. Darüber hinaus können gutartige Zysten im Bereich des Mediastinums auftreten oder Lymphknotenvergrößerungen im Rahmen von Systemerkrankungen oder Infektionen wie der Tuberkulose oder Sarkoidose. Zur Abklärung würde ich in jedem Fall eine CT veranlassen.

**Beschreiben Sie dieses Röntgenbild (> Abb. 5.29)!**

Ich sehe ein Röntgen-Thorax-Bild eines jungen Mannes im Stehen, nicht verdreht und vollständig abgebildet. Es fällt ein deutlicher Mediastinalshift nach rechts auf. Die linke Lunge ist dadurch komprimiert – die Lungen- und Gefäßstruktur sind daher nur eingeschränkt beurteilbar, die pleurale Begrenzung ist gut zu sehen. In der linken Thoraxhälfte sind in der Peripherie keine Gefäße auszumachen. Weiterhin sehe ich linksbasal einen Ergussspiegel. Der knöcherne Thorax ist unauffällig. Es handelt sich hierbei wahrscheinlich um einen **spontanen Seropneumothorax mit Spannungskomponente,** möglicherweise auch mit Blutung in die Pleura.

**Welche Ursachen gibt es für einen (Spannungs-) Pneumothorax?**

Man unterscheidet primäre und sekundäre Spontanpneumothoraces:

- Bei dem **primären Spontanpneumothorax** kommt es zu einer Ruptur einer meist apikal gelegenen Bulla. Betroffen sind meist ansonsten pulmonal gesunde, schlanke, hochgewachsene Männer mit Raucheranamnese und ggf.

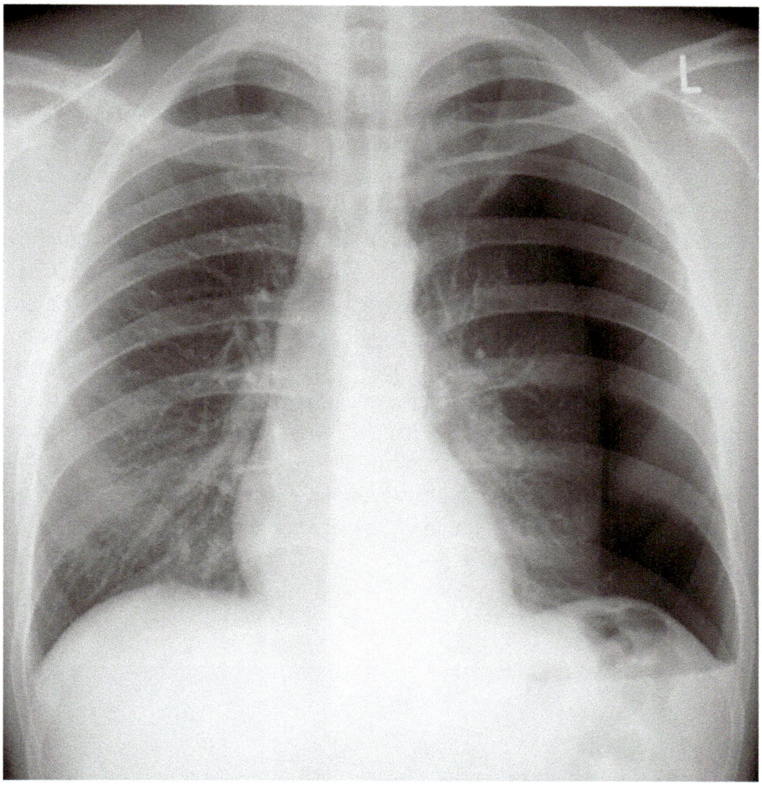


**Abb. 5.29** Röntgen-Thorax, p. a.-Strahlengang [T796]

genetische Prädisposition, z. B. im Rahmen des Ehlers-Danlos-Syndroms.
- Der **sekundäre Spontanpneumothorax** tritt bei pulmonal vorerkrankten Personen auf. Risikofaktoren sind die obstruktive Lungenerkrankungen wie die COPD, bullöses Emphysem und Mukoviszidose, interstitielle Lungenerkrankungen, Rauchen, Infektionen oder maligne Lungenerkrankungen.

Abgesehen davon kann es durch **Thoraxtraumata** und **iatrogene Eingriffe,** wie die Anlage eines zentralen Venenkatheters zu einem Pneumothorax kommen. Deshalb wird nach jeder ZVK-Anlage eine Thoraxaufnahme angefertigt. Nicht jeder Pneumothorax muss mit einer Drainage versorgt werden, aber alle müssen sorgfältig bis zur kompletten Rückbildung überwacht werden.

## 5.7.2 Lunge

### Auf welche Qualitätskriterien achten Sie bei einer Röntgenaufnahme des Thorax?

Ich achte zunächst auf die Vollständigkeit der Patientendaten und der Abbildung der 1. Rippe, lateralen Rippe und Weichteile sowie die vollständige Abbildung der Pleurarecessus beidseits. Die Processi spinosi sollten genau in der Mitte zwischen den Sternoklavikulargelenken liegen und es sollte eine ausreichende Inspiration erreicht sein. Zudem bestimme ich, ob die Untersuchung im Liegen oder Stehen durchgeführt wurde. Das erkenne ich z. B. am Flüssigkeitsspiegel in der Magenblase und herausgedrehten Scapulae im Stehen bzw. Projektion der Scapulakonturen in die Lunge im Liegen. Außerdem beurteile ich noch, ob die Belichtungszeit ausreichend kurz war und die Herzkontur scharf ist.

### Wie gehen Sie bei der Befundung eines Röntgen-Thorax vor?

Bei Aufnahmen in der Notaufnahme und auf der Intensivstation suche ich zunächst nach Intensivmaterialien (Tubus, ZVKs, Magensonden), beurteile ihre Lage und etwaige durch sie verursachte Komplikationen, da hier schnelle Reaktionen notwendig sein können. Danach und bei anderen Thoraxaufnahmen versuche ich, **immer dieselbe Vorgehensweise** zu nutzen, um nichts zu übersehen und gehe von innen nach außen vor (➢ Tab. 2.4). Ich beginne mit dem oberen Mediastinum und beurteile dessen Breite, die Trachea und den Aortenbogen, gehe dann zum Herzen über. Dann beurteile ich Hili, anschließend die Lungenfelder und Pleuragrenzen sowie das Zwerchfell. Danach beurteile ich die dargestellten Skelettanteile, den Weichteilmantel sowie etwaige Fremdkörper.

5

### Bitte beschreiben Sie bitte diese Aufnahme (➢ Abb. 5.30)!

Es handelt sich um eine Röntgenaufnahme des Thorax im p.a.-Strahlengang von Frau Mustermann, geboren am Mustertag. Es liegen keine Voraufnahmen zum Vergleich vor. Die Aufnahme ist nicht fehlrotiert, die Inspiration ist ausreichend und alle relevanten Strukturen sind abgebildet, die Herzkontur ist scharf. Es handelt sich um eine Aufnahme im Stehen. Das Mediastinum ist mittelständig abgebildet und seine Konturen scharf abgrenzbar. Die Trachea projiziert sich mittelständig und nicht eingeengt. Es gibt keine Hinweise auf eine Raumforderung. Das Herz ist deutlich vergrößert und links betont, die Aorta elongiert. Die Hili sind beidseits regelrecht konfiguriert und nicht vergrößert. Die Lungenfelder sind seitengleich frei belüftet, es gibt keine flächenhaften oder rundherdartigen Transparenzminderungen, die Gefäße sind scharf begrenzt und normal

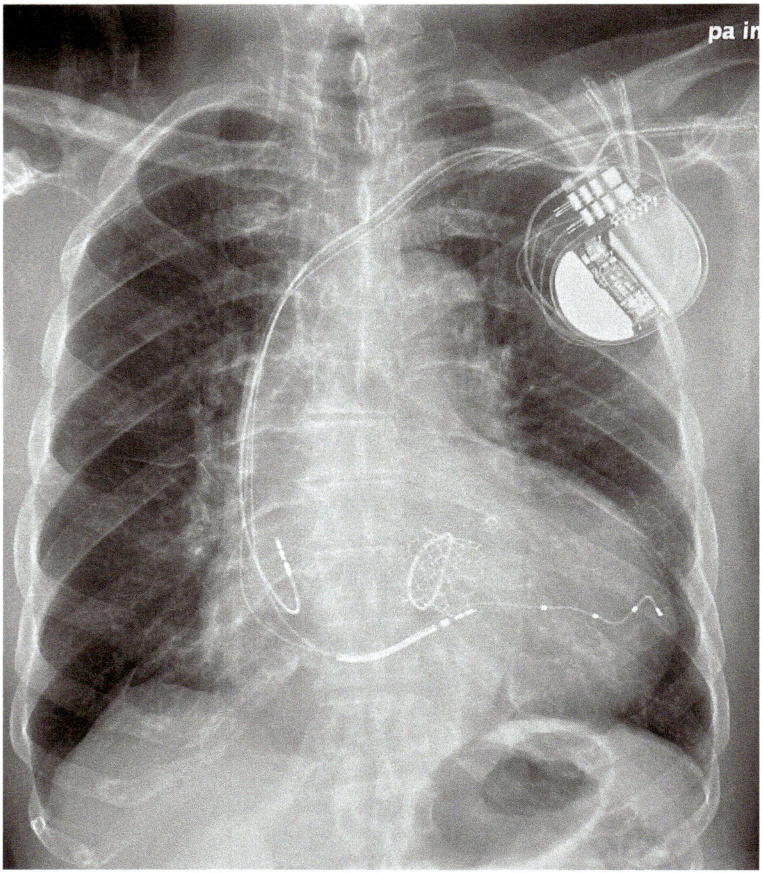


**Abb. 5.30** Röntgenaufnahme [T796]

groß. Die Pleura liegt allseits der Thoraxwand an. Ich kann keinen Anhalt für einen Pneumothorax oder Pleuraerguss erkennen. Das Zwerchfell ist scharf abgrenzbar und die beiden Zwerchfellhälften sind nach oben hin konvex – es gibt keinen Zwerchfellhochstand oder eine Zwerchfellabflachung. Es ist keine freie Luft unter den Zwerchfellhälften erkennbar. Die abgebildeten knöchernen Anteile und Weichteile weisen in dieser Technik keine Pathologien auf. Links pektoral befindet sich ein Schrittmacheraggregat mit Elektroden (inkl. Defibrillatorsonde und Sinus-coronarius-Elektrode) in loco typico. Ich sehe einen Herzklappenersatz, am ehesten Zustand nach TAVI. Rechts jugulär befindet sich ein ZVK, in atypischer Lage – in Projektion auf die V. subclavia. Der ZVK darf nicht genutzt werden, es sollte eine Neuanlage erfolgen.

**Hier sehen Sie eine weitere Röntgen-Thoraxaufnahme. Welche Diagnose stellen Sie (➤ Abb. 5.31)?**
Ich sehe einen unauffälligen knöchernen Thorax, keinen Anhalt für einen Pneumothorax, ein normal breites Mediastinum und keine Auffälligkeiten im Bereich der Hili. Das Herz ist normal groß, rechtsbetont. Auf der rechten Seite gibt es eine Verschattung im Mittelfeld unterhalb der Fissura minor. Die rechte Herzsilhouette ist teilweise unsichtbar. Ich meine, hier ein Bronchopneumogramm ausmachen zu können, und gehe von einer **Pneumonie des Mittellappens** aus – wahrscheinlich eine **Lobärpneumonie**. Die Seitaufnahme bestätigt die Lokalisation und den begleitenden Winkelerguss.

**Richtig! Wie können Sie erkennen, welcher Lungenlappen betroffen ist?**
Man kann man sich hier das **Silhouetten-Phänomen** zunutze machen – eine Grenzfläche ist im Röntgen sichtbar, wenn zwei Strukturen stark unterschiedlicher Dichte aneinandergrenzen (z. B. Herzkontur und luftgefüllte Lunge). Liegen zwei Strukturen gleicher oder ähnlicher Dichte nebeneinander (verdichtetes Gewebe bei einer Pneumonie und das Herz), ist auf dem Röntgenbild kein sichtbarer Rand zu erkennen. Somit kann ich sehen, dass es sich auf diesem Bild um eine Mittellappenpneumonie handelt. Die Seitaufnahme bestätigt das – sie liegt aber nicht immer vor.



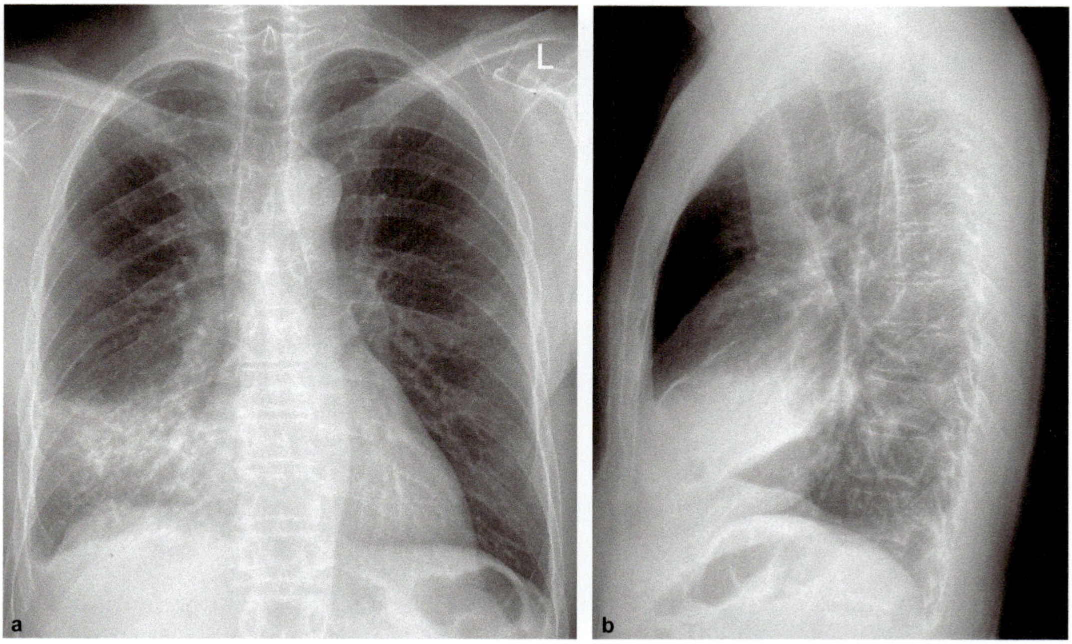


**Abb. 5.31** Röntgen-Thorax, a) im p. a.-Strahlengang, b) in der seitlichen Aufnahme [T796]

### Welche weiteren Arten der Pneumonie unterscheiden Sie bezüglich der Pathophysiologie?

Neben der Lobärpneumonie, die meist auf einen Lungenlappen begrenzt ist und meist durch Pneumokokken ausgelöst wird, gibt es die **Bronchopneumonie** – meist eine deszendierende Infektion mit Beteiligung der Bronchien, u. a. durch Pneumokokken oder andere Streptokokken ausgelöst. Darüber hinaus gibt es die **interstitielle Pneumonie,** meist ausgelöst durch Viren oder Mykoplasmen und die **Miliarpneumonie,** die durch hämatogene Aussaat ausgelöst wird, z. B. bei der Tuberkulose, und viele kleinere Infiltrate aufweist. Natürlich kann es bei einer viralen Pneumonie auch zu einer bakteriellen Superinfektion kommen.

### Um welche Art der Pneumonie handelt es sich in diesem Röntgenbild (➤ Abb. 5.32)?

Auf dem Röntgenbild sieht man beidseits Infiltrate, betont in der Peripherie – es handelt sich am ehesten um eine **atypische Pneumonie**. Eine genauere Aussage könnte man mithilfe einer CT treffen.

### Hier ist die CT zum Röntgenbild (➤ Abb. 5.33). Welche Diagnose vermuten Sie?

Ich sehe Milchglastrübungen und peripher betonte, multiple, beidseitige Konsolidierungen – bei entsprechender Klinik und Anamnese passend zu einer COVID-19-Pneumonie.

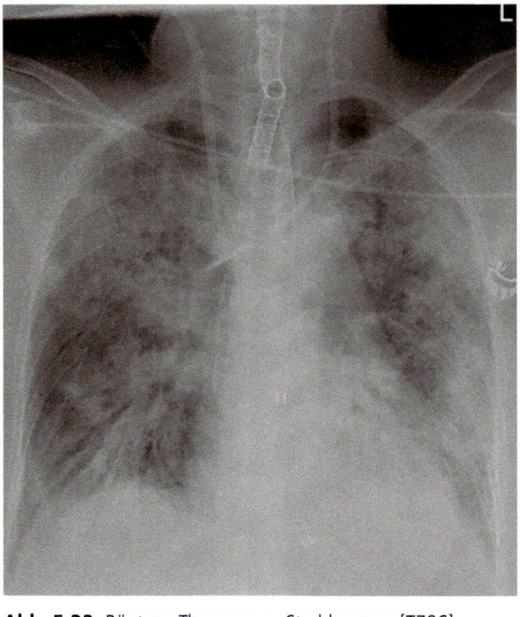


**Abb. 5.32** Röntgen Thorax, p. a.-Strahlengang [T796]

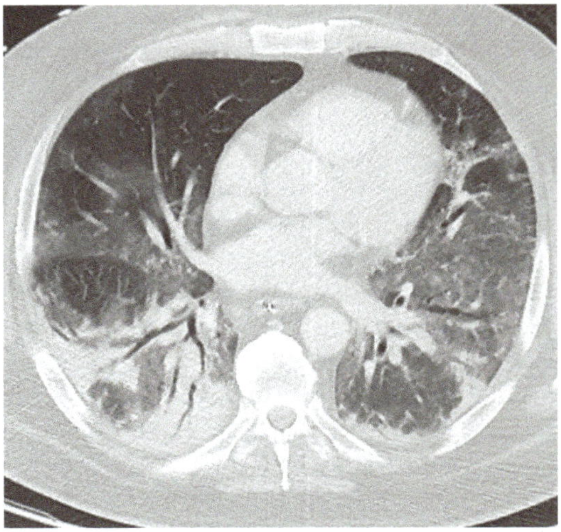

**Abb. 5.33** CT-Thorax, transversale Schnittebene [T796]

### Genau! Kennen Sie weitere CT-morphologische Zeichen für eine COVID-19-Pneumonie?

Die Milchglastrübungen können von einem Netzmuster überlagert sein, das nennt man **Crazy Paving** oder **Pflastersteinmuster**.

**FALLBEISPIEL**

Eine Patientin kommt mit starker Allgemeinzustandsverschlechterung, Dyspnoe, thorakalen Schmerzen und blutigem Husten in die Rettungsstelle. Husten hat sie schon lange – sie ist langjährige Raucherin und daran gewöhnt. Die Blutbeimengung ist allerdings neu und die Dyspnoe kennt sie in dieser Form auch nicht, die Luft ist plötzlich schlechter geworden. In der Triage werden eine Tachykardie und Hypotonie festgestellt.

### An welche Differenzialdiagnosen denken Sie vordinglich? Welche Bildgebung veranlassen Sie?

Bei einer langjährigen Raucherin würde ich bei der genannten Symptomatik unter anderem an eine bestehende COPD mit akuter Exazerbation denken. Hier würde ich aber vor allem ein Giemen und Brummen erwarten. Die Patient*innen kennen aber meist die Beschwerden bei einer Exazerbation und Hämoptysen sind eher nicht typisch. Daher denke ich eher an ein Lungenkarzinom und in Zusammenhang mit der plötzlich einsetzenden Dyspnoe müsste man auch eine Lungenarterienembolie bedenken. Darüber hinaus könnte es sich auch um eine Pneumonie handeln oder einen Pneumothorax, z. B. bei geplatzter Emphysembulla.

### Hier ist das Röntgenbild der Patientin (➤ Abb. 5.34). Was sehen Sie? Können Sie die Diagnose weiter eingrenzen?

Ein **Emphysemaspekt** mit kräftigen Hili liegt vor als Hinweis auf eine COPD. Zeichen einer Infektexazerbation mit einem Infiltrat kann ich nicht ausmachen. Einen Anhalt für einen Pneumothorax sehe zunächst nicht, die Pleura ist allseits anliegend. Ich sehe allerdings einen scharf begrenzten Rundherd im rechten Oberfeld. Es könnte sich dabei in Zusammenschau mit der Anamnese um ein Lungenkarzinom handeln. Der rechte Hilus und der Azygoswinkel sind stark deformiert, wahrscheinlich durch Lymphknotenvergrößerungen. Vor der bronchoskopischen Biopsieentnahme würde ich ein Kontrastmittel-CT fahren – einerseits zur weiteren Abklärung des Rundherdes, der bei seiner scharfen Begrenzung auch vaskulär sein könnte und zum anderen zum Ausschluss einer Lungenarterienembolie bei einem Wells-Score von 2 (Hämoptysen, Tachykardie) anhand der klinischen Angaben.

### Hier die CT-Untersuchungen von Patienten mit ähnlicher Symptomatik (➤ Abb. 5.35). Welche Pathologien können Sie erkennen?

In ➤ Abb. 5.35a sehe ich einen **Rundherd** in der rechten peripheren Lunge. Andere Schnitte würden mir zeigen, ob er im basalen Oberlappen oder kranialen Mittellappen liegt. Er ist singulär, teils unscharf begrenzt, spikuliert und mit etwas umgebendem Milchglas-artigen Veränderungen. Die restliche Lungenstruktur in diesem Schnitt sieht soweit unauffällig aus.

In ➤ Abb. 5.35b (CTA) kann ich große KM-Aussparungen (Thromben) in den zentralen **Lungen**arterien erkennen. Es handelt sich um eine schwere **Lungenarterienembolie**.

Lungenkarzinome und Lungenembolien können sich in der Symptomatik durchaus ähneln und können auch kombiniert vorkommen, weil maligne Tumoren Auslöser für Lungenarterienembolien sein können. Bei paralleler Lungenarterienembolie verkompliziert und verzögert die notwendige Antikoagulation die

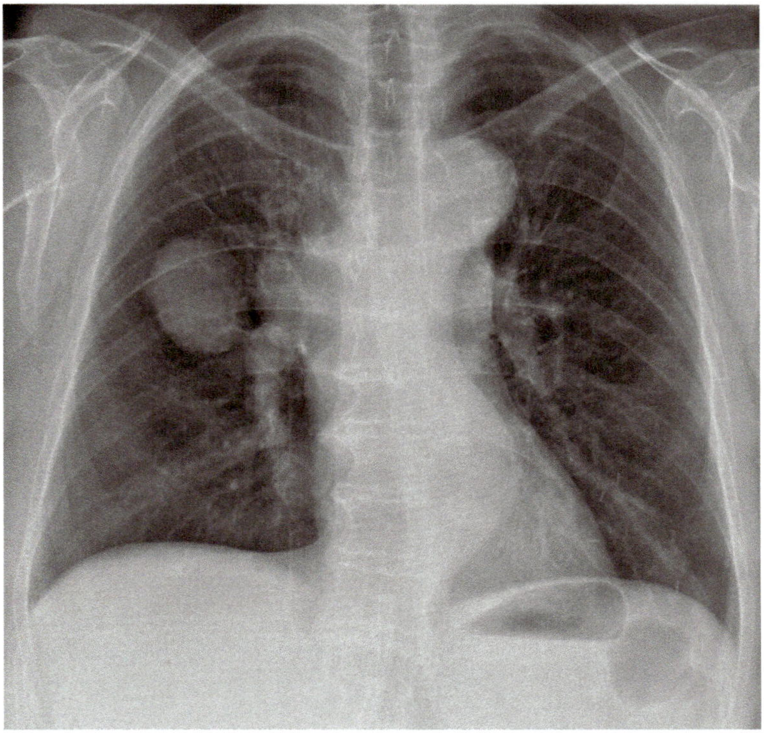

**Abb. 5.34** Röntgen-Thorax der Patientin, p. a.-Strahlengang [T796]

5

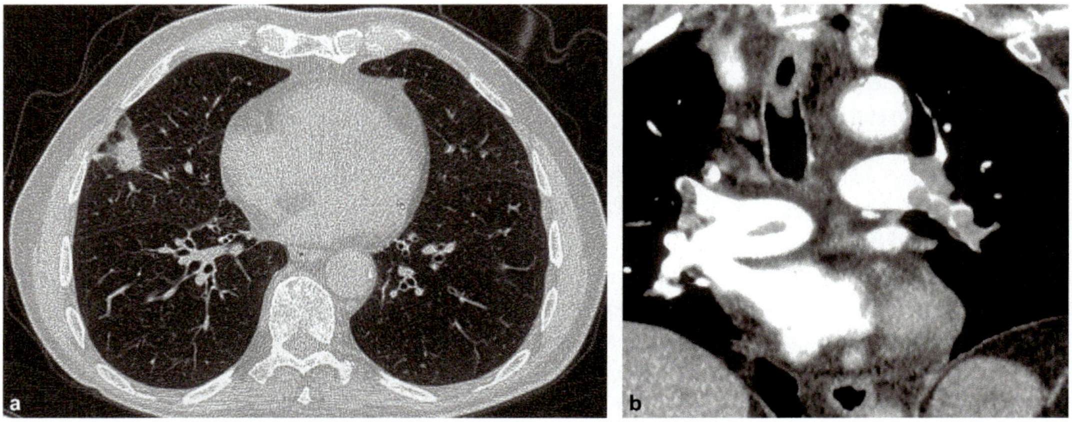


**Abb. 5.35** CT-Thorax. a) Transversale Schnittebene, b) mit Kontrastmittel, koronare Schnittebene. [T796]



erforderliche Biopsie des Lungentumors natürlich. Bei instabilen Vitalparametern sollte am ehesten eine Übernahme auf die Überwachungsstation erfolgen und die Biopsie hintangestellt werden.

### Wie erfolgt die histologische Sicherung?

Je nach Lage eines NSCLC kann die histologische Sicherung mittels Bronchoskopie (zentrale Lage), transthorakaler CT-gesteuerter Biopsie oder mittels Thorako- oder Mediastinoskopie erfolgen. In dem vorliegenden Fall (periphere Lage) scheint sich eine CT-gestützte Biopsie anzubieten.

### Welche Staging-Untersuchungen veranlassen Sie?

Zum Ausschluss einer Fernmetastasierung sollte eine CT-Abdomen und ggf. auch eine Abdomensonografie erfolgen, insbesondere zum Ausschluss von Lebermetastasen, eine MRT des Schädels zum Ausschluss von Hirnmetastasen, eine Knochen-Szintigrafie oder PET-CT zum Ausschluss von Knochenmetastasen. Mit der (PET-)CT kann auch die intrathorakale Ausbreitung inkl. Lymphknotenbefall evaluiert und mögliche kurative Therapieoptionen wie eine Resektion geprüft werden. Bei Verdacht auf eine pleurale Beteiligung kann eine Pleurapunktion oder bei nicht eindeutigem Bild auch eine Thorakoskopie erfolgen.

**FALLBEISPIEL**

Ein 30-jähriger Patient stellt sich mit hohem Fieber, Abgeschlagenheit, Appetitlosigkeit, Dyspnoe, Husten und thorakalen Schmerzen vor. Er hatte eine COVID-19-Infektion vermutet, aber die Schnelltests waren bisher alle negativ. Jetzt kommen aber Schmerzen, Schwellung und Rötung in den Sprunggelenken hinzu und eigenartige Flecken – ähnlich wie Hämatome, aber derber – an den Unterschenkeln. An einen Verletzungsmechanismus, Sturz oder Stoßen kann sich der Patient aber nicht erinnern. So langsam mache ihm das Ganze doch Sorgen.

### Welche Untersuchungen fordern Sie in diesem Fall an? An welche Differenzialdiagnosen denken Sie?

Neben einem EKG und einer laborchemischen Untersuchung würde ich zur (Infekt-)Fokussuche eine Röntgen-Thorax-Bildgebung veranlassen. Ich denke hier differenzialdiagnostisch an eine Pneumonie, gerade bei einem jungen Menschen und Thoraxschmerzen würde ich einen Pneumothorax ausschließen wollen. Bei akuten Thoraxschmerzen muss auch immer an ein akutes Koronarsyndrom bedacht werden, wobei ich dies bei einem Patienten in diesem Alter als unwahrscheinlich erachte. Zusammen mit der Schwellung und Rötung in den Sprunggelenken und den Flecken an den Unterschenkeln, bei denen es sich um ein Erythema nodosum handeln könnte, könnte eine Sarkoidose infrage kommen. Eine reaktive Arthritis müsste auch bedacht werden.

### Wie beurteilen Sie das vorliegende Röntgen-Thorax-Bild des Patienten (➤ Abb. 5.36)?

Einen Pneumothorax kann ich hier nicht erkennen, die Pleura liegt der Thoraxwand allseits an. Das Herz

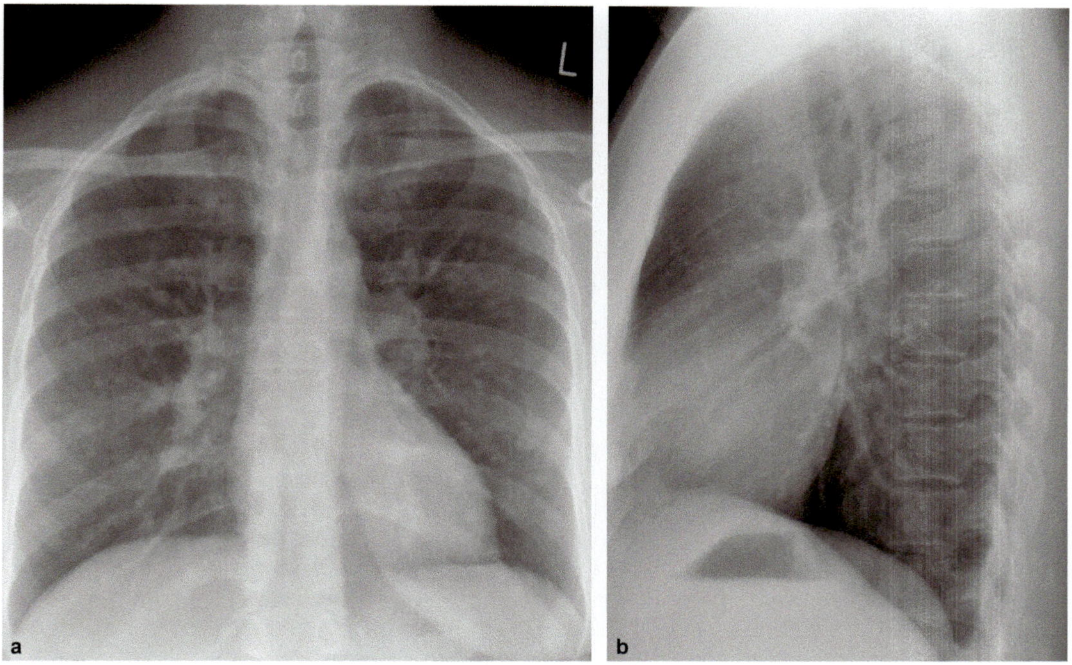

**Abb. 5.36** Röntgen-Thorax des Patienten. a) p.a.-Strahlengang, b) seitlicher Strahlengang. [T796]

ist normal groß. Einen Pleuraerguss, Stauungszeichen oder ein konfluierendes Infiltrat kann ich auch nicht ausmachen. Auffällig ist jedoch eine bihiläre Lymphadenopathie. In der Seitenaufnahme ist das aortopulmonale Fenster verschattet/nicht frei einsehbar. In Zusammenschau der Klinik und des Röntgenbildes liegt hier eine **Sarkoidose** nahe.

### Kennen Sie die Einteilung der Sarkoidose?

Zunächst gibt es zwei Formen der Sarkoidose – die akute und die chronische Verlaufsform, wobei die akute selten in die chronische Sarkoidose übergeht:

- Bei der **akuten Sarkoidose** gibt es zwei Sonderformen. Das **Löfgren-Syndrom** geht meist mit hohem Fieber, Appetitlosigkeit und Abgeschlagenheit und der folgenden Symptomtrias einher: 1. Polyarthritis (meist Sprunggelenksarthritis), 2. Erythema nodosum (v. a. an den Streckseiten der Unterschenkel) und 3. eine bihiläre Lymphadenopathie. Das **Heerfordt-Syndrom** ist seltener und zeigt sich durch Fieber und der Symptomtrias Parotitis, Uveitis und Faszialisparese.
- Bei der **chronischen Sarkoidose** ist meist die Lunge betroffen, es können jedoch auch extrapulmonale Beteiligungen z. B. des Auges (Konjunktivitis), der Haut (Erythema nodosum, Lupus pernio) oder auch der Lymphknoten, des Nervensystems, des Herzens, der Leber, Niere, Milz oder Gelenke und Skelettmuskulatur vorkommen. Hier gibt es verschiedene radiologische Typen:

| | |
|---|---|
| **Typ 0** | Normalbefund |
| **Typ I** | Bihiläre Lymphadenopathie |
| **Typ II** | Bihiläre Lymphadenopathie mit Lungenbefall (disseminierte, retikulonoduläre Zeichnungsvermehrung) |
| **Typ III** | Lungenbefall ohne Lymphadenopathie |
| **Typ IV** | Lungenfibrose |

### Wie würden Sie das gezeigte Röntgenbild einschätzen (➤ Abb. 5.37)? Welcher Typ liegt hier vor?

Auf dem Röntgenbild sieht man einen Lungenbefall ohne Lymphadenopathie. Es zeigt sich eine disseminierte retikulo-noduläre Zeichnungsvermehrung, also am ehesten einer chronischen Sarkoidose Typ III entsprechend.

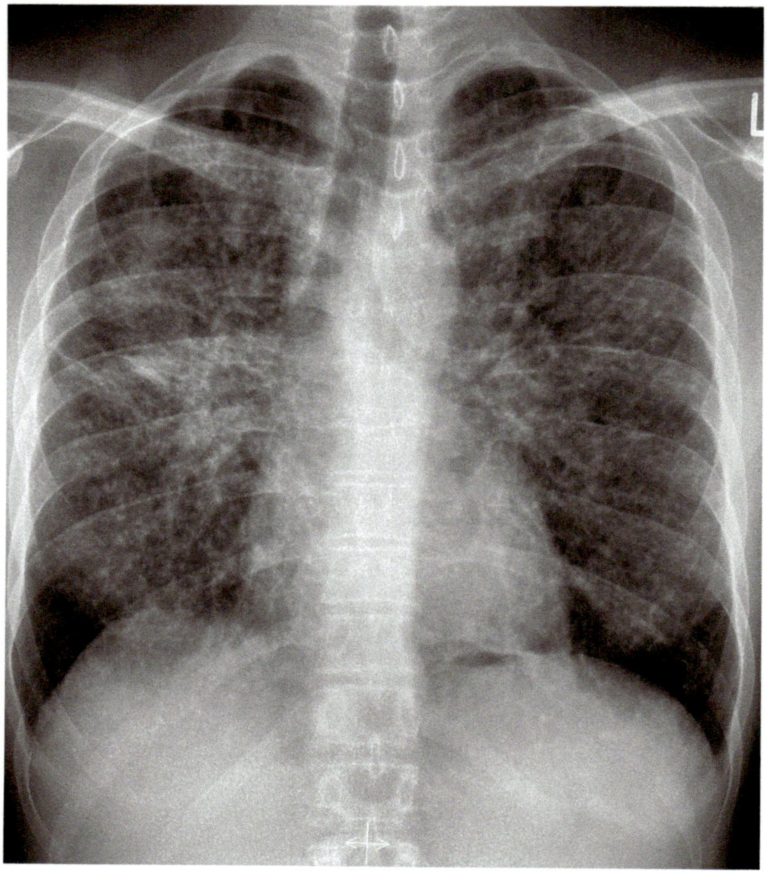

**Abb. 5.37** Röntgen-Thorax, p. a.-Strahlengang. Sarkoidose Typ III. [T796]



### Welche weitere Diagnostik würden Sie veranlassen?

Da viele Organe von einer chronischen Sarkoidose betroffen sein können, würde ich entsprechende Untersuchungen zur Funktionsprüfung veranlassen. Bei einem unklaren Röntgenbefund oder der Frage nach mediastinaler Lymphknotenbeteiligung kann eine Computertomografie des Thorax erfolgen, im Rahmen einer Bronchoskopie können Lymphknoten punktiert werden. Zur Verlaufsbeurteilung sollte regelmäßig die Lungenfunktion überprüft werden, Langzeit-EKG und Echokardiografie können Hinweise auf eine mögliche kardiale Sarkoidose liefern, MRT-Untersuchungen können bei Verdacht auf Organbeteiligungen erfolgen und es sollte eine augenärztliche Vorstellung stattfinden.

### Welche Erkrankungen zeigen neben der Sarkoidose eine disseminierte retikulo-noduläre Zeichnungsvermehrung und müssen differenzialdiagnostisch bedacht werden?

Pneumokoniosen wie z. B. eine Silikose verursachen ein ähnliches Röntgenbild, sowie eine exogen-allergische Alveolitis, maligne Erkrankungen wie eine Lymphangiosis carcinomatosa oder eine Tuberkulose und atypische Mykobakteriosen.

**FALLBEISPIEL**

Eine 47-jährige Dame wird mit Dyspnoe, Husten und Auswurf vorstellig. Eine fortgeschrittene COPD ist vorbekannt, die Patientin kennt die Symptome – das ist bereits die dritte Exazerbation in diesem Jahr. Die Rettungsstelle der Klinik, in der sie bisher behandelt wurde, war jedoch abgemeldet, sodass Sie sie das erste Mal sehen und keine Vorbilder vorliegen. Sie veranlassen eine Röntgenuntersuchung.

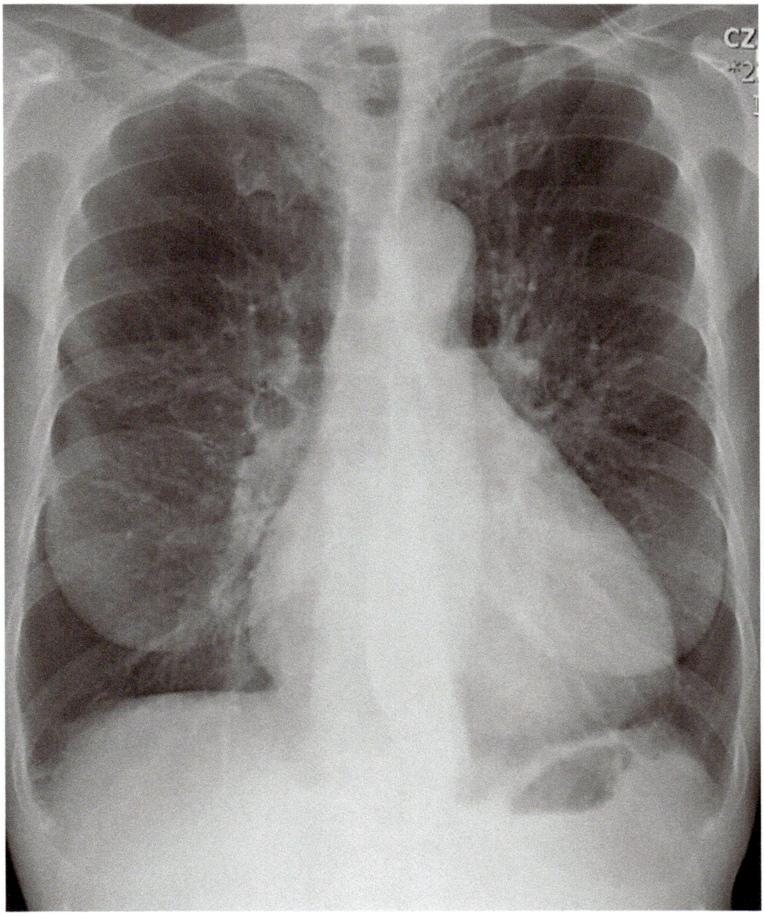


**Abb. 5.38** Röntgen-Thorax der Patientin, p.a.-Strahlengang [T796]

## Beschreiben Sie zielgerichtet das Röntgenbild (➤ Abb. 5.38)!

Auf diesem Röntgenbild sehe ich keinen Anhalt für ein konfluierendes Infiltrat, somit gehe ich nicht von einer Infektexazerbation aus. Ein Hinweis auf einen Pleuraerguss oder Stauungszeichen besteht auch nicht. Das Zwerchfell ist tiefstehend und abgeflacht, die Rippen verlaufen weitestgehend horizontal und die Interkostalräume sind weit. Die Lunge wirkt recht stark strahlentransparent mit Rarefizierung der peripheren Gefäße. Es zeigt sich insgesamt das Bild eine **„Fassthorax"** im Sinne eines Lungenemphysems – typisch für die COPD. Das Herz ist rechtsbetont vergrößert.

## Welche Veränderungen würden Sie bei einer primären/postprimären/ausgeheilten Tuberkulose erwarten?

Die **primäre Lungentuberkulose** kann bei immunsupprimierten Patienten zur Landouzy-Sepsis führen mit disseminierten Konsolidierungen im Röntgenbild. Bei der viel häufigeren **postprimären pulmonalen Tuberkulose** können unscharf berandete, oft bilaterale Konsolidierungen vor allem in den Oberlappen auftreten. Im Verlauf kann es zur Ausbildung der typischen Kavernen kommen, sowie zu einem einseitigen Pleuraerguss mit reaktiven Pleuraverdickungen (➤ Abb. 5.39).

Für ein abgeheiltes Stadium sprechen Pleuraschwarten, verkalkte, teils sternförmige Narben und eine mögliche Fibrose.

5

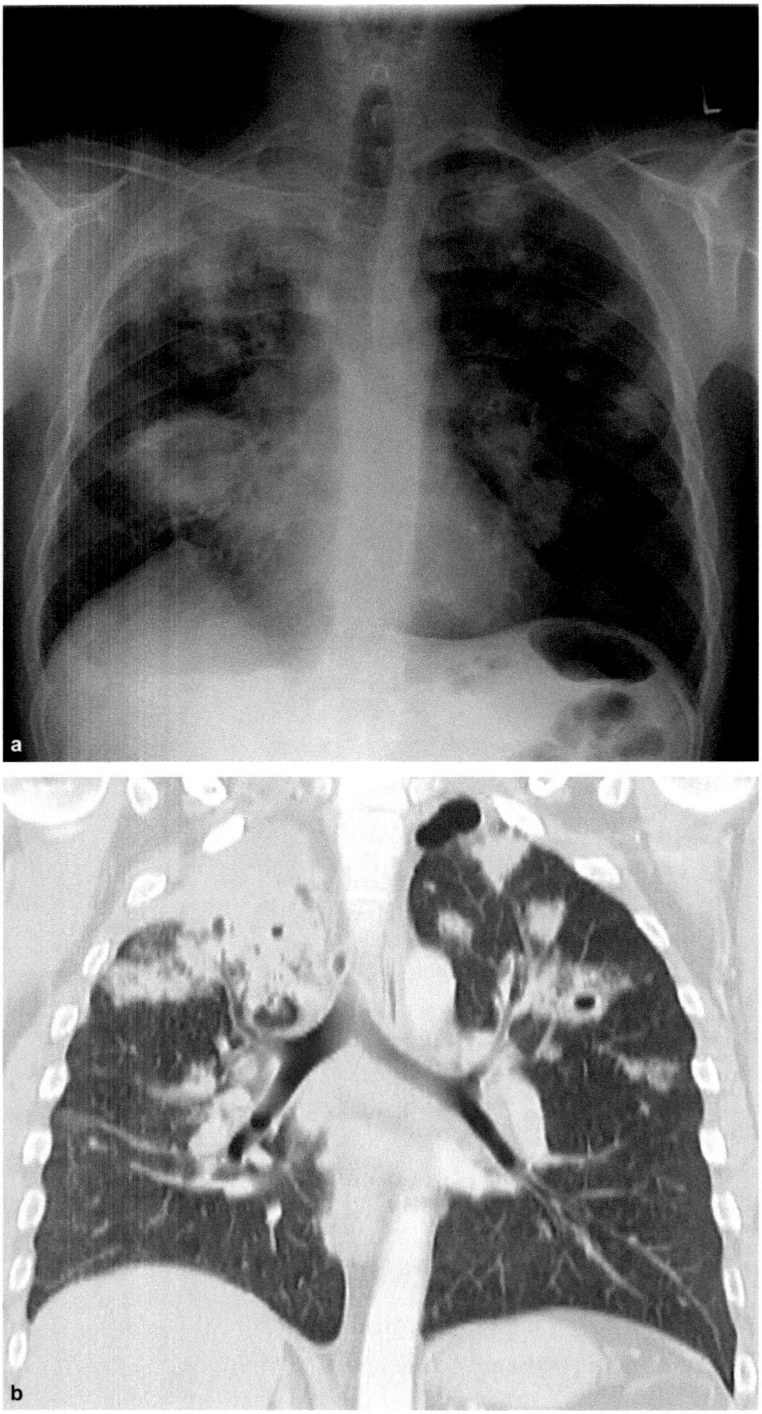


**Abb. 5.39** a) Röntgen-Thorax, p.a.-Strahlengang, bei fulminanter postprimärer Tuberkulose mit Konsolidierungen in den Lungenspitzen, Streuherden und Kavernenbildung. b) CT-Thorax, koronare Schnittebene des gleichen Patienten mit zusätzlichen Lymphknotenvergrößerungen hilär. [T796]

### Kennen Sie weitere Ursachen für eine Lungenfibrose?

Die Lungenfibrose kann idiopathisch oder sekundär auftreten. Die idiopathische Lungenfibrose kann mit dem Rauchen oder akut/subakut im Rahmen einer zum Beispiel interstitiellen Pneumonie assoziiert sein. Als sekundäre Ursachen kommen unter anderem Zytostatika oder UAW von Medikamenten wie Amiodaron in Betracht, inhalative Noxen wie Silikose, Asbestose oder die exogen-allergische Alveolitis. Darüber hinaus kann im Rahmen von Systemerkrankungen wie der Sarkoidose, rheumatoiden Arthritis, GPA oder Lupus erythematodes zur fibrotischen Veränderungen der Lunge kommen.

## 5.7.3 Herz

### Können Sie die randbildenden Strukturen des Herzschattens erläutern (➤ Abb. 5.40)?

In der p.a.-Aufnahme wird der linke Rand des Herzens gebildet durch den Aortenbogen, den Truncus pulmonalis, das linke Herzohr und den linken Ventrikel. Der rechte Rand des Herzens entspricht der V. cava superior und dem rechten Vorhof. In der seitlichen Aufnahme kann man ventral die Aorta ascendens, den Truncus pulmonalis und den rechten Ventrikel abgrenzen; dorsal ist der linke Vorhof, der linke Ventrikel und die V. cava inferior randbildend.

### Wie beurteilen Sie den kardialen Status in diesen Röntgenbildern (➤ Abb. 5.41)?

Es imponiert in beiden Bildern eine **Herzvergrößerung.**

- In ➤ Abb. 5.41a zeigt sich eine vermehrte Gefäßzeichnung mit Umverteilung und Kerley-B-Linien und Bronchialmanschetten im Sinne einer interstitiellen Stauung. Es handelt sich hier am ehesten um eine Herzinsuffizienz.
- Bei der Patientin in ➤ Abb. 5.41b kommen noch Ergussbildung und das alveoläre Ödem hinzu.

### Was sind die radiologischen Zeichen der Links- vs. Rechtsherzinsuffizienz bzw. der Dekompensation?

Bei der **Linksherzinsuffizienz** kann man einen ausladenden linken Herzrand und einen vergrößerten Herz-Thorax-Quotienten > 0,5 im Röntgenbild sehen. Zeichen einer Dekompensation sind die Kranialisation der Gefäße, Kerley-B-Linien (verdickte Interlobärsepten), das Manschettenphänomen – also ein Ödem der Gefäß- und Bronchuswand, Pleuraergüsse sowie fleckige Verschattung – intraalveolärer Flüssigkeit entsprechend.

Bei einer **Rechtsherzinsuffizienz** kann man einen verbreiterten Schatten der V. cava superior beobachten, einen Zwerchfellhochstand rechts durch eine Stauungsleber und eine Herzvergrößerung. ➤ Abb. 5.42

### Welches bildgebende Verfahren gehört zur Diagnostik bei einer Herzinsuffizienz?

Zu der Basisdiagnostik der Herzinsuffizienz gehört die Echokardiografie.

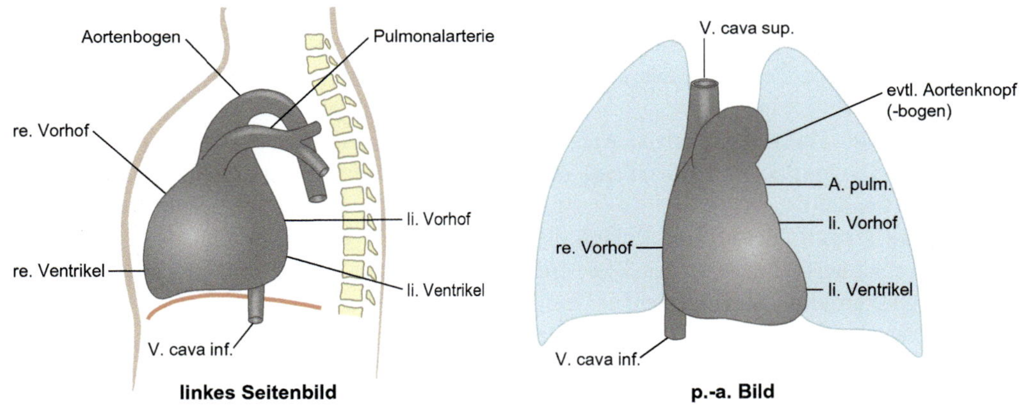


**Abb. 5.40** Schematische Darstellung der randbildenden Strukturen des Herzschattens [L157]

5

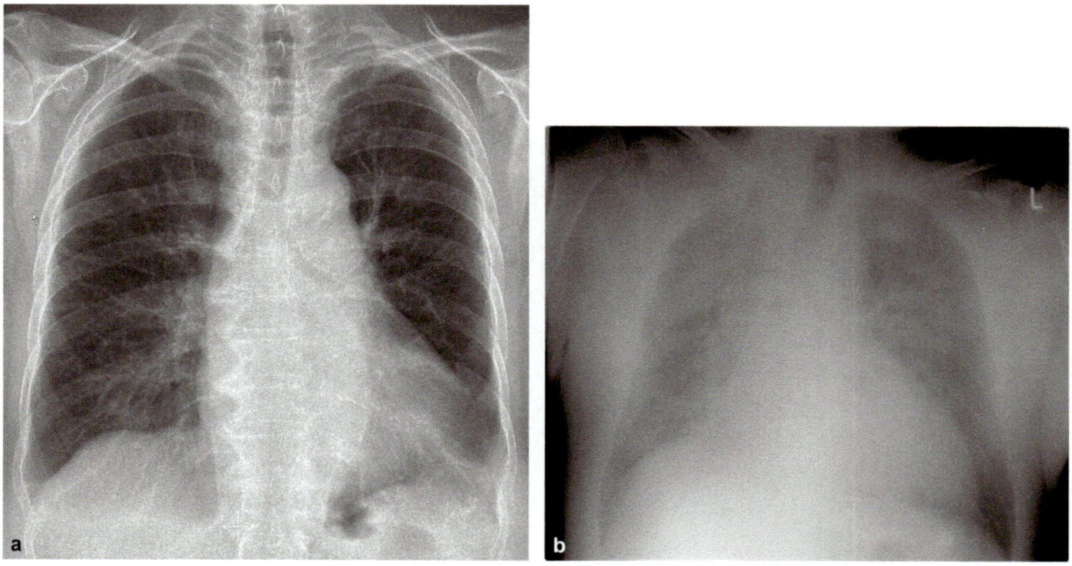

**Abb. 5.41** Röntgen-Thorax, p.a.-Strahlengang [T796]



### Richtig! Welche Strukturen/Funktionen beurteilen Sie grundsätzlich mithilfe der Echokardiografie?

Mithilfe der Echokardiografie kann unter anderem die linksventrikuläre Ejektionsfraktion (LVEF) zur Beurteilung des Schweregrads der Herzinsuffizienz bestimmt werden sowie eine mögliche Herzmuskelhypertrophie, z. B. eine Verdickung des Ventrikelseptums. Darüber hinaus können strukturelle Veränderungen der Herzklappen bzw. Vitien beurteilt werden sowie mögliche Wandbewegungsstörungen bei einer bestehenden Ischämie und Zeichen einer akuten oder chronischen Rechtsherzbelastung detektiert werden. Mittels **Gewebedoppleruntersuchung** kann zwischen diastolischer und systolischer Funktionsstörung unterschieden werden. Zudem kann ein möglicher Perikarderguss evaluiert werden.

### Welches bildgebende Verfahren können Sie neben einer invasiven Diagnostik zur Beurteilung der Koronarien verwenden?

Mittels **Kardio-CT** kann im **Kalzium-Scoring** die Kalklast der Koronarien bestimmt werden. Dies wird mittels Agatston Score angegeben und dient der Risikostratifizierung. In der **CT-Koronarangiografie** werden Plaques (verkalkt, nicht-verkalkt, gemischt) detektiert und die daraus ggf. resultierende Koronarstenosen zuverlässig nachgewiesen. Einer Kardio-CT sollten Patient*innen mit einer niedrigen bis mittleren Prätestwahrscheinlichkeit zugeführt werden. Patient*innen mit typischer Angina pectoris oder hoher Wahrscheinlichkeit für einen Myokardinfarkt (Klinik, EKG, Labor) sollten dem Herzkatheter zugeführt werden (Diagnostik und Therapie in einer Untersuchung möglich).

### Welche funktionellen bildgebenden Verfahren zur Beurteilung der Herzfunktion kennen Sie?

Mittels **Stress-Echokardiografie** kann eine durch Belastung induzierbare, reversible Wandbewegungsstörung als Folge einer Myokardischämie nachgewiesen werden, sie ist jedoch zeitaufwendig und recht schwierig durchführbar. Mithilfe der **Kardio-MRT** können u. a. eine Wandbewegungsanalyse sowie ein Ischämienachweis bei in der CT nicht eindeutigen Stenosen erfolgen und die myokardiale Vitalität beurteilt werden. Die Belastung des Herzens erfolgt dabei medikamentös mittels Dobutamin. Darüber hinaus kann mithilfe der **Myokard-Szintigrafie** oder -SPECT die myokardiale Stoffwechselaktivität durch Injektion eines Radiopharmakons und Detektion über eine Gammakamera festgestellt werden. Damit kann z. B. auch im Zustand nach Myokardinfarkt zwischen einer Myokardnarbe und einer Myokardischämie unterschieden werden. Die **Myokard-Perfusions-PET** stellt ebenfalls die

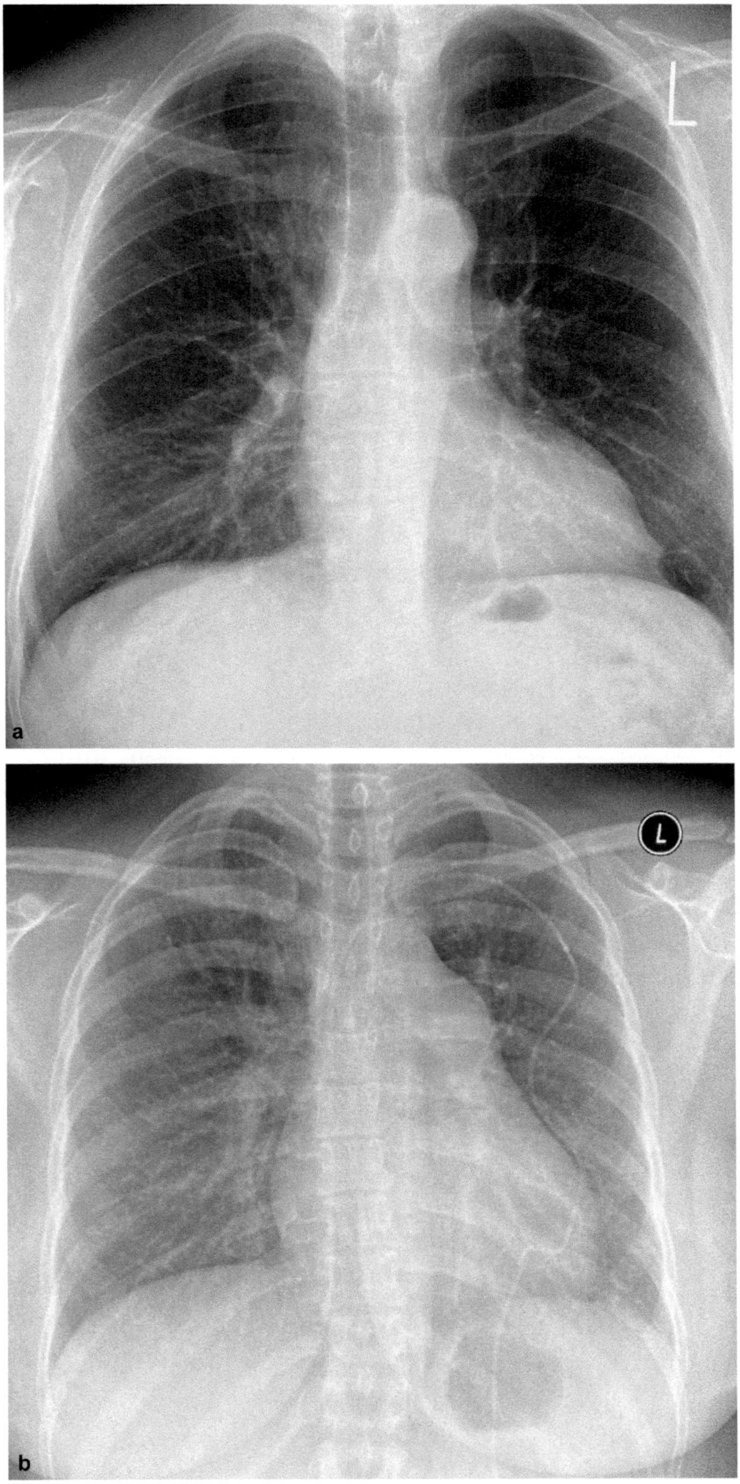


**Abb. 5.42** Röntgen-Thorax, p. a.-Strahlengang mit: a) Linksbetonung (bei Hypertonus), b) Rechtsherzbelastung (durch offenen Ductus arteriosus) [T796]

Stoffwechselaktivität des Herzmuskels dar und hat eine höhere räumliche Auflösung als die Myokard-Szintigrafie, ist jedoch wenig verfügbar und mit hohen Kosten verbunden.

### 5.7.4 Gefäße

**FALLBEISPIEL**

Ein Patient wird mit Brustschmerzen in der Rettungsstelle eingeliefert. Er klagt über Vernichtungsschmerzen – plötzlich einsetzende stärkste Brustschmerzen mit einem reißenden Charakter. Im RTW-Protokoll ist zudem eine Seitendifferenz des Blutdrucks dokumentiert.

**Woran denken Sie als Erstes bzw. welcher Diagnose muss hier auf jeden Fall nachgegangen werden?**

Bei Brustschmerzen denke ich generell zunächst an ein akutes Koronarsyndrom beziehungsweise muss dieses ausschließen. Bei dem beschriebenen plötzlichen Einsetzen mit reißendem Charakter muss differenzialdiagnostisch unbedingt auch eine Aortendissektion ausgeschlossen werden.

**Wie gehen Sie bei einem Verdacht auf eine Aortendissektion vor?**

Mittels wiederholten EKGs und serieller Troponinkontrolle sollte ein **akutes Koronarsyndrom** ausgeschlossen werden. Anhand der bestehenden Risikokonstellation sollten weitere Maßnahmen und Bildgebung eingeleitet werden.

Hochrisikofaktoren sind:

- Bezüglich der **Anamnese:** ein Marfan Syndrom, eine positive Familienanamnese, eine bekannte Aortenklappenerkrankung oder Aortenaneurysma
- Bezüglich der **Symptome:** ein abrupter Beginn der Schmerzen, eine hohe Schmerzintensität und ein „zerreißendes" Gefühl
- Bezüglich **klinischer Parameter:** ein Pulsdefizit, eine Blutdruckseitendifferenz > 20 mmHg, ein in diesem Zusammenhang bestehendes fokalneurologisches Defizit, ein neues Diastolikum p. m. über dem Erb-Punkt sowie Hypotonie und Schock.

Trifft kein oder nur ein Symptom/Befund aus den Kategorien (Anamnese, Symptome, Befunde) zu, besteht ein niedriges/mittleres Risiko und es sollten die D-Dimere bestimmt werden. Bei negativen D-Dimeren ist die Wahrscheinlichkeit einer Aortendissektion sehr gering. Bei mehr als einem positiven Symptom/Befund aus den drei Kategorien besteht ein hohes Risiko und es sollte eine umgehende Bildgebung mittels CT-Angiografie oder TEE erfolgen.

In dem genannten Fall liegt ein hohes Risiko vor, da Hochrisiko-Symptome und Befunde bestehen, sodass ich in der Akutsituation am ehesten eine CT-Angiografie veranlassen würde.

**Wie wird die Aortendissektion klassifiziert?**

Es gibt die **Standford-Klassifikation** A und B und die **DeBakey-Klassifikation** Typ I, II und III. Am häufigsten wird die Stanford-Klassifikation verwendet (➤ Abb. 5.43). Standford-Typ A betrifft die Aorta

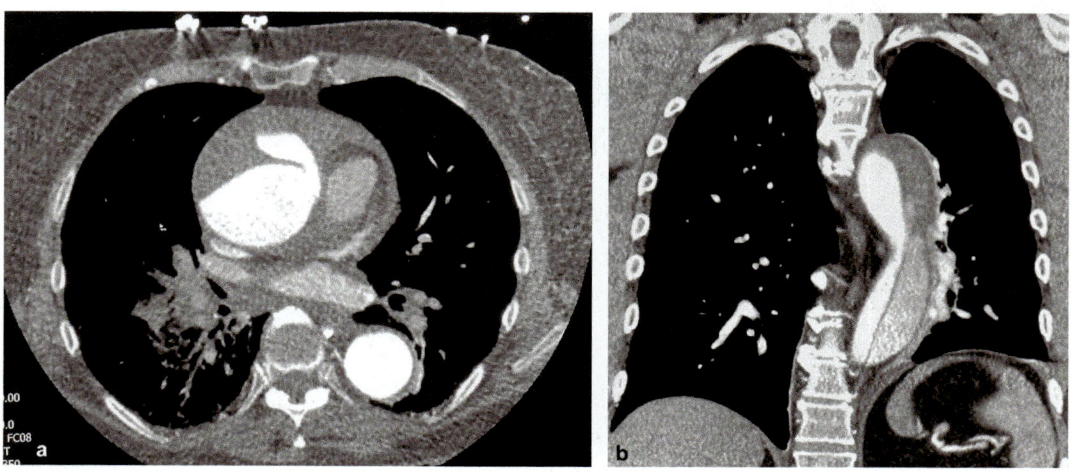


**Abb. 5.43** CT-Thorax mit: a) Aortendissektion Stanford A, transversale Schnittebene, b) Aortendissektion Stanford B, koronare Schnittebene [T796]

ascendens, unabhängig von Beginn und Ausdehnung, Stanford-Typ B betrifft die Aorta descendens. Bei der Stanford-Non-A-non-B ist der Arcus aortae mitbetroffen (unabhängig von Beginn und Ausdehnung).

**Welcher Typ der Aortendissektion ist gefährlicher?**
Eine Aortendissektion vom Typ Stanford A ist gefährlicher, weil es hier zur Verlegung der Koronarien und somit zu einem akuten Myokardinfarkt kommen kann.

**Welche weiteren Aortenerkrankungen kennen Sie neben der Aortendissektion?**
Andere Aortenerkrankungen und oftmals auch mögliche zugrunde liegende Ursache einer Aortendissektion sind das Aortenaneurysma, die Arteriosklerose mit Bildung von Plaques und Verkalkungen, entzündliche Veränderungen, wie die Riesenzellarteriitis oder die Takayasu-Arteriitis, oder angeborene Fehlbildungen der Aorta bzw. des Aortenbogens, z. B. eine Aortenisthmusstenose.

**Wie würden Sie die Aorta in diesen CT-Bildern beschreiben (> Abb. 5.44)?**
Auf den vorliegenden CT-Bildern sieht man eine deutliche Aufweitung der Aorta ascendens im Sinne eines Aneurysmas.

**Wann spricht man von einem Aneurysma?**
Das Aortenaneurysma ist eine Aussackung der Gefäßwand der Aorta, die häufigste Form ist das **Aneurysma verum** mit Aufweitung aller drei Gefäßwandschichten (der Intima, Media und Adventitia). Im Bereich der thorakalen Aorta wird eine Erweiterung des Durchmessers über 4 cm bei Männern und über 3,4 cm bei Frauen und im Bereich der abdominellen Aorta eine Erweiterung des Durchmessers über 3 cm bei Männern und über 2,7 cm bei Frauen als **Aortenaneurysma** definiert.

## 5.8 Periphere Gefäße

**Mit welchem bildgebenden Verfahren diagnostizieren Sie eine tiefe Beinvenenthrombose?**
Bei Verdacht auf eine tiefe Beinvenenthrombose würde ich eine Kompressionssonografie mittels FKDS durchführen. Dabei werden die tiefen Beinvenen in Abständen von wenigen Zentimetern durch Ausüben von Druck mit dem Schallkopf von der Leistenregion nach distal auf ihre Komprimierbarkeit geprüft.

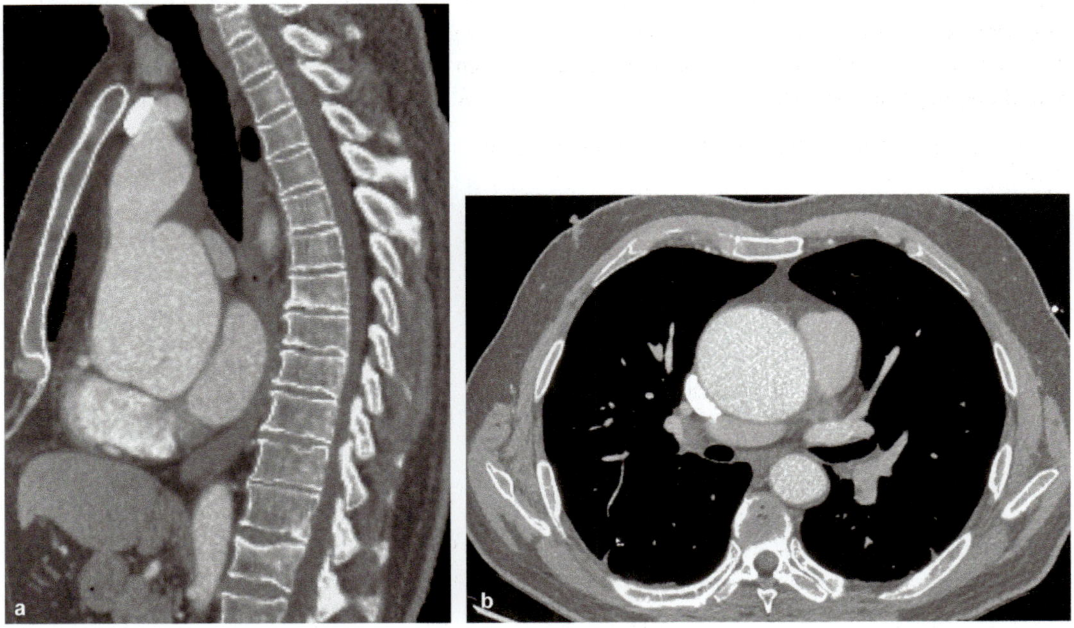


**Abb. 5.44** CT-Thorax. a) sagittale Schnittebene, b) transversale Schnittebene. [T796]

**Richtig! Wie stellt sich der Thrombus dar? Können Sie mit der Methode auch eine Aussage über das Alter eines Thrombus treffen?**

Einen Thrombus erkennt man durch das Fehlen der Kompressibilität (v. a. im Querschnitt), eine Zunahme des Querdurchmessers des Venenlumens (größer als begleitende Arterie), eine fehlende Zunahme des Querdurchmessers des Venenlumens bei Valsalvamanöver und den durch Thromben stärkeren Echobesatz des Lumens (Binnenechos). Zudem fehlt das Doppler Signal im Bereich des Thrombus.

Das Alter eines Thrombus kann man z. B. anhand der Echogenität der Binnenechos bestimmen. Ein homogenes, echoarmes Binnenmuster mit unscharfer Venenwand spricht für einen frischen Thrombus, ein heterogenes, eher echoreiches Binnenecho mit scharfer Wandbegrenzung spricht für einen älteren Thrombus.



**Gibt es alternative bildgebende Verfahren zur Diagnostik einer TVT?**

Bei speziellen Fragestellungen kann eine **CT-Venografie** durchgeführt werden. Die konventionelle Phlebografie über die Fußvenen wird heutzutage kaum noch verwendet.

**FALLBEISPIEL**

Sie haben bei einer Patientin sonografisch eine TVT nachgewiesen. In der Anamnese ergibt sich jedoch keine offensichtliche Ursache für eine Thrombose wie eine Immobilisation, ein früheres Ereignis, Schwangerschaft, Östrogentherapie oder ein Nikotinabusus.

**Welche weiteren Ursachen müssen Sie bedenken und abklären?**

Vor allem bei älteren Patient*innen muss bei einer TVT unklarer Genese immer auch an ein Malignom gedacht werden. Neben einer gezielten Anamnese auch bezüglich bisheriger Vorsorgemaßnahmen wie Gastroskopie, Koloskopie oder Mammografie, würde ich zunächst eine „kleine Tumorsuche“ mittels Sonografie des Abdomens und Röntgen des Thorax veranlassen. Bei Beckenvenenthrombosen oder besonderem Verdacht kann noch eine CT/MRT-Diagnostik erfolgen. Bei jüngeren Patient*innen, ungewöhnlichen Lokalisationen oder positiver Familienanamnese sollte im Anschluss an die Antikoagulanzientherapie eine Thrombophilie-Diagnostik erfolgen.

**Welche Symptome sind typisch für eine periphere arterielle Verschlusskrankheit?**

Bei einer pAVK kommt es zu einer Claudicatio intermittens mit belastungsabhängigen, krampfartigen Ischämieschmerzen und Besserung durch Pause und Tieflagerung der Extremität. Die Schmerzen treten jeweils im Bereich unter der vorliegenden Stenose auf. Bei kritischer Ischämie kann es auch zu einem ischämischen Ruheschmerz und trophischen Störungen der Haut und der Extremitäten kommen.

**Welche bildgebenden Verfahren kommen zur weiteren Diagnostik in Betracht?**

Die **FKDS** ist auch bei der pAVK die Methode der ersten Wahl. Bei unklarem/nicht ausreichend beurteilbarem Befund der FKDS kann eine **MR-Angiografie** oder alternativ **CT-Angiografie** zum Einsatz kommen (➤ Abb. 5.45). Die **Digitale Subtraktions-**

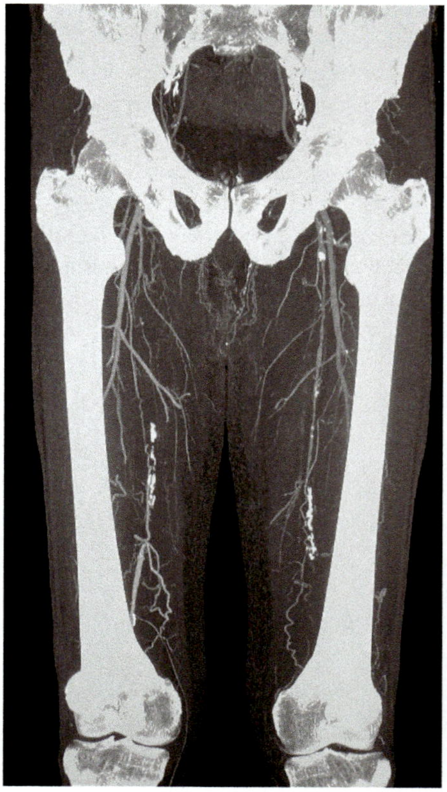

**Abb. 5.45** CTA der Beingefäße bei pAVK [T796]

**angiografie (DSA)** ist das bildgebende Verfahren der Wahl zur Operationsplanung bei komplexen Befunden oder im Rahmen der Intervention.

## 5.9 Magen-Darm-Trakt

### 5.9.1 Allgemein

**Welches bildgebende Verfahren ist das Mittel der ersten Wahl bei einem Verdacht auf ein akutes Abdomen?**

Als Bildgebung der ersten Wahl gilt beim akuten Abdomen die Sonografie aufgrund der hohen Verfügbarkeit, fehlenden Strahlenbelastung und hohen Sensitivität für die häufigsten Ursachen des akuten Abdomens.

**Welche wichtigen Befunde als mögliche Ursachen für ein akutes Abdomen können Sie mittels Sonografie darstellen?**

Als generelle Zeichen kann ich freie Luft als indirekte Zeichen eine Hohlorganperforation feststellen, sowie freie Flüssigkeit und Aszites. Bei Traumapatient*innen wird im Schockraum das **FAST-Schema** verwendet.

Ansonsten lassen sich im Bereich des Oberbauchs z. B. Zeichen einer Cholezystolithiasis, Cholezystitis, Cholangitis und Cholestase, eine Pankreatitis, Aortendissektion oder auch eine Urolithiasis und Harnstauung nachweisen. Im Bereich des Unterbauchs können Hinweise auf eine Appendizitis, Divertikulitis, einen Ileus, einen Mesenterialinfarkt oder auch gynäkologische Pathologien schnell erfasst werden.

**Sie haben das FAST-Schema erwähnt – was ist damit gemeint?**

FAST ist die Abkürzung für *„focused assessment with sonography for trauma"* und beschreibt ein standardisiertes Vorgehen zur Detektion freier Flüssigkeit bei Traumapatient*innen. Es werden vier Anlotungspunkte aufgesucht, die dem schnellstmöglichen Nachweis freier Flüssigkeit (Hinweis auf Blutungen/Organverletzungen) aufgrund der anatomischen Lage dienen:

- **Morison-Pouch** (rechter Oberbauch: hepatorenal, subphrenisch, pleural)
- **Koller-Pouch** (linker Oberbauch: splenorenal, subphrenisch, pleural)
- **Suprapubischer Schnitt** (Excavatio rectouterina bei der Frau bzw. Excavatio rectovesicalis beim Mann)
- **Subxiphoidaler Schnitt** (Perikarderguss)

**Welche weiteren bildgebenden Verfahren werden beim akuten Abdomen eingesetzt?**

Neben der sonografischen Evaluation kann auch eine Röntgenaufnahme des Abdomens insbesondere beim Verdacht auf einen Ileus oder Hohlorganperforation und eine Röntgenaufnahme des Thorax erfolgen. Da es sich beim akuten Abdomen jedoch um einen potenziell lebensbedrohlichen Zustand handelt, der einer schnellstmöglichen Abklärung bedarf, sollte nach klinischer Inspektion und teils gezielter Ultraschalluntersuchung in unklaren Fällen meist unverzüglich eine Computertomografie und, falls kontraindiziert (z. B. Schwangerschaft, Kinder), eine MRT erfolgen.

**Welche Differenzialdiagnose außerhalb des Abdomens müssen Sie beim akuten Abdomen, insbesondere bei Oberbauchschmerzen, beachten?**

Bei einem akuten Abdomen sollte immer auch ein akutes Koronarsyndrom mittels EKG, Monitoring und seriellen Troponinkontrollen ausgeschlossen werden bzw. im Auge behalten werden. Zusätzlich sollten Pathologien im Bereich des Ösophagus sowie der Lunge bedacht werden. Beispielsweise kann sich auch eine Pneumonie in Form von Oberbauchschmerzen äußern.

### 5.9.2 Ösophagus

**Die Breischluckuntersuchung ist eine übliche Methode zur Untersuchung der Speiseröhre. Schildern Sie bitte kurz den typischen Ablauf und gehen Sie hierbei auf die unterschiedlichen oralen Kontrastmittel ein, die hierzu verwendet werden können.**

Die Breischluckuntersuchung ist eine dynamische Untersuchung, bei der die Ösophaguspassage unter Durchleuchtung nach dem Trinken eines bariumhaltigen oder iodhaltigen Kontrastmittels verfolgt werden kann. Somit können Aussagen über den Schluckakt und die Schleimhaut des Ösophagus getroffen werden. Es können Erkrankungen mit gestörter Funktion des Ösophagus, aber auch Stenosen, Divertikel, Perforationen oder Unregelmäßigkeiten der Schleimhautoberfläche nachgewiesen werden.

Die Breischluckuntersuchung erfolgt üblicherweise im Stehen und als Erstes wird eine Leeraufnahme (ohne KM) in zwei Ebenen angefertigt. Um zu prüfen, ob die Gefahr einer Aspiration besteht, kann ein Probeschluck mit Wasser erfolgen. Anschließend wird unter Durchleuchtung auf Kommando ein Schluck orales Kontrastmittel geschluckt. Die Untersuchung sollte vom Oropharynx bis zum Magen alle Abschnitte der Speiseröhre in zwei Ebenen abbilden.

**FALLBEISPIEL**

Ein Patient stellt sich mit einer seit längerem bestehenden Dysphagie vor, die besonders unter Stresssituationen zunimmt, sowie Regurgitation unverdauter, nicht saurer Speisen. Das Nachtrinken von Wasser erleichtert das Schlucken. Die Situation ist für den Patienten sehr belastend, durch eine reduzierte Nahrungsaufnahme hat er schon einiges an Gewicht verloren.

**Ihnen werden folgende Bilder vorgelegt (> Abb. 5.46). Um welche Untersuchung handelt es sich hier?**

Es handelt sich hierbei um Bilder aus einer wie eben beschriebenen Breischluckuntersuchung.

**Welche Diagnose stellen Sie?**

Auf dem gezeigten Bild sieht man eine trichterförmige Engstelle im Bereich der Kardia und eine Erweiterung des Ösophagus vor der Stenose – eine „Sektglasform". Dieser Befund, zusammen mit der Anamnese, ist typisch für die Achalasie.

### 5.9.3 Magen

**Für die bildgebende Untersuchung des Magens ist die Gastroskopie der Goldstandard. Die radiologischen Methoden sind für dieses Organ entsprechend speziellen Indikationen/Fragestellungen auszuwählen. Können Sie bitte die Vor-/und Nachteile der Sonografie, des Röntgens, des CTs und der MRT zusammenfassen?**

| | |
|---|---|
| **Sonografie** | Der Magen ist meist zu einem gewissen Teil luftgefüllt und daher nicht gut für die Sonografie geeignet, da ein geeignetes Schallfenster schwierig zu finden ist. Allerdings lassen sich viele Nebenfragen beantworten, zu z. B. Beschaffenheit der Nachbarorgane, freie Flüssigkeit, Raumforderungen etc. |

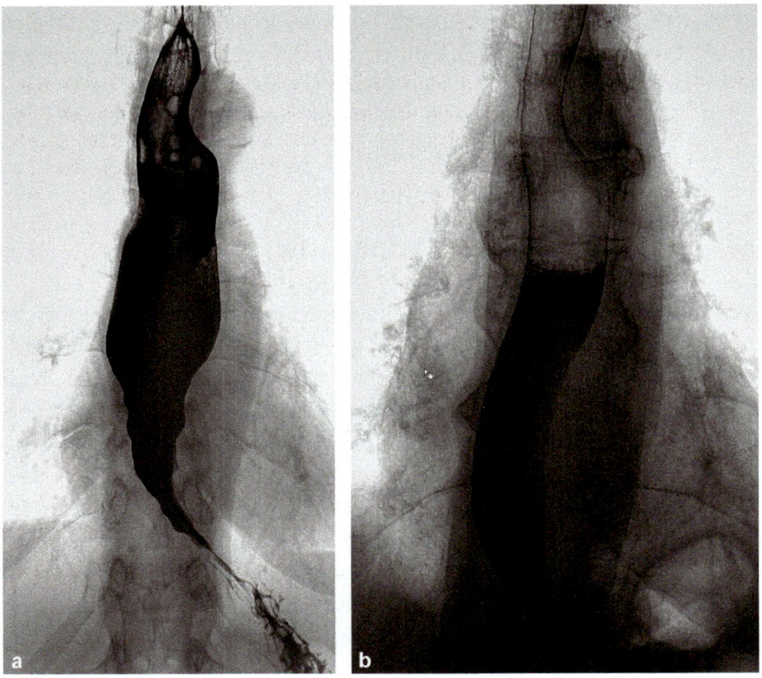


**Abb. 5.46** Ösophagus-Breischluckuntersuchung des Patienten [T796]

| | |
|---|---|
| **Röntgen** | Der Magen lässt sich als Hohlorgan nur indirekt in dieser Summationsaufnahme beurteilen. Konfiguration und Größe können im Stehen anhand der Luftfüllung abgeschätzt werden. Durch Gabe von oralem Kontrastmittel kann die Aussagefähigkeit erhöht werden – **Cave** Bei V. a. Perforation Gefahr einer Peritonitis! |
| **CT** | In diesem Schnittbildverfahren lässt sich der Magen recht gut beurteilen – Wand, Inhalt, Perfusion etc. Allerdings macht der sehr unterschiedliche Füllungszustand die Beurteilbarkeit der Wand schwierig. Abhilfe kann durch Gabe oraler Kontrastmittel geschaffen werden (Wasser als negatives Kontrastmittel, verdünntes positives Kontrastmittel). Der Magen als Hohlorgan wird vergleichbar mit einem Feuerwehrschlauch mit Flüssigkeit gefüllt und aufgedehnt, somit kann die Differenzierung zwischen z. B. echten Wandverdickungen und Umschlagfalten möglich werden. Durch Gabe von i. v.-Kontrastmittel können die Fragen nach Perfusionsausfällen oder einer aktiven Blutung beantwortet werden. |
| **MRT** | Auch dieses Schnittbildverfahren kann zur Beurteilung des Magens beitragen, ähnlich wie die CT. Aufgrund der meist längeren Untersuchungsdauer und der eingeschränkten Verfügbarkeit kommt die MRT meist nicht zur Primärfragestellung zum Einsatz, sondern eher nur als ergänzende Bildgebung in erster Linie im Rahmen einer Abdomen-MRT mit anderer Fragestellung (z.B. Staging etc.). Auch die Bewegungsartefakte des Magens lassen die MRT nicht als Primärdiagnostik zu. |

### Welche Symptome würden Sie bei einem Magenkarzinom erwarten?

Beim Magenkarzinom kommt es erst sehr spät zu Symptomen mit insgesamt diskreten und unspezifischen Beschwerden. Sie werden daher oft erst in späteren Stadien diagnostiziert. Allgemein können eine Gewichtsabnahme, chronische Eisenmangelanämie und Abneigung gegen Fleisch beobachtet werden, unspezifische Oberbauchbeschwerden wie Völlegefühl und Nüchternschmerz oder Magenblutungen. In weit fortgeschrittenen Stadien kann es zur Hepatomegalie und Aszites, tast- oder sichtbaren Virchow-Drüsen und evtl. einem tastbaren Tumor im Oberbauch kommen.

### Welche Metastasierungswege hat das Magenkarzinom?

Das Magenkarzinom metastasiert lymphogen in lokale oder auch mediastinale Lymphknoten, hämatogen in die Leber, Lunge, Knochen und Gehirn. Darüber hinaus kann es zur Infiltration von Nachbarorganen sowie Abtropfmetastasen in den Ovarien (Krukenberg-Tumor) sowie im Douglas-Raum kommen. 70 % der Patient*innen haben bereits zum Diagnosezeitpunkt Lymphknotenmetastasen.

### Welche Untersuchungen gehören zum Staging des Magenkarzinoms?

Zu den Staginguntersuchungen gehören die Sonografie des Abdomens, die Endosonografie zur Einschätzung der Tiefenausdehnung des Tumors und Beurteilung des lokalen Lymphknotenbefalls. Zudem eine CT des Thorax, Abdomens und des Beckens. Je nach Klinik ist eventuell eine Sonografie der Halsweichteile oder bei fraglicher Peritonealkarzinose auch eine Laparoskopie indiziert.

## 5.9.4 Darm

**FALLBEISPIEL**

Ihnen wird eine Patientin mit plötzlich auftretenden starken Bauchschmerzen vorgestellt. Sie berichtet, dass sie sich übergeben habe und vor 2 Tagen den letzten Stuhlgang hatte. Die klinische Untersuchung zeigt deutliche Abwehrspannung, die keinem Quadranten sicher zugeordnet werden können.

### Welche Untersuchungen mit welchen Fragestellungen führen Sie durch? Welche Verdachtsdiagnose haben Sie?

Ich würde bei der beschriebenen Anamnese an einen **Ileus** denken bzw. diesen abklären wollen. Als Basisbildgebung gelten hier die Röntgen-Abdomenaufnahme im Stehen oder Liegen und die Sonografie. Insbesondere bei instabilen und/oder älteren Patient*innen mit vermuteter komplexer Pathologie oder bei V. a. einen mechanischen Ileus würde ich direkt eine CT-Abdomen mit Kontrastmittel zur definitiven Bildgebung veranlassen.

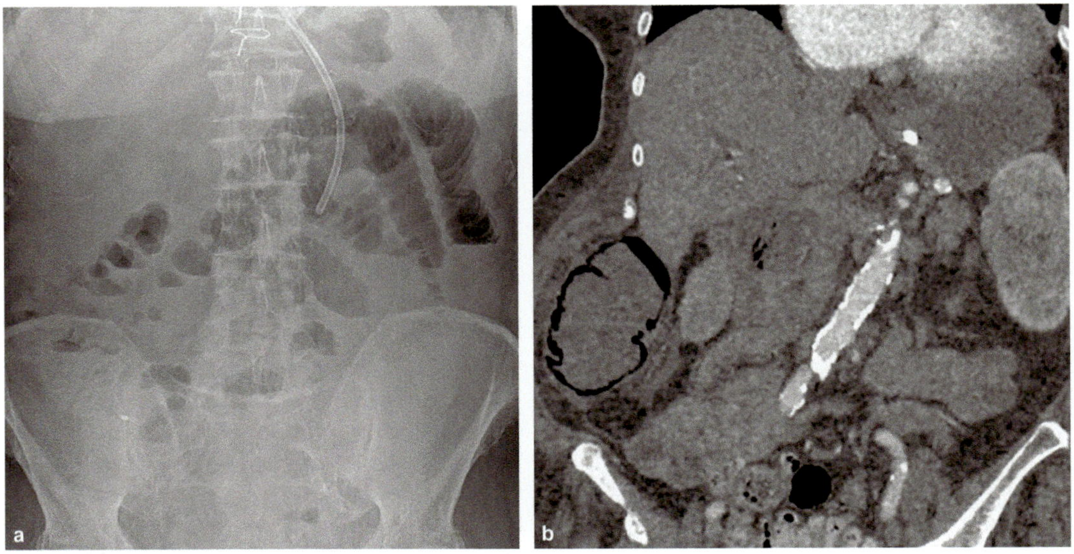


**Abb. 5.47** a) Röntgen-Abdomenübersicht im Stehen, p.a.-Strahlengang, mit einem Ileus. b) CT-Abdomen, koronare Schnittebene, mit Darmischämie des Colon ascendens (rechter Unterbauch, Pneumatosis intestinalis). [T796]



Bei der **Röntgen-Abdomenübersicht** interessieren mich vor allem erweiterte/verengte Darmschlingen, Zeichen der Überblähung und die Spiegelbildung – auch um die Lokalisation eines möglichen Ileus einzuordnen (➤ Abb. 5.47a): Bei zentralen Spiegeln würde ich von einem **Dünndarmileus** ausgehen, bei Spiegeln im (außen liegenden) Kolonrahmen von einem **Dickdarmileus** und bei freier Luft im Abdomen von einer **Perforation.** Im Anschluss kann noch eine Gastrografin®-Passage (diagnostisch/therapeutisch) erfolgen.

In der **Sonografie** können verdickte Darmwände und gefüllte Darmschlingen und freie Flüssigkeit dargestellt werden. Ein großer Vorteil der Sonografie ist die Beurteilung der Peristaltik (normal, vermehrt, verringert, aufgehoben, Pendelperistaltik) und somit weitere Hinweise auf die Verdachtsdiagnostik zu bekommen. Bei einem Dünndarmileus kann das **Klaviertasten-Phänomen (Kerckring-Falten)** beobachtet werden. Zudem würde ich nach einer Pendelperistaltik und Kalibersprüngen als Hinweis auf einen mechanischen Ileus fragen bzw. fehlende Peristaltik als Zeichen für einen paralytischen Ileus.

In der **CT-Untersuchung** kann eine manifeste mechanische Obstruktion nachgewiesen bzw. ausgeschlossen und über das folgende Therapieprozedere entschieden werden (➤ Abb. 5.47b). Gerade wenn eine operative Therapie geplant ist, wird vorher eine CT benötigt. Hier können ggf. auch eine Perforation, Aszites, eine Peritonealkarzinose, Gefäßstrangulationen oder -verschlüsse (ggf. auch Darmischämie) oder weitere Differenzialdiagnosen evaluiert werden.

**TIPP**

Mit einer solchen Fragestellung will ein/e wohlwollender Prüfer*in dem/der Kandidat*in zunächst viele Möglichkeiten offenlassen, ihr/sein Wissen auszubreiten. Wichtig ist, sich bei derart allgemein gestellten Fragen nicht zu verzetteln, sondern die Antwort strukturiert vorzutragen.

### Welche Arten des Ileus kennen Sie?

Beim **mechanischen Ileus** ist die Darmpassage aufgrund eines mechanischen Hindernisses gestört. Der Auslöser hierfür kann im Darmlumen liegen (z. B. Tumoren, Kotsteine, Fremdkörper, Invagination), er kann aber auch durch eine Kompression des Darms von außen (Adhäsionen, Briden = Bridenileus, inkarzerierte Leistenhernie, Retroperitonealfibrose) oder eine Passagestörung infolge einer angeschwollenen oder vernarbten Darmwand (CED – postentzündliche Strukturen, intramural wachsende Tumoren) ausgelöst werden. Man unterscheidet einen kompletten und inkompletten (Sub-)Ileus.

Der **paralytische Ileus** ist durch eine Störung der Darmpassage aufgrund einer Motilitätsstörung des Darms bedingt. Auslöser können selten primäre Ursachen (z. B. Neuropathien) oder Aganglionosen (z. B. Morbus Hirschsprung) sein. Die sekundäre Form ist jedoch weitaus häufiger und hat vielfältige Auslöser:

- **Reflektorisch:** durch Manipulation, Trauma, entzündliche Reizung (z. B. postoperative Atonie, Peritonitis bei Appendizitis oder Cholezystitis, Atonie bei Schmerzen)
- **Elektrolytstörungen:** Hypokaliämie, Hyperkalziämie
- **Medikamentös:** Opioide, Langzeitanwendung von Laxanzien, Sedativa, Antipsychotika, Anticholinergika, Katecholamine
- **Vaskulär:** Darm-/Mesenterialischämie, Vaskulitis
- **Neurogen:** z. B. Kompression des Rückenmarks, autonome Neuropathie (Diabetes mellitus), neurologische Grunderkrankungen wie Morbus Parkinson
- **Metabolisch:** z. B. Urämie, akute intermittierende Porphyrie

### Welche Komplikationen können Sie erwarten und welche Bildgebung würden Sie im Notfall bevorzugen und warum?

Beim Ileus kann es aufgrund einer Stase im Darmlumen zur Distension des Darms mit Hypoxie und Ödem kommen, was wiederum einem hohen Flüssigkeitsverlust bedingt und das Einwandern von Bakterien in die Darmwand begünstigt. In dieser Konstellation kann eine Peritonitis bzw. Sepsis entstehen. Es kann dadurch zu einem hypovolämischen und/oder septischem Schock kommen. Der mechanische Ileus hat dadurch eine hohe Letalität bis zu 25 %. Es sind daher eine schnelle Diagnostik und Therapie nötig. Im Zweifel würde ich frühzeitig eine CT-Bildgebung veranlassen, um keine Zeit zu verlieren und eine definitive Diagnose und OP-Grundlage zu haben.

### Differenzialdiagnostisch kommen bei der oben beschriebenen Klinik noch weitere Krankheitsbilder in Betracht. Was fällt Ihnen noch ein?

Bei einem diffusen Bauchschmerz, der keinem Quadranten zuzuordnen ist, würde ich unter anderem auch an eine (perforierte) Sigmadivertikulitis oder (perforierte) Appendizitis denken. Hier kann es schnell zu peritonitischen Beschwerden kommen.

**FALLBEISPIEL**

Gehen wir weiter zu den nicht hochakuten Krankheitsbildern. Ihnen wird ein Patient mit B-Symptomatik und wechselnden Stuhlgewohnheiten vorgestellt. Sie denken an eine kolorektales Karzinom.

### Können Sie die Metastasierungswege benennen?

Das **Kolonkarzinom** kann über die lymphogene Metastasierung mesenteriale Lymphknotenmetastasen bilden; hämatogen (Pfortader-Typ) metastasiert es primär in die Leber und im Verlauf über die Lebervenen und die V. cava inferior in die Lunge.

**Rektumkarzinome** im oberen Drittel können paraaortale Lymphknoten befallen. Die hämatogene Metastasierung erfolgt ebenfalls primär in die Leber.

Bei Rektumkarzinomen im mittleren und unteren Drittel betrifft die lymphogene Metastasierung paraaortale Lymphknoten, Lymphknoten im Bereich der Beckenwand, sowie im unteren Drittel auch inguinale Lymphknoten. Die hämatogene Metastasierung erfolgt über die V. iliaca interna in die V. cava und somit primär in die Lunge (Cava-Typ).

### Welche bildgebenden Verfahren kommen hier zum Staging infrage?

Zunächst erfolgen eine Abdomensonografie und ein Röntgen des Thorax zur Abklärung von Leber- und Lungenmetastasen. Bei unklaren Befunden oder Verdacht auf Fernmetastasen oder Verdacht auf Infiltration von Nachbarorganen kommt die CT zum Einsatz (Abdomen, Becken und/oder Thorax). Bei V. a. Lebermetastasen können weiterhin eine kontrastmittelgestützte Lebersonografie, eine MRT oder eine PET-CT erfolgen, bei V. a. Skelettmetastasen eine Knochenszintigrafie.

## 5.10 Leber und Gallenwege

### Welche benignen Leberraumforderungen kennen Sie?

Gutartige Raumforderungen der Leber sind z. B. das Hämangiom, die fokal noduläre Hyperplasie (FNH), das Leberzelladenom und die Leberzyste.

5

**Richtig! Kennen Sie spezifische Zeichen in der Bildgebung für die einzelnen Raumforderungen?**

Die genannten Raumforderungen kann man primär gut mittels Sonografie diagnostizieren, ggf. auch mittels Kontrastmittel-Sonografie oder Kontrastmittel-CT/-MRT:

| | |
|---|---|
| **Leberhämangiom** | • Sono: homogen echoreich<br>• KM-CT/MR: früharterielle Anreicherung des peripheren Randes, nachfolgende zentrale Anreicherung („Irisblendenphänomen")<br>• KM-Sono: Irisblendenphänomen |
| **FNH** | • Sono: homogen echoarm bis echogleich, rundlich, scharf begrenzt, zentrale sternförmige Narbe<br>• KM-CT/MR: früharteriell rasche Anreicherung, schnelles Auswaschen in der portalvenösen Phase und Angleichung an umliegendes Gewebe, zentrale Narbe („Gefäßnidus")<br>• KM-Sono: „Radspeichenmuster" |
| **Leberzelladenom** | • Sono: meist isoechogen, Inhomogenitäten durch Einblutungen, häufig am rechten LL<br>• KM-CT/MR: unspezifisch, starke Vaskularisierung |
| **Leberzyste** | • Sono: echofrei, rund, dorsale Schallverstärkung<br>• KM-CT/MR: keine KM-Anreicherung |

**Welche malignen Leberraumforderungen kennen Sie und wie stellen sie sich in der Bildgebung dar?**

Maligne Tumoren der Leber sind z. B. das **hepatozelluläre Karzinom (HCC),** meist ausgehend von einer Leberzirrhose, das Cholangiokarzinom und Lebermetastasen.

Bei der Diagnostik des **HCC** ist in allen bildgebenden Verfahren vor allem das KM-Verhalten wegweisend. Typische Zeichen eines HCC sind eine irreguläre, chaotisch erscheinende Vaskularisation des Tumors, eine früharterielle Anreicherung und eine rasche portalvenöse Auswaschung des KM. In der Sonografie zeigen sich eine teils homogene, teils inhomogene Echogenität, ein uni- oder multifokales Verteilungsmuster und ggf. ein echoarmer Randsaum der Läsion (Halo). Eine CT oder MRT mit KM kann zur Beurteilung von intrahepatischen Sekundärbefunden, der genauen Tumorausbreitung, Lymphknotenmetastasen und Nebennierenmetastasen erfolgen (➤ Abb. 5.48a).

Bei dem **Cholangiokarzinom** sind Befunde in bildgebenden Verfahren häufig uneindeutig und nicht beweisend. Eine histologische Sicherung ist daher obligat. Die Basisdiagnostik kann mittels Sonografie und die initiale Ausbreitungsdiagnostik mittels CT erfolgen. Bei Verdacht auf Cholangiokarzinom und möglicher kurativer Behandlungsindikation sollte eine MRT mit KM erfolgen, ggf. in Kombination mit einer MRCP.

**Lebermetastasen** sind die häufigsten maligen Raumforderungen der Leber mit Primärtumoren vor allem im Bereich des Gastrointestinaltrakts, der Lunge oder Mamma. In der Abdomensonografie stellen sich Metastasen als echoarme oder echoreiche, relativ scharf begrenzte Läsionen dar. Anhand der Echogenität können Rückschlüsse auf den Primärtumor getroffen werden:

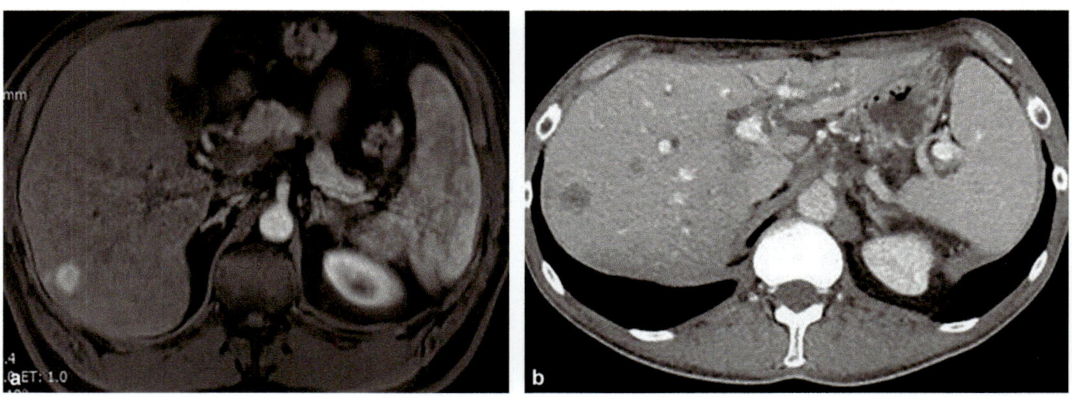


**Abb. 5.48** a) MRT der Leber, transversale Schnittebene, HCC nach Primovist. b) CT der Leber, transversaler Schnitt. Bull's-Eye-Zeichen (Metastase). [T796]

- Echoarm: Mammakarzinom, Lungenkarzinom, Lymphome, Pankreaskarzinom
- Echoreich: gastrointestinale Tumoren, neuroendokrine Tumoren, Nierenzellkarzinom

Ein typisches Muster für Metastasen ist das Bull's Eye: eine echoreiche, solide Metastase mit echoarmem Randsaum. Als Staging-Untersuchungen kommen KM-CT und -MRT zum Einsatz (➤ Abb. 5.48b).

### Wie stellt sich die Leberzirrhose in der Sonografie dar?

Bei einer Leberzirrhose zeigen sich in der sonografischen Untersuchung eine höckrige Leberkontur, eine Abrundung des Leberwinkels, eine verplumpte, bikonvexe Organform und eine inhomogene Parenchymstruktur mit variabler Hyperechogenität und bindegewebiger Septierung. Zudem kann es zur Rarefizierung intrahepatischer Portal- und Lebervenen kommen.

**FALLBEISPIEL**

Eine junge Patientin stellt sich mit rechtsseitigen, kolikartigen Oberbauchschmerzen sowie Fieber und Schüttelfrost vor. Oberbauchbeschwerden mit Koliken hat sie schon seit Längerem immer mal wieder, aber so schlimm war es noch nie. In der körperlichen Untersuchung ergibt sich ein positives Murphy-Zeichen.

### Welche ist die wahrscheinlichste Diagnose?

Die wahrscheinlichste Diagnose ist hier eine akute Cholezystitis bei vorbestehender Cholezystolithiasis.

### Was sind die häufigsten Risikofaktoren für eine Cholezystolithiasis?

Zum einen gibt es die **6-F-Regel:** Die „typischen" Patient*innen mit Cholezystolithiasis sind: **fat** (Adipositas), **female** (weiblich), **fertile** (Fruchtbarkeit, Schwangerschaft), **forty** (Alter > 40 Jahre), **fair** (hellhäutig), **family** (haben eine positive Familienanamnese oder genetische Prädisposition). Grunderkrankungen mit vermehrter Gallensteinbildung sind z. B. die zystische Fibrose, der Hyperparathyreoidismus, hämolytische Anämie durch vermehrten Anfall von Bilirubin, ein Gallensäureverlust-Syndrom, z. B. bei Morbus Crohn oder Fasten, und schnelle Gewichtsabnahme bzw. parenterale Ernährung.

### Welche sonografischen Zeichen weisen auf eine Cholezystolithiasis, Cholezystitis und Choledocholithiasis hin?

| | |
|---|---|
| **Cholezystolithiasis** | Konkremente mit dorsalem Schallschatten und ggf. Sludge |
| **Cholezystitis** | Wandverdickung > 3 mm (postprandial > 5 mm), Dreischichtung der Wand, ggf. mit umgebender freier Flüssigkeit im Gallenblasenbett, Konkremente, ggf. Vergrößerung der Gallenblase (Gallenblasenhydrops) |
| **Choledocholithiasis** | Auffällige Gallenwege, DHC-Durchmesser > 7 mm, erweiterte intrahepatische Gallenwege, Gangkonkremente |

### Wie gehen Sie diagnostisch/bildgebend weiter vor?

Bei Verdacht auf eine Choledocholithiasis mit entsprechender Erhöhung der Cholestaseparameter würde ich zum Ausschluss einer Mikrolithiasis der Gallenwege eine Endosonografie anfordern. Zeigen sich tatsächlich Konkremente im Gallengang, kann in derselben „Sitzung" eine ERCP mit Papillotomie, Gangsanierung und Steinextraktion erfolgen. Eine Cholezystektomie kann sich anschließen.

Eine CT-Abdomen sollte insbesondere präoperativ und bei komplexen oder nicht eindeutigen Befunden erfolgen.

## 5.11 Pankreas

**FALLBEISPIEL**

Aus der psychiatrischen Klinik wird Ihnen ein Patient zugewiesen, der sich eigentlich gerade zum Alkoholentzug in stationärer Behandlung befindet. Seit gestern sind jedoch heftige gürtelförmige Oberbauchschmerzen aufgetreten und die Lipase ist erhöht.

### Welches sind die häufigsten Ursachen einer Pankreatitis?

Die häufigsten drei Ursachen für eine Pankreatitis sind Alkoholabusus – wie in diesem Fall zu vermuten – eine biliäre Genese wie Choledocholithiasis,

Gallensteinabgang oder eine Papillenstenose und die idiopathische Pankreatitis. Darüber hinaus können z. B. bakterielle oder virale Infektionen, eine Hyperkalzämie oder eine Autoimmunerkrankung ursächlich sein. Medikamentös-toxische Auslöser sowie eine iatrogene Pankreatitis, beispielsweise durch eine ERCP, können ebenfalls vorkommen.

### Wie lauten die Diagnosekriterien für eine Pankreatitis?

Die Diagnose einer Pankreatitis kann gestellt werden, wenn mindestens zwei der folgenden drei Kriterien vorliegen:

- Typische abdominelle Beschwerden (akut einsetzende, anhaltende Oberbauchschmerzen, oft gürtelförmig)
- Erhöhung der Lipase mindestens über das Dreifache der oberen Norm
- Charakteristische bildmorphologische Befunde



### Welches sind charakteristische Befunde für eine Pankreatitis? Welche Verfahren werden verwendet?

Die **Sonografie** wird auch bei der Pankreatitis als Primärdiagnostik verwendet. Charakteristisch sind eine unscharfe Begrenzung der Pankreasloge (Ödem) und eine verminderte Echogenität innerhalb der Pankreasloge. Gegebenenfalls können Komplikationen wie Nekrosen, Abszesse und Pankreaspseudozysten oder peripankreatische freie Flüssigkeit nachgewiesen werden. Hinweise auf eine Ursache der Pankreatitis können der Nachweis von erweiterten Gallenwegen oder einer Choledocholithiasis geben (biliäre Pankreatitis) oder der Nachweis eines raumfordernden Prozesses (V. a. Tumor). Die Untersuchung wird jedoch oft durch Darmgasüberlagerung erschwert.

Eine **Endosonografie** kann bei Verdacht auf eine biliäre Genese oder Tumorerkrankung erfolgen. In diesem Rahmen kann direkt eine Biopsie oder bei biliärer Pankreatitis eine Papillotomie erfolgen.

**CT**-morphologische Zeichen einer akuten Pankreatitis sind ein aufgetriebenes Pankreas, ggf. hypodense Nekrosezonen und peripankreatische freie Flüssigkeit. Mithilfe der CT kann der Schweregrad der Pankreatitis gut eingeordnet werden. Allerdings ist eine CT-Diagnostik erst im Verlauf sinnvoll, da es einige Tage bis Wochen dauern kann, bis Nekrosen oder Pseudozysten zu sehen sind. Eine Akut-CT kann bei ausbleibender Besserung oder Verschlechterung innerhalb von 72 h nach Krankheitsbeginn erwogen werden.

Zur weiterführenden Diagnostik kann eine **MRT/MRCP** erfolgen. Charakteristische Befunde sind hier ebenfalls ein aufgetriebenes Organ, ggf. Nekrosen oder Raumforderungen oder eine entzündliche Umgebungsreaktion; in der MRCP können Gangdilatationen, Konkremente oder Stenosen nachgewiesen werden.

### Wie beurteilen Sie die Pankreasloge auf diesem CT-Bild (➤ Abb. 5.49)?

Hier zeigte sich ein deutlich aufgetriebenes Pankreas mit ausgedehnten, hypodensen Arealen – hierbei könnte es sich um Nekrosen handeln. Zudem sehe ich etwas freie Flüssigkeit um das Pankreas herum. Es könnte sich um eine nekrotisierende Pankreatitis handeln.

**FALLBEISPIEL**

Ein 63-jähriger Herr stellt sich in der ZNA vor. Eigentlich wollte er ja gar nicht kommen, aber seine Frau habe ihn gedrängt sich vorzustellen, da gestern bei der Familienfeier eine Gelbfärbung der Haut aufgefallen war. Auf genauere Nachfrage bejaht der Patient auch eine Stuhlentfärbung und eine Dunkelfärbung des Urins. Abgenommen habe er in den letzten Monaten auch deutlich und er fühle sich insgesamt schwach.

### Von welcher Diagnose gehen Sie aus? Welche Untersuchungen sollten erfolgen?

Bei einem schmerzlosen Ikterus, bestehender B-Symptomatik und genannten Stuhl- und Urinveränderungen würde ich an erster Stelle ein **Pankreaskarzinom** abklären wollen.

Es sollte zunächst eine Abdomensonografie erfolgen. Als weitere bildgebende Verfahren kommen eine Endosonografie, CT, MRT mit MCRP und ggf. auch MR-Angio in Betracht. Bei erfolgter Diagnose sollten die Resektabilität des Tumors und das Vorliegen einer Fernmetastasierung geklärt werden und ein Staging, wenn noch nicht erfolgt, mittels CT-Abdomen und Röntgen oder CT-Thorax erfolgen.

**Welches Zeichen ist für ein Pankreaskopfkarzinom wegweisend?**

Ein charakteristischer Befund für das Pankreaskopfkarzinom ist das **Double Duct Sign,** welches man in der Sonografie, der ERCP oder MRCP nachweisen kann (➤ Abb. 5.50). Man sieht dabei einen erweiterten Ductus pancreaticus neben einem erweitertem Ductus choledochus. Das Double Duct Sign entsteht durch Verlegung beider Gänge auf gleicher Höhe und ist hochgradig suspekt für ein Pankreaskopfkarzinom.

## 5.12 Milz

**Welche bildgebende Methode ist zur Beurteilung der Milz primär einzusetzen und was sollten Sie hierbei zur Milz beschreiben?**

Die **Sonografie** ist sicherlich die primäre Methode, die zur Beurteilung der Milz herangezogen wird. Wichtige Stärken sind die universell gute Verfügbarkeit, die Möglichkeit der Bedside-Untersuchung auch im Schockraum oder auf Station und die Schnelligkeit, mit der ein Befund erhoben werden kann. Die fehlende Strahlenexposition ist selbstverständlich auch zu erwähnen.

Neben der Lage (linker Oberbauch) und der Größe (kraniokaudaler Durchmesser von 11–14 cm, axial längs 7–11 cm, quer 4–5 cm) des Organs wird auch das Parenchym beurteilt, welches homogen sein sollte. Es können fokale Veränderungen, wie z. B. Zysten,

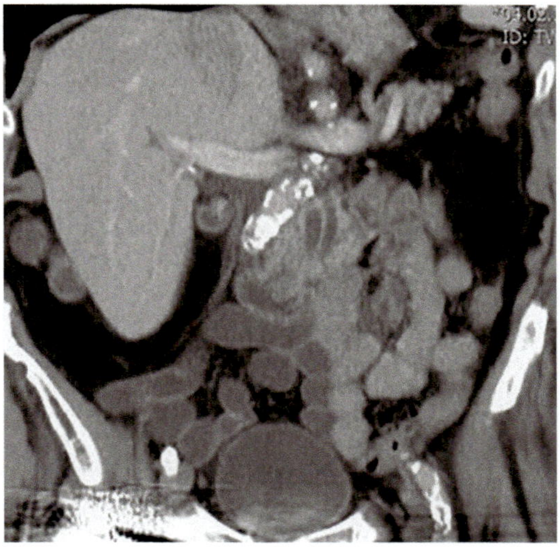

**Abb. 5.50** Ausschnitt eines CT-Abdomen, koronare Schnittebene, mit Double Duct Sign [T796]

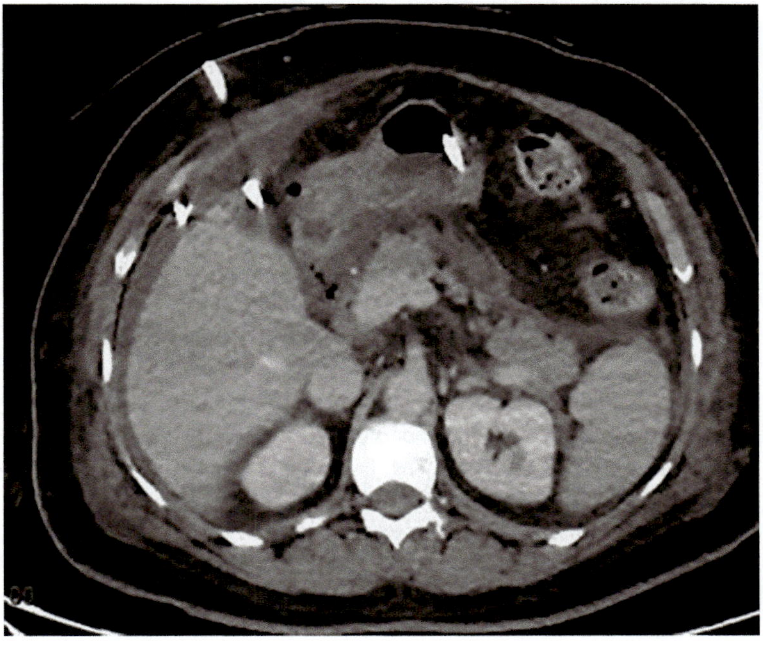

**Abb. 5.49** CT-Oberbauch, transversale Schnittebene [T796]

Verkalkungen, Infarkte oder Abszesse auftreten. Im Rahmen eines Traumas sind Verletzungen wichtig auszuschließen. Aber auch eine Beteiligung im Rahmen einer Grunderkrankung ist möglich (z. B. Lymphome oder Metastasen).

Natürlich ist auch die **CT** eine zuverlässige und robuste Methode zur Beurteilung der Milz. Hauptindikation ist sicherlich die Frage nach Verletzung oder Beteiligung im Rahmen einer Grunderkrankung. Es kann zwischen nativer und KM-verstärkter CT gewählt werden, je nach Frage und Kontraindikationen. Wenn möglich, ist die KM-verstärkte CT der nativen CT vorzuziehen, da sich z. B. Parenchymveränderungen demarkieren können oder eine aktive Blutung lokalisiert werden kann. Mit der nativen CT gelingt die sichere Detektion z. B. von freier Flüssigkeit, jedoch sind Parenchymverletzungen unzureichend abzugrenzen.

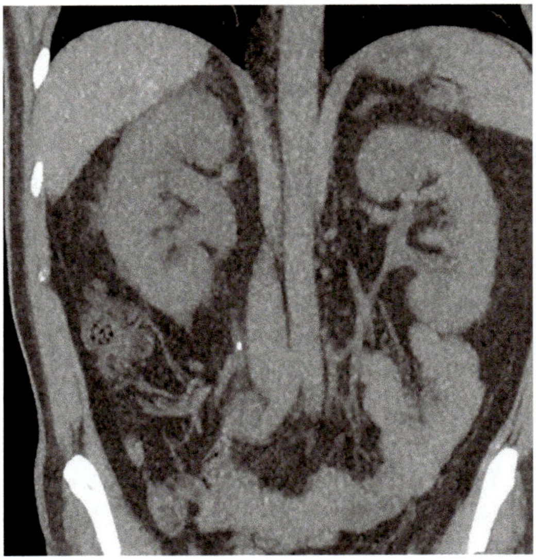

**Abb. 5.51** CT-Abdomen, nativ und low dose, koronare Schnittebene. Rechts Harnstauungsgrad II° mit Harnleiterkonkrement. [T796]



## 5.13 Becken und Retroperitoneum

**FALLBEISPIEL**

Eine Patientin stellt sich vor mit heftigen krampfartigen Bauch- und Flankenschmerzen, zudem Übelkeit und Erbrechen. Sie erscheint sehr unruhig und schmerzgeplagt. Die Nierenlager sind stark klopfschmerzhaft.

### Sie vermuten eine Urolithiasis. Welche bildgebenden Verfahren stehen Ihnen zur Diagnostik zur Verfügung?

Auch hier ist wieder die **Sonografie** das bildgebende Verfahren der ersten Wahl. Es können Konkremente und eine sekundäre Stauung detektiert werden und Differenzialdiagnosen evaluiert werden. Nierensteine erscheinen hier als echoreiche Strukturen mit einem echofreien Schallschatten. Harnleitersteine sind jedoch außer in der Uretermündung in die Blase meist nicht direkt darstellbar, sondern durch indirekte Zeichen wie eine Nierenstauung.

Bei Verdacht auf einen Harnleiterstein kommt die **CT** zum Einsatz. Es können Konkremente nahezu aller Zusammensetzungen in allen Abschnitten nachgewiesen werden (➤ Abb. 5.51). Sie wird daher auch oft in der Akutdiagnostik eingesetzt.

Bei bestehender Indikation zur interventionellen oder operativen Therapie kann eine Kontrastmitteldarstellung des Hohlraumsystems entweder mittels CT oder Ausscheidungsurogramm erfolgen.

### Können Sie die sonografischen Zeichen eines Harnstaus benennen?

Bei einem Harnstau kann man unter anderem eine echoarme Erweiterung des Nierenbeckens erkennen. Es erfolgt eine Einteilung in vier Grade:

| | |
|---|---|
| **Grad I** | Erweiterung des Nierenbeckens ohne Erweiterung der Nierenkelche. Deutlicher Sinusreflex. Keine Zeichen der Parenchymatrophie. |
| **Grad II** | Leichte Erweiterung des Nierenbeckens, der Kelchhälse, und Nierenkelche. Abgeschwächter Sinusreflex. Keine Zeichen der Parenchymatrophie. ➤ Abb. 5.51. |
| **Grad III** | Deutliche Erweiterung des Nierenbeckens, der Kelchhälse und Nierenkelche. Fehlender Sinusreflex. Zeichen der Organatrophie, Parenchym durch erweitertes Nierenbecken teilweise verdrängt. |
| **Grad IV** | Massive Erweiterung des Nierenbeckenkelchsystems mit aufgehobenen Grenzen zwischen Kelchen und Pyelon. Nahezu komplette Atrophie des Nierenparenchyms (hydronephrotische Sackniere). |

### Was können Ursachen für einen Harnstau sein?

Für eine **akute Harnabflussstörung** kommen intraluminal Nieren-/oder Harnleitersteine als Ursache der akuten oberen Harnabflussstörung in Betracht, extraluminal kommen akute retroperitoneale Prozesse wie eine Blutung oder ein rupturiertes Aortenaneurysma infrage.

Ursachen für einen **chronischen Harnstau** sind ebenfalls Nieren-/Harnleiterkonkremente, entzündliche, posttraumatische oder iatrogene Veränderungen der Harnröhre sowie ein Urothelkarzinom oder eine kongenitale Ureterabgangsstenose. Extrauretral können Tumoren wie das Nierenzellkarzinom, ein Zervixkarzinom, eine Prostatahyperplasie/-karzinom oder eine Schwangerschaft einen Harnstau verursachen.

## 5.14 Mamma

### Eine Patientin ohne besonderes Risiko für ein Mammakarzinom möchte sich zu empfohlenen Screeninguntersuchungen beraten lassen. Was erzählen Sie ihr?

Bei Frauen ohne Risikokonstellation sollte ab einem Alter von 30 Jahren jährlich eine klinische Tastuntersuchung erfolgen, zusätzlich sollte die Anleitung zur Selbstuntersuchung erfolgen. Zwischen dem 50. und 69. Lebensjahr sollte alle 2 Jahre eine Mammografie erfolgen. Im Alter unter 50 und über 69 Jahren sollte basierend auf einer Nutzen-Risiko-Analyse eine Einzelfallentscheidung getroffen werden. Eine sonografische oder MRT-Untersuchung der Mamma ist lediglich ergänzend oder bei besonderen Fragestellungen empfohlen.

### Was hat die Brustdichte mit der Beurteilung der Mammografie zu tun?

Die Zuverlässigkeit des mammografischen Befunds ist abhängig von der Dichte der Brust. Besteht die Brust fast ausschließlich aus Fettgewebe, hat die Mammografie eine hohe Sensitivität. Gibt es vereinzelte dichte Areale aufgrund von Brustdrüsengewebe, ist eine ausreichende Sensitivität gegeben. Besteht eine heterogene Verteilung von dichten Brustdrüsenanteilen, könnten einzelne Raumforderungen übersehen werden. Und bei einer extrem dichten Brust ist die Sensitivität der Mammografie deutlich verringert. Zusätzlich sollte dann eine Sonografie der Mamma erfolgen.

### Welche Befunde in der Mammografie sprechen für einen benignen, welche für einen malignen Prozess?

**Benigne Raumforderungen** sind in der Regel glatt begrenzt und weisen einen Aufhellungsring um den Prozess herum auf **(Halo-Zeichen).** (Mikro-)Verkalkungen sind eher diffus, grobschollig. Bei gutartigen Veränderungen in der Mamma kann es sich z. B. um Fibroadenome, Zysten oder Lymphknoten handeln.

Hinweise auf einen malignen Prozess sind eine unscharfe Begrenzung, radiäre Ausläufer („Spikulae", „Krebsfüßchen") sowie gruppierte, polymorphe und eher kleine Mikroverkalkungen.

### Sagt Ihnen die BI-RADS-Klassifikationskriterien etwas?

Die BI-RADS-Klassifikation der ACR beschreibt die Befunde der Mammografie und ordnet eine diagnostische Relevanz zu. Liegt kein Herdbefund vor, sind keine weiteren Maßnahmen außerhalb des Routinescreenings nötig. Sind unklare oder malignitätsverdächtige Läsionen vorhanden, wird eine frühere Verlaufskontrolle, Biopsie oder stadiengerechte Therapie empfohlen.

### Welche weiteren Untersuchungen würden Sie bei dem Verdacht auf ein Mammakarzinom in der Mammografie einleiten?

Zur weiteren Abklärung sollte bei einem auffälligen Tastbefund bei Frauen unter 40 Jahren oder zur Abklärung unklarer mammografischer Befunde eine Sonografie der Mamma erfolgen. Ist der Befund weiterhin unklar, steht die Kontrastmittel-MRT zur Verfügung. Zur Diagnosesicherung können eine Mamma-Biopsie und Lymphknotenbiopsie erfolgen.

### Wie schätzen Sie dieses Mammografie-Bild ein (➤ Abb. 5.52)?

Man sieht eine sternförmige Strukturstörung zentral. Es könnte sich hierbei um ein **Mammakarzinom** handeln.

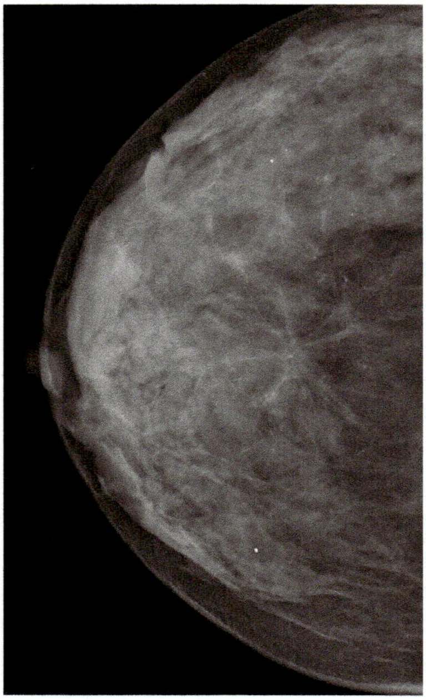

**Abb. 5.52** Mammografie, kranio-kaudal [T796]

## 5.15 Pädiatrie

### 5.15.1 Allgemein

Die Kinderradiologie umfasst ein sehr breites Feld von Besonderheiten verschiedener Entwicklungsstufen sämtlicher Organsysteme und Besonderheiten der zur Anwendung kommenden Untersuchungsmethoden.

**Erläutern Sie bitte die besondere Bedeutung des Strahlenschutzes bei Kindern und Jugendlichen.**

**TIPP**
Hier bietet es sich an, in den Ausführungen vom Allgemeinen ins Spezifische zu gehen. Das ist eine gute Möglichkeit, auch die weiteren Fragen zu leiten, je nachdem, was man den Prüfenden als Antwort anbietet.

Bei Säuglingen, Kindern und Jugendlichen muss besonders auf die rechtfertigende Indikation für den Einsatz von Röntgenstrahlen geachtet werden, z. B.:

- Strahlensensibles Gewebe, das durch altersspezifische Proportionen vermehrt im Strahlengang liegen kann
- Kumulation von Röntgenuntersuchungen während der noch zu erwartenden Lebenszeit
- Erhöhtes Risiko der Malignomausbildung pro Strahlendosis
- Besondere Anforderungen an Untersuchungsablauf bei Kindern (u. a. Compliance während Untersuchung)

Sonografie und MRT haben aufgrund der fehlenden Strahlenexposition eine besondere Stellung in der Kinderradiologie. Die CT wird weitaus zurückhaltender eingesetzt, z. B. bei Polytraumata. Wie immer muss das Nutzen-Risiko-Verhältnis überprüft werden, welches bei der CT zwischen relativ hoher Strahlenexposition, Alternativen der bildgebenden Methoden und der Aussagefähigkeit von Fall zu Fall kritisch abgewogen werden sollte.

**Bitte erläutern Sie das ALARA-Prinzip und geben Sie, wenn möglich, ein paar Beispiele für die zur Röntgen-/CT-Untersuchung alternative Untersuchungsmethoden.**

Es sollte alles Mögliche unternommen werden, damit die Strahlenexposition von Kindern/Jugendlichen reduziert bzw. verhindert wird („**As** **L**ow **As** **R**easonably **A**chievable“). Insbesondere die Anzahl, Dauer und Untersuchungsbereich von Röntgen-, Durchleuchtung- und CT-Untersuchungen sollten minimiert werden.

**FALLBEISPIEL**
Ein Säugling wird vom Kinderarzt zu Ihnen mit starken Bauchschmerzen und der Frage nach Invagination bzw. Volvulus überwiesen.

**Welche Methode der Bildgebung würden Sie primär anwenden, um der Frage nachzugehen?**

Die Sonografie wäre hier die Methode der Wahl. Der Darmtrakt ist gut beurteilbar und die wichtigsten Differenzialdiagnosen und Komplikationen können schnell abgearbeitet werden. Ebenso können freie Flüssigkeit intraabdominal und die Peristaltik wie auch die Darmwand beurteilt werden.

**Sie haben gerade richtig die Sonografie genannt. Welche typischen Fragestellungen in der Kinderradiologie können ebenso mit der Sonografie routinemäßig untersucht werden?**

- Das Gehirn und das Rückenmark lassen sich sehr gut mit der Sonografie beurteilen, solange die Fontanellen bzw. der Spinalkanal nicht verknöchert sind.
- Auch mediastinale Strukturen, wie der Thymus und das Zwerchfell, sind gut zugänglich.
- Die Beurteilung der Femurköpfe mit Frage nach einer Dysplasie oder Luxation im Rahmen des Hüftscreenings gehört ebenso dazu.

**Welche Stellung nimmt die MRT in der Kinderradiologie ein? Können Sie auch Nachteile dieser Methode nennen?**

Ein großer Vorteil der MRT ist neben der fehlenden Röntgenstrahlenexposition der gute Weichteilkontrast und damit die exzellente Beurteilung von Parenchymorganen wie von Gehirn, Mediastinum inkl. des Herzens sowie auch von Leber und Nieren. Wie bei den Erwachsenen sind auch Fragen der muskuloskelettalen Bereiche gut zu beantworten.

Ein nicht zu vernachlässigender Nachteil ist die lange Untersuchungszeit und damit Bewegungsartefakte. Eine Narkose lässt sich bei Säuglingen oder Kleinkindern oft nicht vermeiden und birgt ihrerseits Gefahren. Darüber hinaus sind die Überwachung und Führung der Kinder im MRT aufgrund der baulichen Gegebenheiten deutlich erschwert.

## 5.15.2 Bewegungsapparat

**FALLBEISPIEL**

Ein Kind ist auf dem Spielplatz von dem Klettergerüst gefallen und hat nun offensichtlich Schmerzen der Hand/Unterarm.

**Nach welchem Kriterium entscheiden Sie, ob Sonografie, Röntgen oder CT die beste Untersuchungsmethode ist.**

Die Untersuchungsmethode hängt vom Kindesalter alt, d. h. davon, ob bereits ossifizierte oder noch knorpelige/nicht ossifizierte Skelettanteile betroffen sind. Im ersten Fall ist das Röntgen und im zweitem Fall die Sonografie die Methode der Wahl. Handelt es sich um eine komplizierte Fraktur sollte über eine CT nachgedacht werden.

**Welche typischen Frakturformen des Kindes (wachsenden Skeletts) kennen Sie? Beschreiben Sie diese bitte kurz.**

- **Grünholzfraktur:** Die Bezeichnung vergleicht den kindlichen Knochen mit einem jungen Zweig und bezieht sich auf die erhöhte Elastizität von Knochen und Periost im Vergleich zum ausgewachsenen Skelett. Es handelt sich um einen Biegungsbruch, bei dem die Kortikalis auf der konvexen Seite unvollständig bricht, auf der konkaven Seite kommt es zu einer Verbiegung. Der Periostschlauch bleibt erhalten.
- **Biegungsfraktur:** ähnelt der Grünholzfraktur. Jedoch kommt es auf der konvexen Seite nicht zu einer Fraktur, sondern lediglich zu einem Verbiegen.
- **Wulstfraktur:** Dies ist ebenfalls eine unvollständige Fraktur, eine Stauchungsfraktur. Es kommt zu einer wulstigen Verdickung an der Bruchstelle (➤ Abb. 5.53).

**FALLBEISPIEL**

Ihnen wird ein Kind vorgestellt, das vor einiger Zeit gestürzt ist (Fraktur des rechten distalen Unterarms). Jetzt gibt es einen gewissen Längenunterschied zwischen beiden oberen Extremitäten.

**An welche besondere Form von kindlichen Knochenbrüchen denken Sie und welche Komplikationen können daraus resultieren?**

Frakturen des wachsenden Skeletts können mit Beteiligung der Epiphysenfuge einhergehen und werden dann nach **Salter und Harris** in fünf Typen eingeteilt (➤ Abb. 5.54). Typ 1 beschreibt eine Epiphysenfugenlösung und somit eine Erweiterung der Fuge mit guter Prognose. Typ 5 stellt die schwerste Verletzung der Wachstumszone dar, mit einer Kompression der Epiphysenfuge, und hat eine sehr schlechte Prognose. Daraus ergibt sich die Komplikation solcher Frakturen: Es kann zu Wachstumsstörungen kommen, wie sie beim vorgestellten Kind präsentiert werden.

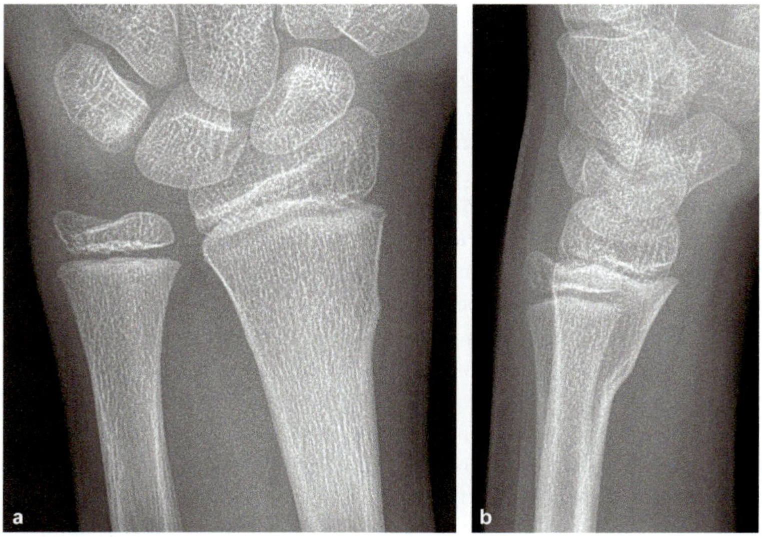


**Abb. 5.53** Röntgen Handgelenk. a) a. p.-Strahlengang, b) seitlicher Strahlengang. Wulstfraktur des distalen Radius. [T796]

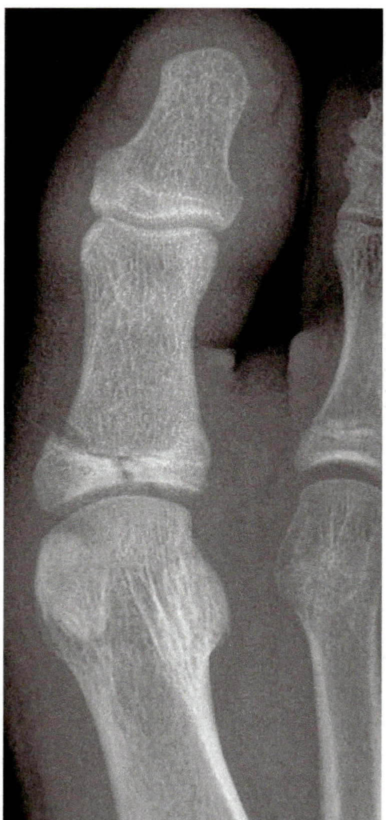

**Abb. 5.54** Röntgen Großzehe, a. p.-Strahlengang. Fraktur mit der Basis der proximalen Phalanx Dig. Pedis I mit Beteiligung der Epiphysenfuge und Gelenkfläche. [T796]

## 5.15.3 Thorax

### Worin unterscheidet sich eine Röntgen-Thoraxaufnahme des Kindes am offensichtlichsten von der eines Erwachsenen?

Der Mediastinalschatten ist bei Kindern deutlich prominenter als bei Erwachsenen, was an dem prominenten Thymus liegt. Die Konfiguration und Größe sind sehr variabel und führen meist zu einer Verbreiterung des Mediastinums (➤ Abb. 5.55).
**Cave** Darf nicht mit einer pathologischen Raumforderung verwechselt werden!

Auch das Größenverhältnis von Herz zu Thorax unterscheidet sich. Beim Kind erscheint das Herz deutlich größer.

Zudem unterscheidet sich die Aufnahmedurchführung grundlegend. Der Thorax eines Erwachsenen wird optimalerweise im Stehen, Inspirationsstellung und in zwei Ebenen abgebildet. Der Säugling wird gut fixiert im Hängen geröntgt (a. p. Strahlengang).

**FALLBEISPIEL**

Ihnen wird ein Kleinkind mit Verdacht auf Fremdkörperaspiration vorgestellt.

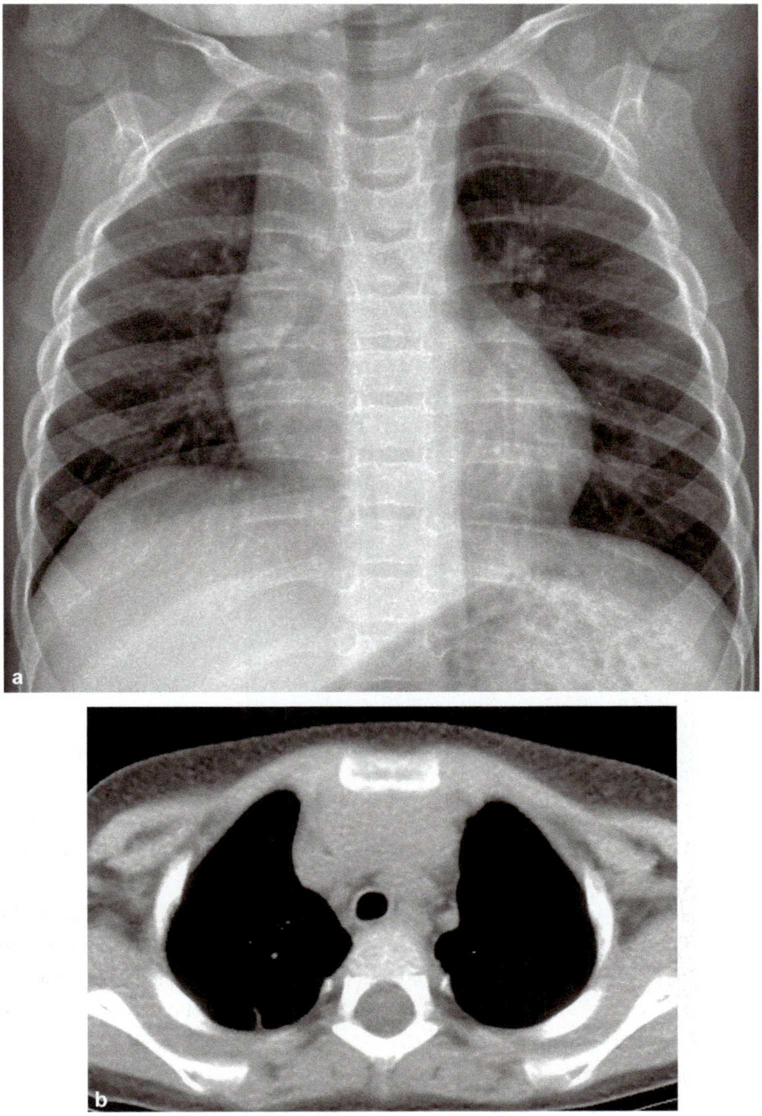

**Abb. 5.55** a) Röntgen-Thorax. a) p. a.-Strahlengang: physiologisch verbreiterte Mediastinalstrukturen beachten. b) CT-Thorax, transversale Schnittebene. Kindlicher Thymus. [T796]

### Welche bildgebende Methode würden Sie primär wählen? Was ist zu beachten?

Primär sind der Röntgen-Thorax und die Durchleuchtung zu nennen. Bei Vorhandensein einer Fremdkörperaspiration können Atelektasen oder überblähte Lungenabschnitte hinweisend sein. Der Fremdkörper an sich kann röntgendicht und somit sichtbar sein, muss es aber nicht (➤ Abb. 5.56). Es sollte eine Aufnahme nicht nur in Inspiration (diese kann unauffällig sein), sondern auch in Exspiration durchgeführt werden. In der Durchleuchtung kann der Ventilmechanismus nachgewiesen werden. Die Zwerchfellbewegung lässt sich in der Durchleuchtung leicht beurteilen (eine paradoxe Bewegung ist hinweisend auf eine Fremdkörperaspiration), ebenso wie ein Mediastinalpendeln.

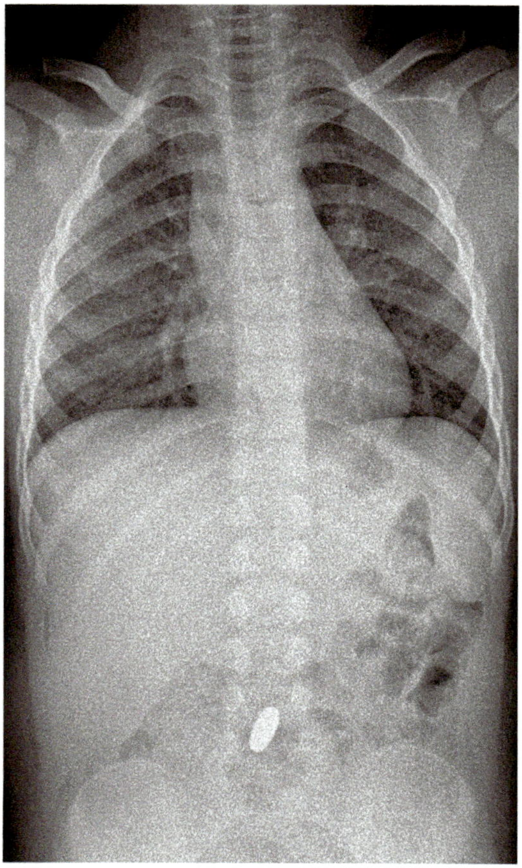

**Abb. 5.56** Röntgen-Übersichtsaufnahme von Thorax und Abdomen des Kindes. Röntgendichter Fremdkörper wurde verschluckt und befindet sich im Mittelbauch. Keine Aspiration, Herz-Lungen-Befund unauffällig. [T796]

## 5.15.4 Abdomen

**FALLBEISPIEL**

Ihnen wird ein 8 Monate altes Kind vorgestellt, welches plötzlich Schreiattacken entwickelt hat, sich erbricht und offensichtlich stärkste Bauchschmerzen hat. In der körperlichen Untersuchung tasten Sie eine walzenförmige Struktur abdominal im rechten Mittelbauch.

**An welche Differenzialdiagnose denken Sie? Bitte beschreiben Sie kurz das Krankheitsbild!**

Am wahrscheinlichsten ist eine Invagination. Hierbei stülpt sich ein proximaler Darmabschnitt samt des Mesenteriums/Gefäße in den distal gelegenen Abschnitt. Häufige Lokalisation ist ileozäkal. Eine spontane Lösung ist möglich, jedoch besteht auch die Gefahr einer Perforation sowie Rezidivgefahr. In der Sonografie kann eine Kokarde („Kokarde in Kokarde") erkennbar sein – außen echoarm zeigt sich ein ödematöser Darmabschnitt und innen echoreich das Mesenterium mit Lymphknoten und Gefäßen. Freie Flüssigkeit kann abzugrenzen sein. Die Reposition unter Bildkontrolle ist eine therapeutische Option. **Cave** Nicht mit einer Appendizitis verwechseln!

**Sie haben die Appendizitis als entzündliche Differenzialdiagnose genannt. Kennen Sie noch weitere entzündliche Darmerkrankungen des Kindesalters?**

**TIPP**

Bei so einer offen gestellten Frage gut überlegen, welche Krankheitsbilder man anbietet, da hier oft tiefer nachgefragt wird. Also nennen Sie am besten das Krankheitsbild, bei dem Sie sich sicher fühlen und Ihr Wissen gut präsentieren können.

Hierzu zählen die chronisch-entzündlichen Darmerkrankungen, wie Morbus Crohn und Colitis ulcerosa. Für den **Morbus Crohn** ist ein segmentaler Befall (meist terminales Ileum) mit einer transmuralen Entzündung typisch. Prinzipiell kann der gesamte gastrointestinale Trakt betroffen sein.

Für die **Colitis ulcerosa** ist ein kontinuierlicher Befall des Kolons typisch, jedoch sind nur Mukosa und Submukosa verändert.

## 5.15.5 Becken

**FALLBEISPIEL**

Es stellt sich ein 16-jähriger Patient vor, der vor ca. 1 h plötzlich beginnende heftigste Schmerzen im linken Hoden beschreibt.

**Woran denken Sie? Mit welcher Bildgebung bestätigen Sie Ihre Verdachtsdiagnose und was müssen Sie beachten?**

Am wahrscheinlichsten ist eine **Hodentorsion** bei sehr typisch geschilderter Klinik. Der Patient muss schnellstmöglich einer Sonografie zugeführt werden, da es sich um einen Notfall handelt. Mit einem hochauflösenden Linearschallkopf kann eine verringerte/fehlende Perfusion im Seitenvergleich darstellt werden. Der Hoden an sich kann geschwollen imponieren. Es sollte eine umgehende Befundbesprechung mit dem zuständigen Urologen stattfinden, da die Therapie der Wahl eine sofortige Operation ist.

**Welche Differenzialdiagnose kennen Sie?**

**Epididymitis** und ein **Hodentrauma** können in Betracht kommen. Beide Krankheitsbilder imponieren meist sehr schmerzhaft, wie auch die Hodentorsion. Bei der Epididymitis stehen eine vermehrte Perfusion und Schwellung des Nebenhodens im Vordergrund. Der Hoden kann jedoch mitreagieren und somit ist eine Epididymoorchitis möglich. Das Trauma sollte bei gründlicher Anamneseerhebung ausgeschlossen werden können.

**Nennen Sie bitte einen typischen Tumor der Niere im Kleinkindalter und dessen wichtigsten Eckpunkte.**

Zu den häufigsten kindlichen Malignomen der Niere gehört der **Wilms-Tumor,** der meist im Kleinkindalter (2.–4. Lebensjahr) als Zufallsbefund auftritt. Typisch sind eine schmerzlose einseitige Raumforderung der Niere und Hämaturie sowie eine mögliche Hypertonie. Die Bildgebung der Wahl ist die Sonografie. Es zeigt sich eine inhomogene Raumforderung mit Pseudokapsel. Variabel sind Verkalkungen und Nekrosen, sowie Einblutungen und Gefäßeinbrüche. Ergänzend zur Therapieplanung kommen MRT und CT zum Einsatz (➤ Abb. 5.57).

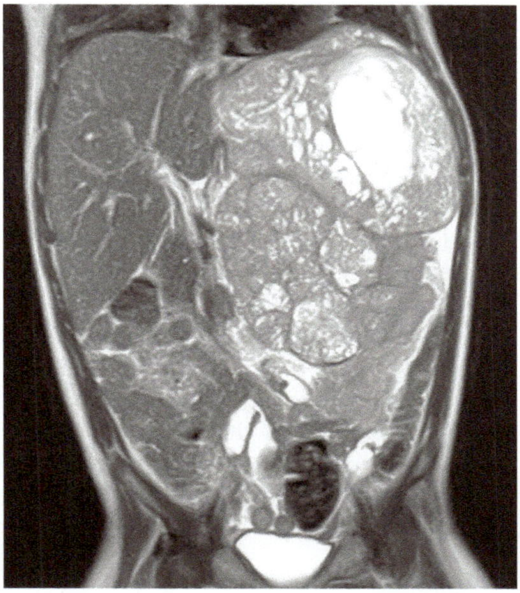

**Abb. 5.57** MRT des Abdomens, koronare Schnittebene. Wilms-Tumor. [T796]

## 5.15.6 ZNS

**Für welche Altersgruppe sind intraventrikuläre Hirnblutungen typisch?**

Intraventrikuläre Hirnblutungen treten vermehrt bei Frühgeborenen < 28. SSW und einem Körpergewicht < 1.000 g auf. Klinisch auffällig werden die Frühgeborenen meist durch Anpassungsstörungen, Krampfanfälle oder Hypotonie etc. Die Diagnosesicherung erfolgt durch Sonografie durch die Fontanellen. Wichtige Komplikationen sind die Verlegung des Aquädukts und die Ausbildung eines Hydrozephalus. Spätfolgen sind häufig, z. B. Krampfleiden.

**Wie gehen Sie bei einem Schädel-Hirn-Trauma vor?**

Abhängig vom Schweregrad, Traumamechanismus und Alter des Kindes stehen die Sonografie, die CT und MRT zur Verfügung. Säuglinge sollten primär der Sonografie zugeführt werden, jedoch ohne Zeitverzögerungen bei z. B. unklaren Befunden oder Verschlechterung des Allgemeinzustands. In der Traumatologie bei adäquatem Trauma hat die CT aufgrund der kurzen Untersuchungsdauer und hohen Aussagefähigkeit einen hohen Stellenwert. Die MRT kommt bei Verlaufskontrollen und einer Dynamik der neurologischen Symptomatik zum Einsatz.

**TIPP**

Eine enge Kommunikation zwischen Radiologen und Zuweiser ist essenziell für eine zeitnahe und korrekte Diagnosefindung. Dazu gehören eine prägnante Anamnese bzw. Kenntnis des Traumamechanismus und eine gemeinsame Befunddiskussion.

# 5.16 Interventionelle Radiologie

**Was verstehen Sie unter der interventionellen Radiologie?**

Hierunter werden minimalinvasive diagnostische und therapeutische Eingriffe verstanden, die von einem Radiologen unter Zuhilfenahme von bildgebenden Verfahren durchgeführt werden.

**Warum ist es sinnvoll, bestimmte Eingriffe „unter Sicht" (z. B. CT, Sono) durchzuführen?**

Wie der Name schon sagt, benötigen minimalinvasive Eingriffe nur einen kleinen Zugang. Somit können Risiken (Organverletzungen, Blutungen, Infektionen etc.) für Patient*innen reduziert werden. Meist kann auf eine Narkose verzichtet werden und eine lokale Anästhesie ist ausreichend. Die Eingriffe sind meist kürzer als eine OP oder können ambulant und dadurch für Patient*innen schonender durchgeführt werden. Auch ökonomische Aspekte sind interessant, da Liegedauer, Ressourcen und Kosten reduziert werden können.



**FALLBEISPIEL**

Bei einer Patientin wurde in der CT der Lunge ein neuer Rundherd gefunden. Dieser soll nun histologisch aufgearbeitet werden. Daher wurde eine CT-gestützte Punktion angemeldet.

**Wie sollte die Aufklärung der Patientin ablaufen und welche wichtigen Punkte müssen besprochen werden?**

Da es sich um einen geplanten Eingriff handelt, sollte die Patientin mind. 24 h vor der Punktion aufgeklärt werden. Der Grund des Eingriffs, der übliche Ablauf und Alternativen werden besprochen. Ebenso werden die möglichen Komplikationen (z. B. Blutung, Organverletzung, Infektion, Wiederholungsnotwendigkeit, Allergie, Not-OP etc.) entsprechend der Wahrscheinlichkeit des Auftretens diskutiert. Die Aufklärung wird in einer vertrauensvollen und ruhigen Atmosphäre durchgeführt, Fragen der Patientin werden zugelassen und beantwortet und entsprechend schriftlich dokumentiert.

**Im Vorfeld müssen noch bestimmte Laborwerte kontrolliert werden. Welche?**

Da ein Planungs-CT vor der Intervention zur Planung des Zugangswegs nötig ist, ist zu klären, ob dies mit Kontrastmittel durchgeführt werden sollte. In diesem Fall wären TSH (nicht älter als 4 Wochen) und Kreatinin/GFR (nicht älter als 2 Wochen) notwendig. Für die Risikominimierung der Intervention an sich sollte die Gerinnung (Thrombozyten, Quick/INR und PTT) überprüft werden.

**Welche vaskulären Eingriffe, die interventionell unter bildgebender Kontrolle durchgeführt werden, kennen Sie?**

Prinzipiell werden gefäßverschließende und gefäßeröffnende Interventionen unterschieden. Typische Beispiele sind der Verschluss eines arteriellen Gefäßes bei akuter Blutung, Verschluss von zuführenden Gefäßen bei einem Tumor (z. B. HCC, Myomembolisation), die Entfernung oder Auflösung von Thromben in einem Gefäß (z. B. cerebrale Ischämie) oder die Stentimplantation (z. B. Koronararterien bei KHK).

**Welche Komplikationen können bei vaskulären Eingriffen auftreten?**

Neben den oben genannten allgemeinen Komplikationen (Allergie, Infektion, Organverletzung, thyreotoxische Krise, Nierenfunktionsschäden) sind Verletzungen (Aneurysma spurium) oder Fehlpunktionen von Gefäßen typisch. Benachbarte Strukturen, wie z. B. der N. femoralis können verletzt werden. Durch das Führen des Katheters durch das arterielle Gefäßsystem könnten auch Plaques abgelöst und fortgetragen werden oder die Gefäßwand verletzt und eine Dissektion gesetzt werden.

**Beschreiben Sie bitte einen typischen nichtvaskulären Eingriff!**

Die Anlage von perkutanen Drainagen bei Flüssigkeitsverhalten oder Abszessen ist ein typischer Eingriff, der häufig unter CT- oder Sonokontrolle durchgeführt wird. Zuerst erfolgt ein Planungsbild zur Festlegung des optimalen Zugangswegs und Auswahl des Punktions-/Drainagematerials. Der Zugangsbereich wird steril abgewaschen und abgedeckt, ebenso wird der sich der Untersucher steril waschen und ankleiden. Nach der lokalen Anästhesie erfolgt die Insertion der Drainage unter Sicht bis zur optimalen Lage zur Ableitung des Flüssigkeitsverhaltes/Abszesses. Entweder folgt die Anlage eines Auffangbeutels und/oder die Asservierung einer Probe für die Mikrobiologie/Pathologie.

# Register